刘渡舟

【伤寒论】

专题讲座

刘渡舟 ◉ 著录

王庆国 李宇航 陈 萌 ◉ 整理

U0391085

人民卫生出版社

图书在版编目（CIP）数据

刘渡舟伤寒论专题讲座/王庆国等整理.—北京：人民卫生出版社，2013

ISBN 978-7-117-17311-7

Ⅰ.①刘… Ⅱ.①王… Ⅲ.①《伤寒论》-研究 Ⅳ.①R222.29

中国版本图书馆 CIP 数据核字（2013）第 112504 号

人卫社官网	www.pmph.com	出版物查询，在线购书
人卫医学网	www.ipmph.com	医学考试辅导，医学数据库服务，医学教育资源，大众健康资讯

刘渡舟伤寒论专题讲座

整　　理：王庆国　李宇航　陈　萌

出版发行：人民卫生出版社（中继线 010-59780011）

地　　址：北京市朝阳区潘家园南里 19 号

邮　　编：100021

E-mail：pmph @ pmph.com

购书热线：010-59787592　010-59787584　010-65264830

印　　刷：北京铭成印刷有限公司

经　　销：新华书店

开　　本：710×1000　1/16　印张：11　插页：2

字　　数：209 千字

版　　次：2013 年 7 月第 1 版　2020 年 5 月第 1 版第 5 次印刷

标准书号：ISBN 978-7-117-17311-7/R·17312

定　　价：29.00 元

打击盗版举报电话：010-59787491　E-mail：WQ @ pmph.com
（凡属印装质量问题请与本社市场营销中心联系退换）

作者简介

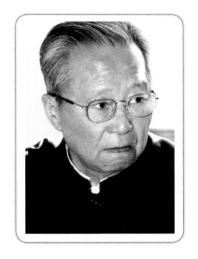

刘渡舟（1917—2001），辽宁省营口市人，北京中医药大学教授。16 岁开始正式拜师学医，凡七年之久，出师后悬壶于大连。1945 年来京，行医于钱粮胡同。1950 年考入卫生部中医进修学校，学习西医基础知识及临床课程。1956 年调入初建之北京中医学院（现北京中医药大学），历任伤寒教研室副主任、主任，古典医著教研室主任，金匮教研室主任，中医基础部负责人，《北京中医药大学学报》主编、名誉主编，北京中医药大学学术委员会委员等。

　　刘渡舟教授是国家教委首批核准的中医教授，也是我国首批中医硕士研究生导师和博士研究生导师，享受国务院颁发的政府津贴。他从事中医教育工作近半个世纪，具有丰富的教学经验，培养了大批各层次的中医人才，包括硕士生 24 名、博士生 12 名、入室弟子数名。他在教学临证之余，笔耕不辍，著述颇丰，编写出版学术著作 30 余部，撰写发表学术论文 110 余篇，所主持的国家卫生部课题"《伤寒论》整理研究"荣获国家中医药管理局科技进步奖。他筹建并主持了全国仲景学术专业委员会，曾多次组织国际、国内仲景学术交流大会，极大地推动了仲景学术的继承与发展。他还矢志不渝地弘扬中医学，曾多次应邀东渡日本讲学，并赴新加坡、澳大利亚、香港等地访问交流。

　　刘渡舟教授既是学者、教育家，更是名医。他上溯岐黄之道，下逮诸家之说，力倡仲景之学，博采众长，学验俱丰，逐步形成了独特的学术思想和医疗风格。自投身教育事业以来，他从未间断过临床工作，擅长治疗多种内科、妇科、儿科疾病,尤其对各种肝病、心脏病、肾病、脾胃病、痿证、痹证、眩晕证、失眠证等的辨治有独到见解和丰富经验。在年逾八旬之际,他将自己毕生心血之结晶——治疗肝病的科研成果无偿地捐献给了北京中医药大学。

刘渡舟教授生前曾连续当选第五、六、七届全国人民代表大会代表,兼任国务院学位委员会特约成员,中国中医药学会常务理事、仲景学说专业委员会主任委员,北京中医药研究促进会名誉会长,中国农工民主党中央委员、北京市委副主任委员。

前　言

　　《伤寒论》是中医学最为重要的临床经典,从诞生之日起就不断地被校订整理、注释阐发,形成了一个内容广博、影响深远的学术体系。新中国成立以来,中医学发展进入了一个崭新的历史阶段,各个方面均获得了前所未有的发展。在所有推动这一历史进程的中医人物当中,刘渡舟教授是杰出的一位,他以专攻《伤寒论》学术研究而誉满海内外。

　　为了弘扬《伤寒论》的学术思想,分享先贤的学术成果,刘渡舟教授在生前即有计划地编写出版了大量专著。在他辞世之后,身为他的弟子,我们仍觉得有义务将他未竟的工作继续下去。五年前,我们将他讲授《伤寒论》的录音资料整理成《刘渡舟伤寒论讲稿》,作为人民卫生出版社所策划"中医名家名师讲稿丛书第一辑"中的一种出版,受到了广泛的欢迎。

　　赵开美复刻本和成注本是《伤寒论》的两个主要版本,内容大同小异,都由三个部分组成:前四篇分别为"辨脉法"、"平脉法"、"伤寒例"、"辨痉湿暍脉证",可概括为脉证总例;中十篇为六经病原文,是全书的主体;后八篇为所谓的"可与不可"诸篇,是按照治法重编原文。其中,前四篇的作者是张仲景还是王叔和,抑或另有他人,很难下定论。这种不确定性使得前四篇如同后八篇一样,长期被忽视。

　　在编写《刘渡舟伤寒论讲稿》的时候,考虑到通行的《伤寒论》相关教材和著作大多只选取六经病原文部分,我们也遵循了这一成例。不过,弃前四篇的脉证总例于不顾,无疑是十分可惜的。因此,我们本次整理了刘渡舟教授1985年讲解"平脉法"后43条、"伤寒例"、"辨痉湿暍脉证"(由于历史的原因,缺"辨脉法"和"平脉法"前26条)的音像资料,定名为"刘渡舟讲《伤寒论》脉证总例三篇",以飨读者。

　　另外，刘渡舟教授生前经常受邀为在校生做讲座，内容涉及中医学的学术特点，以及肝病、痰饮病等常见疾病的诊治要领。我们本次也将这些录音资料整理为"刘渡舟讲中医的学以致用要领"，作为《刘渡舟伤寒论讲座》的下编。

　　本书的整理工作是由刘渡舟教授的弟子王庆国、李宇航，以及一批再传弟子陈萌、张冬梅、刘敏、蒋锋利、李超慧、朱文翔、李丹、刘原君、魏雅楠、刘艳红、黄腾杰共同完成的。由于整理者水平有限，加之刘渡舟教授方言较重，并有当时的一些习惯说法，因此整理中难免有错漏之处，敬请广大读者批评指正。

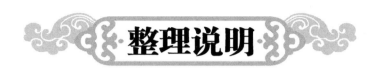

整理说明

1. 本书的《伤寒论》原文部分,以金人成无己《注解伤寒论》(人民卫生出版社 1963 年横排版,以下简称"原书")为准,删去原书卷号和篇序,但仍依原书单独成篇。从卷一"平脉法"第 27 条至卷二"辨痓(痉)湿暍脉证",凡 3 篇,134 条。

2. 原书中出现的一些异体字、通假字、古体字,均改为现代中医学的书写方式,以便于读者阅读与学习。

3. 音像资料中出现的包含"证"字的主证、兼证、证、证候等概念,按照现在规范的中医名词术语,很多情况下应改为"症"字,但当时中医界就是如此使用这些名词的,加之《伤寒论》无"症"字而统用"证"字,故仍保持原貌。

4. 音像资料的原文解析部分包括提要、词解、脉证分析、临床意义、临床应用、注家见解、上下文联系和医案举例等,均按照内容分段排列,不再另标题目。

5. 讲稿中[温故知新]项为对上一节课内容的回顾,并引出本次课内容。

6. 本书保持了音像资料的原貌,不再增加原文校勘等内容。

目 录

刘渡舟讲《伤寒论》脉证总例三篇

刘渡舟讲中医学术特色与杂病证治

刘渡舟 讲

《伤寒论》脉证总例三篇

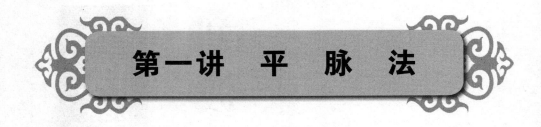

第一讲　平　脉　法

第一课　平脉法原文(27—33条)①

[温故知新]

中医诊病的方法叫四诊,包括望闻问切。在四诊当中,最主要,又能为大家所掌握的就是色脉之诊。望色,又叫察色,就是用眼睛观察它的变化。人要是有病了,就必然有反应,一个是从脉上,一个是从色上,都会表现出不同。医生根据反应的特点,就能洞悉病情,掌握脏腑不和的情况。这是主要的诊病方法。需要注意的是,只有色脉相合,看病才有把握,才更准确,才能万全。因此,除了望色之外,还要用切脉之法。

现在的中医医生虽然还察色切脉,但是比较粗线条了,不够细微。病人来了,人的胖瘦、脸上发红发黄,当医生的就得看一看,但这是很不够的。要入微,就是比这个还要深化,还得要仔细一些。这叫做"入微知机",就是说医生望色的技术到了很细微的程度,才能知道发病的机理。宋代的邵康节有一句话:"知机其神乎?"你要是知了机了,你就有点神了,就感觉像先知先觉,事物刚一萌动,你就知道了。《古文观止·辨奸论》里有一句话,主要是针对那个变法的王安石的,"月晕而风,础润而雨",就是说如果晚上看到月亮周围有一圈光晕,明天将有大风;如果门口柱子的底座上湿润有水气,明天将会下雨。这就叫"见微知著",见了小的,就知道大的。医生辨色,就是要知机。病人他有一点反应,医生的眼睛丝毫不爽,就能看出来,知道了病情。但是色与脉要结合起来,这样把握性才更大一些。

我们上一次课讲的就是色脉结合诊病的方法,一共涉及三条。第22条是"问曰:人恐怖者,其脉何状?师曰:脉形如循丝累累然,其面白脱色也。"《内经》

---

① 由于历史的原因,缺"辨脉法"和"平脉法"前26条的音像资料,故未整理。阙如。

有言:"恐则气下。"气血行于下,而不注于上,会见到脉细面白。第24条是"问曰:人愧者,其脉何类?师曰:脉浮而面色乍白乍赤。"人有羞愧,心气馁了,面色就乍白乍赤而无定,脉就浮了。"浮者,气散于外",气不濡了。第23条是"问曰:人不饮,其脉何类?师曰:脉自涩,唇口干燥也。"人要是缺乏津液,脉就涩了,唇口就会干燥。脉涩是切诊,唇口干燥是望诊。这就叫色脉结合。以上的例子说明,人情志的变化,影响气血,并反应于面,人的面色、脉搏就有了变化。有了疾病,影响到人的脏腑气血,人的面色、脉搏也会发生变化。因此,色与脉密切结合在一起,来判断人的疾病、情志的变化,是很科学的,很有道理的。

这短短三条,字并不太多,张仲景就是启示我们,临床看病的时候不要净切脉,还要望色。脉色和神态结合起来,这叫色脉之诊,反应脏腑气血营卫的情况。也就是说,"辨脉法"并不只是辨脉的,是结合望色的。如果我们通过这三个例子重视了色脉之诊,重视了人的情志的变化与气血的关系,重视了人的疾病变化与气血的关系,收获就无止境了。我们读书要有所收获,有所得,能所用,这样在临床上就提高了我们色脉结合辨证论治的水平。古人不能一个一个都说出来,就举一个例子,叫举一反三,由此及彼,由表及里。如果人怒了,怒发冲冠,气得帽子都顶起来了,面色还能是白的吗?脉还能是细的吗?因此,这时面色是红的,脉是洪大的,这就需要你去推理。如果人惭愧了,面色多半一会儿红一会儿白,心神不定似的;那人什么事也没有,心神自若,面色能一会儿白一会儿红吗?

下面两条又讲了两个重要问题。第25条是"问曰:经说脉有三菽六菽重者,何谓也?师曰:脉人以指按之,如三菽之重者,肺气也;如六菽之重者,心气也;如九菽之重者,脾气也;如十二菽之重者,肝气也;按之至骨者,肾气也。"讲了举按寻的指法。切脉有举按寻,有三菽、六菽、九菽、十二菽这样的轻重之分,来候五脏之气。脉有浮取,有中取,有沉取。我们一般切脉的方法叫浮中沉,要先从三菽开始,这叫常规。现在有些同志没受过常规训练,切脉的时候一下子三个指头就一起按下去了,这是不对的。你要先轻取,先看他的肺脉啊,看看是不是有外感表证。浮取没有才中取,没有再沉取,所以叫浮中沉,举起来,按下去,然后再寻,最后才推筋着骨。脉的浮中沉实际就是看人上中下三焦的问题。比如说,举就是看上焦、在表的病,按一般就是候脾胃的病,寻就是肝肾了。指法,不但"辨脉法"篇有,《难经》上也有,就告诉我们,切脉的方法由轻取来候脉,候之不得,然后向六菽、九菽、十二菽,应该由轻而重,由上而下,一点一点地往下来,然后至骨,这样循序渐进,来候五脏之气。后世讲的"举按寻"就是从这句话来的。这就是知识,是理论,也有手法,叫做指法。

第26条是"假令下利,寸口、关上、尺中悉不见脉,然尺中时一小见,脉再举头者,肾气也。若见损脉来至,为难治。"讲的就是寸关尺三部脉。加上浮中沉,三三得九,这就是寸口脉的三部九候之法。三部就是寸关尺,九候就是三部各有浮中沉，与《内经》讲的三部九候之法不同。三部九候里最主要的是讲肾脉、根脉。脉讲胃、神、根，脉有了根了，人就有救了；脉要无根，人就危险了。"假令下利，寸口、关上、尺中，悉不见脉，然尺中时一小见，脉再举头（跳两下的）者，肾气也"，反映还有肾气，肾气没绝。要是见损脉来至，指脉来得很困难，不是再举头，跳一下的，"为难治"，这病就不好治。这里突出了根脉的意义。

这些是上次课的基本精神。同志们要掌握这一部分内容，并用来指导诊断，以提高我们的水平。这里面有理论，有手法，还有判断疾病的方法。不要因为这么点书，看长了就没意思了，那就错了。我是越琢磨越有意思，关键得琢磨，不琢磨怎会有意思，还得去体会，才能体会出精神。

问曰：脉有相乘，有纵有横，有逆有顺，何谓也？师曰：水行乘火，金行乘木，名曰纵；火行乘水，木行乘金，名曰横；水行乘金，火行乘木，名曰逆；金行乘水，木行乘火，名曰顺也。（27）

这一条是论述脉有相乘的纵横顺逆之变，并以此推测疾病的轻重与预后。相乘，就是互相加临。纵，就是放纵，放纵他的势力，无所顾忌，纵其力，来伤害正气。水克火，如果无制，就是放纵，因为气太盛了。横，我们学院有个老大夫，说这个字念四声，就是说这个人怎么这个横啊！横，乘势妄行，无所忌惮，火行乘水，火是怕水的，但火的势力太大了，不但来克金，反倒来乘水，这就是横。逆，子乘母，以下犯上；顺，以尊临卑，名正言顺。

"脉有相乘，有纵有横"，是要讲两个问题：第一个是讲平脉，突出了春夏秋冬四时之常脉，也就是春弦、夏洪、秋毛、冬沉；第二个内容是平人出现了反常的病脉。当出现了脉有相乘的病脉之后，要按照五行的生克关系，来判断疾病是轻是重。夏天当见洪脉，主于火，上盛下衰，为正常之脉，但反见沉脉，是水脉，是冬天之脉，就是水行乘火，是纵；冬天当见沉脉，而反见洪脉，叫火行乘水，火连水都不怕，这就叫横。什么叫顺逆呢？相生就是顺，金水相生，金行乘水。冬天应该见沉脉，现在见了浮脉了，这就是金行乘水，问题不太大。秋天当见浮，反倒见沉，水行乘金，是以下犯上，这就是逆。一个是四时之常脉，一个是相乘之病脉，正常之时不见正常之脉，就要用五行的生克方法，跟平脉一起，衡量一下，推论一下。推论的意义就在于我们可以知晓五脏气血相互之间处在什么样的状态，从而来理解疾病的轻重顺逆，甚至来理解它的危险。

问曰：脉有残贼，何谓也？师曰：脉有弦、紧、浮、滑、沉、涩，此六脉名曰残贼，能为诸脉作病也。（28）

这一条是论残害正气的邪气出现的脉象，比较多，其中比较常见的有六种。什么叫残贼？残贼就是指伤害正气的邪气。成无己的注很细：伤良曰残，害良为贼。病脉较多，张仲景只举弦、紧、浮、滑、沉、涩六脉为残贼之脉，是因为这六个脉常见。为什么这六个脉常见呢？浮主表病，表受邪，脉就浮；沉主里病，里面有病了,脉就见沉,邪气入里了,脉才沉;滑生痰,弦主饮,痰饮病在临床上很多见,容易残害正气;紧主寒实,涩主血虚,均属正虚。这些是临床的总结和归纳,概括为痰饮表里虚实。作为一个医生,要了解到残害正气的邪气大致有这六种,反映在脉上就是这六种脉。

"能为诸脉作病",怎么理解?脉很多,但是这六种能为诸脉作病。浮沉还有兼脉,浮而数,浮而濡,沉而实,沉而数……作为主体,同其他的脉结合起来,病就很多了,这是一层意思。第二层意思,它是残贼之邪,能伤人,就能为人体三阳三阴诸经作病了。这里的脉指的就是经脉,太阳、少阳之类。学这条有什么用处呢?什么都得考虑临床意义,书要离开临床了就没有意义。"辨脉法"开头就讲:"脉有阴阳,何谓也?"要抓纲,要先分阴阳,来指导我们切脉的方法。这一条名曰残贼,凡是邪气伤人的,反映于脉了,就要抓这六个脉,代表六种不同类型的邪气。因此,临床给人切脉的时候,要判断是不是这六个脉。同时,作为医生,有了理论指导,脑子里还要有六个残贼之脉,来验之于病人的脉,这样才有可能把临床提高到古人的水平。脉有很多,只有这六个脉属于残贼之脉,是对邪气而言的。我们要熟练掌握这六个脉,用它来指导临床。

问曰:脉有灾怪,何谓也?师曰:假令人病,脉得太阳,与形证相应,因为作汤,比还送汤,如食顷,病人乃大吐,若下利,腹中痛。师曰:我前来不见此证,今乃变异,是名灾怪。又问曰:何缘作此吐利?答曰:或有旧时服药,今乃发作,故名灾怪耳。(29)

上一条讲残贼,这一条就讲灾怪,两条是相呼应的。这一条的重点是告诉我们,发生灾怪之变,必有所因,不是凭空而来的。你需要了解这个因,心里才能有谱,才能不慌神儿,才能了解情况。如果不是这样,灾怪来了,发生了意外之变,你就会慌了神儿。通过这一条,当医生的就能了解到还有这么一个原因,在治疗当中,发生了灾怪,不要张皇失措。

这一条有四层意思。"脉得太阳,与形证相应,因作汤",说的是太阳病,并且是太阳病的脉证,也开了发汗解表的药,这是第一层含义。"比还送汤,如食顷,病人乃大吐,若下利,腹中痛","比"当"从"解,一送一还,可以推断汉朝时的医生是代煎药的,这个来回就是一顿饭的时间,要不还要送做什么?很可能是医生煎了药,送给病人吃,这是第二层含义。"病人大吐,下利,腹痛",医生开的是解表的药,却出现了太阴病证,医生说我前来不见此证,现在变异了。这种情况在张仲景的时代叫作灾怪。成无己注曰:药证相符而生变异,这不是因为误治错治所致,是什么原因呢?这个叫灾怪,这是第三层含义。"又问曰:何缘作此吐利?答曰:或有旧时服药,今乃发作,故名灾怪耳",什么原因出现这种吐利呢?可能是旧时服药,现在发作了。开始曾请了个医生,没告诉现在这个医生,吃了解表的药本来应该是发汗的,结果没等发汗药起作用,之前的药倒先起作用了,出现上吐下泻肚子疼这个情况而生灾怪,这是第四层含义。

同志们,古人不单单研究医学方面的事,连社会上这么些事情都了解了。现在的人,小病不爱找大夫,家里都有药,睡不好觉吃安定,恶心了吃维生素B_6,拉肚子了吃四环素,自己都能解决。最近有这么个事,我有一个妹妹嗓子痛,吃的可能是磺胺类药物吧,过了一会儿家里来人了,见她嗓子疼,说还不如吃板蓝根冲剂呢,她就又服了板蓝根冲剂,结果不到一个小时,脸上就肿了,浑身痒痒,像是过敏了吧,赶快到医院去抢救,这就是灾怪的意思。大家想一想,现在我们临床上遇到这种情况还少吗?我以为当医生的不能对患者的情况都了解。再举一个例子,我在大连的时候治疗过一个十六七岁的小姑娘,她得的是痨病,现代医学叫肺结核,潮热、盗汗、咳嗽什么的,人非常的瘦,用了拯阴理劳汤加加减减的给她治,各项主要症状都慢慢在好转,精神头儿也好了。病了这么久,吃什么都得注意。现在病好了,她奶奶心疼孙女,就问她想吃什么?小姑娘说爱吃牛肉,她奶奶就给炖牛肉,一下子买了 2 斤多。这下子坏了。你想呀,牛肉多热啊,她本身就素体阴虚,这样一下子病又复发了。我们管这个叫食复,老百姓不懂啊,以为孩子大病一场,好不容易好了,得补补啊,这一补不要紧,再找我治,我就没能把她的病给治好。这就叫做灾怪,好多事情是咱们当医生的不知道的,并不是咱们治的不对,太阳病用发汗的方法治疗,怎么不对了?只是不知道之前的事情罢了。

问曰:东方肝脉,其形何似?师曰:肝者,木也,名厥阴,其脉微弦濡弱而长,是肝脉也。肝病自得濡弱者,愈也。(30)

假令得纯弦脉者,死。何以知之?以其脉如弦直,此是肝藏伤,故知死也。(31)

这一条主要是讲肝的平脉和死脉。也就是说,肝有病了,见了平脉,病就要好了;见了死脉,病就恶化了。从肝脉开始,到肺脉为止,这几条是在说明人的五脏上合天之四时阴阳,下合东西南北中、金木水火土。脉与天之五运六气、地之阴阳五行都是息息相关的,但都要有胃气,"以胃气为本"。这几条主要突出了胃气的重要性,"有胃气则生,无胃气则死"。同时,人体与天之阴阳六气、地之五方五行相结合,这是一个特殊的理论,只有中医有,其他医学没有。

先说肝,五行在于五方,所以叫东方肝脉。肝应东方,来源于《黄帝内经》上的"东方生风,风生木,木生酸,酸生肝,肝生筋",东方甲乙木。这是特殊的医学理论,只有中医这么说,这么理解。一个人的肝跟东方有什么关系?在天为风,在地成形为木,在五方属于东方,在三阴三阳属于厥阴。这个样子,肝和天地,和气候相通了。这就叫做中医的整体观。整体观的第一个含义,就是人与自然是个整体,所以肝是东方,在天为风,在地成木,这就是人与自然的特点。整体观的第二个含义,就是肝与眼睛、筋膜、爪甲靠经络的络属形成一个整体,这就是一个人的整体。可以说,牵一发可以动全身。因此,中医的整体观是大整体观,人体内部的、体外的,都是一个整体,不是支离破碎的,完全是一体的。这个科学性很强,现在逐渐被国际上的医学界承认。生物钟、气象医学和人体的关系,科学越发达,中医的科学性才越被人们所认可。如果有人问,中医的科学是什么?就这么回答:你现在才 80 年代,科学越发达,中医越能被人们所理解,所崇拜。这就是中医的科学。

过去的人认为,科学越发达,中医越应该被淘汰,他们搞反了。有个朋友跟我说,在美国纽约,挂牌的中医就有 200 多人。现在世界医学的眼光都注视着东方,因为中医学很有一些精辟的言论。如果不把人的脏器仅仅看成是个解剖单位,而是人体的一部分,我们中医叫"藏象"。什么叫"藏象"?比如说,光一个肝不是整体的,这个肝和自然界的客观存在要互相结合,要跟人体互相结合,那才叫一个肝,这就叫肝象。如果一个人眼睛花了,脉很细,舌淡苔白,就知道肝血不足了,肝开窍于目嘛,我们中医就说,吃明目养肝丸,回去煮羊肝,买点白蒺藜研成粉,用羊肝蘸着吃,十天后眼睛看东西好了,因为羊肝是补肝血的,蒺藜是明目的。如果还腰疼,还有点口干舌燥,心烦,晚上睡不好觉,这是肾水虚了,水不涵木,开点六味地黄汤,加点龟板,补补肾阴。一补肾阴,肝也好了,眼睛也亮了,肾也好了,这就体现了肝肾的整体关系。一个人不能吃东西,浑身懒惰,眼睛无神,耳聋目胀,这是由于脾胃气虚,清阳不升,肝胆之气不能上升,开个益气聪明汤,一治脾胃,眼睛也亮了。中医伟大啊!一个眼睛,肝开窍于目,涉及到五脏六腑,这个理论高不高啊?非常之高。中医明目的法子很多,但都是从这个来的。

"肝者,木也,名厥阴,其脉微弦濡弱而长,是肝脉也。肝病自得濡弱者,愈也。"肝在天为风,在地为木,在方为东。"濡"通"软"。这个脉是弦的,但是微弦,而且脉来得很软弱,很长,这是肝有正常胃气的脉。因为五脏必须借后天胃气才能生存,胃气才是生气,"有胃气则生,无胃气则死"。如果是肝病到了濡弱而弦的,病就好了。

通过我在临床上的观察,现在的肝炎在开始的时候,都是弦多胃少,等病要见好了,这个时候的弦脉就会濡弱而长,在手指下一摸就能摸出来。因此,这个弦脉是有区别的,有些人的弦脉跳的很柔和、不紧张,说明这个肝脉是有胃气的,病要好的表现。医生怎么知道肝病要好了呢?见好不见好,两种情况都有了。一切脉,弦多胃少,病没好;脉虽然弦,但濡弱而长,这就见好了。你要说对了,病人也服气,所以这个很重要。我就这么两下子,也是学来的。张仲景的话是一字一珠啊,不要等闲视之。

"假令得纯弦脉者,死",纯弦脉,没有胃气了。弦而有胃,不是纯弦。如果是纯弦,这个病就危险了。肝脏,没有胃气怎么能活呢?怎么知道是纯弦脉呢?"以其脉如弦直,此是肝脏伤,故知死也。"就是脉来像弓弦一样直,一样紧张,如同古人说的新张弓弦,不仅弦还又紧又硬,没有微弦濡弱的特点,没有和缓濡弱的胃气,这个时候肝脏就受了伤,是真脏脉现,就叫纯肝脉,预后就不是太好。

当医生的要能知生死。生死怎么能知道呢?一个是望色,一个是平脉。平脉里最怕就是真脏脉现,没有胃气的温培滋生,人就死了。希望我们通过学习"辨脉法",在临床上反复体会,要把书本知识变成临床上能用的实践技能,来体验什么是肝的生脉,什么是肝的死脉,什么是有胃气,什么是没有冲和柔软的胃气,这些都是很重要的。有没有同志说我不信?千万别不信,张仲景写的文章都管用,都是通过实践得来的,是经得起临床检验的。你说麻黄汤吃了不发汗?承气汤吃了不泻下?要学《伤寒论》啊!通过两晋唐宋元明清1700多年的临床实践,验证了张仲景不说假话,是指导临床实践的,没有空话,而且这些都是从《内经》《难经》上来的。这是中医的不传之秘。你都能知道生死了,这多了不起啊?这医生得是多高明啊?

我为什么要办这个班呢?工作30多年了,第一次办这个班,第一次讲"平脉法"和"辨脉法"。我越看越觉得可惜,仲景之说不传了。祖先给我们这么好的东西,如果传不下去,这是多大的损失啊!就剩下阳明主胃病了。因此,我们才讲燃灯传心。总得有人提倡发明啊。我一个人在上面讲,底下的40~50个人受到启发,再去影响大家,这个道不就传下去了吗?也不是说你求不到的,距离太远了,只要一努力,就合拍了,就把这东西学来了。当然,在把脉(号脉)的时候,什么是微弦濡弱而长,什么是纯弦直,手指头得有感觉。只要这个话不忘记,坚持在临床中反复实践、体会,总有一天能豁然开朗。

南方心脉,其形何似?师曰:心者,火也,名少阴,其脉洪大而长,是心脉也。心病自得洪大者,愈也。(32)

假令脉来微去大,故名反,病在里也;脉来头小本大,故名覆,病在表也。上微头小者,则汗出;下微本大者,则为关格不通,不得尿。头无汗者可治,有汗者死。(33)

这一条辨心的平脉、病脉、死脉,它的重点内容跟上一条一样。心应南方丙丁火。心属火,故应于南方,在天六气为暑,在地五行为火,属于少阴,脉应该洪大而长,不是短,来盛去衰,来大去长,脉有来去,去的很长,这是心有胃气的脉。如果洪多了,什么叫洪啊?"大水曰洪"。古人说:"洪脉来时拍拍然,去衰来盛似波澜。"波澜就是水,就像洪水一样,哗的上来一大片。不过,涨潮来的时候有劲,去的时候都是慢慢退。因此,古人把它比喻成钩,钩子背都是大的,上面大,等到脉到底下了,就窄了。上面叫头,下面叫本。像洪水一样,欲知死脉参差数,死按见洪。如果洪脉越按越有劲了,那就是死脉了。如果脉带个柄,如似操带钩,这个就违背了洪脉的正常特点,不是来盛去衰。如果脉来的大,去的窄,那是正常的。

本来来的时候大,现在小了;去的时候小,现在反大了,名覆。这是病在表,是病脉。下面就说了,见什么病呢?"上微头小者",上就是浮,浮取小了,头本来应该大,现在小了,再汗出,属于心气虚。心气虚了,心主汗,心气不能统摄汗液,所以就汗出。"下微本大者",下主沉,沉取本大,这是针对"上微头小"而说的。上面头下,脉来的时候头小,脉去的时候本反而大,就是说浮取而小,沉取而大,主心气内郁,这个是心气的反常之脉,是心脏有病了。一个是心气虚,一个是心气郁,气血郁结了,就形成关格不通。格拒不进,关而不出,六腑就不顺了,不通了,发生阻碍了。五脏合于六腑,心又和小肠相表里,心气郁了,小肠之气也凝结;六腑之气不利了,小肠也不利了,就不得尿了。应当出去的出不去,就关了;应当进来的进不来,就格了。由于心脏的气郁,导致六腑气机关格不通,所以就不得尿。如果头不得汗,为津液内藏,气不馁,那就还能治。如果头上有汗,为心气上厥,津液上泄,那就不得治了。

这个地方不好理解,再讲一遍。从"南方心脉"到"假令脉来微去大"是正常的心脉,来盛去衰,来大去长,就像个钩。心病有了这种脉,病就会好。覆脉,就是钩掉了个儿了,上面窄,下面大了,所以叫反覆,跟正常的洪脉不一样。这样的脉主心病,而又有表有里。在表的往往有汗出之病,因为心气虚;在里的往往有关格之证,因为心气郁,气机不利,小肠之腑不畅通,所以就不得尿了。关格,六腑不通,如果无汗,这个病就好治;如果有汗,心脉气厥了,病就不好治。这是大体的精神。

只要跟正常的心脉不一样,就是病脉。相对于肝脉而言,心脉比较复杂,除了正常脉之外,还讲了很多病脉,体例也不大相同,有在表,有在里,有关格不通,有无汗者可治,有汗者死,比肝脉说得更广一些。那么心的死脉最后是什么样的呢?如果是操带钩,那个硬的、不柔和的感觉,就是失去胃气了。五脏之脉没有濡弱的胃气,都是有病。如果全然无胃气了,就是真脏脉了,那就主死了。大家可以看看《难经》《素问》的"脉要精微论",大概有这方面的内容。

第二课　平脉法(34—49条)

[温故知新]

上一次课讲脉有相乘,有纵横顺逆之变。第27条的主要精神是提示我们,在适时平脉的基础上,还要关注非时之脉和适时平脉之间的生克顺逆关系。什么是非时之脉?比如说,春天见到洪脉、沉脉等等,反而不见弦脉。从这个来看,"辨脉法"是以阴阳为纲,"平脉法"是以五行生克制化来阐述疾病的情况。这就是中医阴阳五行学说的体现。"平脉法"讲的纵横顺逆就为六经辨证打下了基础。在六经辨证当中,太阳病中篇里就有"伤寒,腹满谵语,寸口脉浮而紧,此肝乘脾也,名曰纵,刺期门",又有"伤寒发热,啬啬恶寒,其人大渴欲饮水,其腹必满,而自汗出,小便利,其病欲解,此肝乘肺也,名曰横,刺期门"。鉴于太阳篇里有"纵横"这样的病证,说明"平脉法""辨脉法"有指导下文六经辨证的意义。

第28、29条讲了脉有残贼、灾怪。残贼之脉是论邪气伤正,残伤贼害,有六种常见脉象,都是一个临床的医生应该掌握的。弦、紧、浮、滑、沉、涩六脉反映六种疾病,又是临床中经常遇得到的,所以说是残贼之脉,是可以为诸脉作病的,故提到这么一个高度加以重视。灾怪之脉是一种意外之变,是指医生的辨证正确,但是发生了意外的变化,这跟医生诊疗没有关系,古人叫作"灾怪",也是临床能遇到的。第29条是举例而言的。推而广之,这样的问题还是很多的。当医生,为了保持客观,在医疗之中不发生偏差,就要知道什么是灾怪。这跟医疗发生误治没关系。这看起来是个小故事,却有实际意义。当医生,就要学会接近社会,了解社会,要有些社会经验,因为社会是十分复杂的。不了解这些的话,就会遇到很多很多的事情。这是在上课,我也不能总讲故事,在旧社会出诊看病,会遇到好多好多的事,比如你给一个妇女看病,吃了你开的药,落了胎了,你说怎么办吧?这个时候,你心里若是没两下子,你很可能就会被讹上。

紧接着讲五脏之脉,包括有胃气的和没有胃气的。有胃气的病脉就主生,没有胃气的病脉预后就不良了。这反映五脏是以胃气为根本的,提示我们临床辨证还得看是不是有胃气。如果有,虽然有病,还容易治;如果没有,真脏脉现,预后就不良,甚至发生死亡。这个在脉学上讲是很重要的。根脉、胃脉是脉学里的核心问题。

至于心之病脉与肝之病脉,写的不太一样。为什么呢?因为心脉为钩脉,是洪大之脉。关于其正常与否,张仲景用临床经验总结了两个特点:一个是脉来的力量,一个是脉来的幅度。心应夏时之令,是洪脉,本为来盛去衰,而出现了力量或幅度上的差异,甚至是颠倒相反,这就预示着心病了。主要会出现这么几个问题。第一种是脉象来微去大,指脉来时没有力量,去时反倒很大,主病在里,为心阳内郁,将来可能会"关格不通,不得尿也",是内部闭塞不通的实证。第二种是脉来头小本大,指脉来的面积幅度而言,头像树枝,本像树根,古人以此刻画形容脉的幅度来时不大而小,去时很大,为心气外虚,心主汗,心气外虚了,故得汗出之病。第三种是上微头小,下微本大。上下指浮沉而言。上微头小,指的是脉浮而微,前来之脉搏动力度又小;下微本大,指的是脉沉而微,去时之脉反倒表现的大。这些都是心之病脉的具体表现,在《濒湖脉学》里也有,叫"脉来洪盛去还衰,满指滔滔应夏时,若在春秋冬月分,升阳散火莫狐疑"。

今天接着讲西方肺脉。

西方肺脉,其形何似?师曰:肺者,金也,名太阴,其脉毛浮也。肺病自得此脉,若得缓迟者,皆愈;若得数者,则剧。何以知之?数者,南方火,火克西方金,法当痈肿,为难治也。(34)

这一条辨肺的平脉、病脉、死脉,是用五行学说来讲的。肺应西方庚辛金。肺在天为燥,在地为金,在三阴三阳则属于太阴。这是讲肺的自然整体观含义。肺的时脉叫毛,毛者浮也,很轻浮的叫毛,轻轻地在于皮上,如羽毛之轻浮也,是正常的脉。如果肺病见到毛脉,又有缓迟之象,从容缓和,主病欲愈。为什么要好了?有两个原因:一个是本脏病见本脏脉,两者相应,为顺;第二个是又见到了胃气,从容缓和,说明病就要好了。

如果肺病不见毛脉,而反见数脉,数脉谓之火脉,肺主金,肺金的病见了火热的数脉,火来克金,肺病就要加剧了,主邪气盛,疾病的预后会比较差。李时珍《濒湖脉学》是这么讲的:"数脉为阳热可知,只将君相火来医,实宜凉泻虚温补,肺病秋深却畏之。"由此可见,李时珍作的诗反映了"平脉法"的精神,反映了张仲景的精神。

"何以知之"之后是张仲景的自注之词,叫做自注句,说明肺金为病反见南方火脉,为火克金。火邪旺盛,则易发生痈肿。关于痈肿,有两个说法:有人认为是一般意义的痈肿,也有人认为是肺脏受了火邪之克,就是我们现在所说的肺痈。这两个说法一个宏观,一个狭义,都是有道理的,可以并存。这样的话就不顺了,金受火刑,由于火纵,纵其势来克肺金,所以病不好治。

临床上看肺病怕见数脉。关于痨病,《医宗金鉴·杂病心法要诀》里说:"阴痨细数形尽死。"伤阴的病,就是阴痨。细是正气不足,阴分虚了;数就是火来克金,到什么程度呢?到了人身上的肉都没有了,这个时候人就死了。这个在临床上非常的不好治,不信的话你可以试试。一个肺痨的患者,体温也不高,37.4℃、37.8℃、38℃上下的,一到晚上就出汗,总是低烧不退,用什么药都难治。用生地、麦冬、天冬、百合之类的滋阴药,一开始吃得挺好,吃到十五、十六剂的时候就不行了,开始腹泻了,赶快得用补土的药。可是,稍微用些生黄芪、白术之类的药就上火,嗓子就开始干了、哑了,嘴里边也开始生口疮了,又得用其他的方法来治疗了。

问曰:二月得毛浮脉,何以处言至秋当死?师曰:二月之时,脉当濡弱,反得毛浮者,故知至秋死。二月肝用事,肝属木,脉应濡弱,反得毛浮脉者,是肺脉也。肺属金,金来克木,故知至秋死。他皆仿此。(35)

这一条也是像肺脉一样,是通过辨肝的时脉、非时之脉来辨生死。"二月得毛浮脉",二月属肝木用事,肝是当令之脏,肝气本应旺盛,却得了秋脉,不见弦而濡弱,却见了毛浮的肺脉,这叫金来克木,为纵。毛浮之脉见于二月,叫做非时之脉,当见弦而见浮。凡是非时之脉,都有生克顺逆的关系。二月见毛浮,是受克之脉,病当重。

不但肝脏是这样,其他脏腑也应以此类推。见了时脉,虽然有过有不及,但问题都不大。非时之脉,就是生克顺逆纵横了。脉要有阴阳有五行。有阴阳没五行,则不够细腻。"阳病见阴脉者死,阴病见阳脉者生",再往下就不好推了。有了五行,才有生克顺逆啊!五行学说是讲事物与事物联系的,是什么关系的。既掌握了阴阳,又掌握了五行,以此理论指导脉法,这就是理论指导实践,才能达到平脉辨证的临床水平。学习就是继承,把宝库的东西挖出来。这个东西你要是不知道,也就算了,你要是知道了,还会很上瘾。这个东西和人的精神境界相共鸣,就逐渐在实践中有了体会。因此,读书到了一定境界,它的精神就可以指导实践了。这就是说,理论上的飞跃就产生了实践中的结合,这个是必然的。

师曰:脉肥人责浮,瘦人责沉。肥人当沉,今反浮,瘦人当浮,今反沉,故责之。(36)

这一条的意思是说脉和人的形体是有关系的。胖人瘦人,是举例而言的。推广一下,还有老人、少年、男人、女人、南方人、北方人。每一个人的个体特点决定了脉象,各有正常之脉。与正常之脉有别,就有问题了,就当责之。胖人,肉很厚,一般都见沉脉。瘦人,皮薄,脉就浮。这跟体型有关系。长跑运动员的脉很慢,你不能说人家有寒气,五脏俱虚。这些都是特定的体质,特定的脉象。"肥人责浮",胖人的脉当沉,现在见浮了,浮脉举之有余,犹如漂木。不应浮而浮,应该责之,因为这是反常的,很有可能这个人中气大衰,气不敛了。"瘦人责沉",瘦人的脉当浮,现在见沉了,也是反的,故也应该责之。不仅要责,还要研究分析:有什么问题?为什么出反常现象了?例如,儿童(6岁以内)正常都是数脉,今见缓了,你就得问问了。有人脉跳一跳,停一停,正常人的脉见了结代,就有病了。不过,老年人却是常常能见到的,属于常脉。这就告诉我们,脉搏会随着特有体质不同而有所不同,当医生的应该了解到这些。例如,妇人来月经了是个什么脉?她若是性情急躁好怒又是怎样的脉?得把这些都要考虑进来。虽然原文只是举了一个简单的例子,但包括的内容却很丰富。

师曰:寸脉下不至关,为阳绝;尺脉上不至关,为阴绝。此皆不治,决死也。若计其余命生死之期,期以月节克之也。(37)

这一条论阴阳偏绝的脉象及疾病的预后生死。寸脉为阳,尺脉为阴。寸迟之间有个关脉,为阴阳之中,是阴阳之气上下的中间地带。关在阴阳之中,寸为阳在上,尺为阴在下。关是界线,阳至关而下交于阴,阴至关而上交于阳。阴阳之气上下交通是正常之象,这是第一层意思。不正常的脉象有两种情况:寸脉不能下至于关,叫阳绝。寸为阳,不能下交于关,就是阳绝于上,绝为气不续也。尺脉不能上交于关,叫阴绝。这是阴气绝于下。从脉象来看,寸关的阴阳之气绝了,不能够互相来往,上下交通,反映了人身的阴阳之气乖离,上下脱绝。《内经》有云:"阴平阳秘,精神乃治,阴阳离绝,精气乃绝。"阴阳不能相续,上下不能结合,这个脉为不治之脉,故决死无疑。原文用了肯定的口吻。那么会死在什么候?阳绝死于春夏,阴绝死于秋冬。阳气绝了,到了春夏阳气盛时,它不能盛了,所以就死了。阴气绝了,应该主阴令时而不能,所以就死了。"期以月节克之也",此"期"当约定时间讲,就是这个月的节令。阳死于春夏,阴死于秋冬,到时候能行令就行,不能行令就死了。

由此可见,在临床诊脉的时候看寸关尺,要看寸尺之脉是否是上下相连、交通的。如果寸脉下不至关,尺脉上不至关,这是个什么脉?这个脉不就短了吗,缺了吗?寸尺之脉是通过关脉相通,现在这样阴阳之气就不续了,所以主死脉。

师曰:脉病人不病,名曰行尸,以无王气,卒眩仆不识人者,短命则死。人病脉不病,名曰内虚,以无谷神,虽困无苦。(38)

这一条突出了两个重点,也提示医生要抓住根本,不要抓住表象。前面的一句是辨行尸、辨脉病人不病。行尸,也叫走肉。因为这个人没有生气了,虽然还活动,但生命实际上已经没有了。人病脉不病,这叫内虚。这也显示脉的重要性。脉是人的根本,为什么呢?因为寸口脉搏反映脏腑之气,关系脏腑的根本问题。脉病了,这个病是真脏脉,不是一般的脉,是已经没有胃气的脉,人却没觉得怎么样。这个情况很多,人有病了,却没感觉到病,癌症就是常见的例子。出现了真脏脉,人却还不病,按照医学理论来讲,五脏的根本已经绝了,当有突然之变,马上就可以来病,马上就可以死人,平生不测。这种情况是常有的,故叫"行尸走肉"。

后面的一句是辨人病脉不病的情况。人出现了种种病容病态,脉却还好好的,这说明是有胃气的,虽然看起来很瘦弱,其实这人是根本未伤,只是气血亏虚而已,于性命无碍,是可以治的,无足为害,所以叫"虽困无苦"。病人常常会问:我的病怎么样?能治不能治?这很常见,这就很看医生的水平。当医生的能决生死,这就是本事。"以无谷神",谷神就是谷气。人体的营卫都是来源于谷气。"人病脉不病",只是因为饮食不及,吃的少,形体衰,是这么个情况。只要是病好了以后,饮食正常了,这些问题都可以解决,故不涉及死的问题,只是病的问题。这跟行尸不一样。"行尸走肉"看起来很好,没有病态的特点,但是脉绝了,这个人就完了,由此可见脉的重要性。"辨脉法"也讲到这一点,可以结合起来加以体会。

问曰:翕奄沉,名曰滑,何谓也?师曰:沉为纯阴,翕为正阳,阴阳和合,故令脉滑,关尺自平。阳明脉微沉,食饮自可。少阴脉微滑,滑者,紧之浮名也,此为阴实,其人必股内汗出,阴下湿也。(39)

这一条论脉由阴阳之相合而成滑脉。脉象有阴阳平与不平之分:如果平了,是正常的;阴阳相合,也有阴盛阳虚、阳盛阴虚之分。翕,曰浮而盛;奄,忽然。人的根本、生气之源在于阴阳。阴阳,先天阴阳叫少阴,后天阴阳叫阳明,是脉的生死之源,也是脉的根本。阴阳,无论是先天还是后天,凡是有阴有阳的,就应该两相和合,应该互相平衡,互相依赖,这样才是没有病,这是一个精神。第二,沉都是属于少阴的,翕属于正阳阳明。脉来浮盛,是反映阳明的正阳之气。这个脉浮而盛,忽然又见沉,由沉到浮盛,反映了少阴、阳明,阴阳之气是两相和合的。这就是滑脉。滑脉的波动特点,就是浮盛而又沉,沉而又浮盛。这个就说明少阴之阴与阳明和合,形成了滑脉。也就是说,脉是滑的,关是主阳明的,尺是主少阴的,现在阳明的脉为沉,这个叫阳中有阴,阴阳相得,关自平和,就没有病了。少阴的尺脉微滑,为阴中有阳,尺脉自然就平和了。"关尺自平"就概括了阳中有阴,阴中有阳的特点。这个时候饮食自可,就正常了,没有什么问题了。总而言之,少阴脉微滑是阴中有阳,阳明微沉是阳中有阴,这是阴阳和合,没有病,饮食自可。

接下来是滑和紧脉。"滑者,紧之浮名也。"这句话怎么解释呢? 滑与紧有个分别:脉来急切有力而没有缓和之气的就是紧脉。紧脉来的力量很大,弹人手,所以紧脉为寒脉。滑脉也是浮盛,来的有力,脉搏浮盛而有鼓动之象者谓之滑。"翕为正阳",有浮盛的样子,浮盛之中忽有沉。也就是说,紧脉与滑脉的分别在于,紧脉来的急切有力,滑脉来而浮盛,有相同之处。滑脉也就是浮紧,有点像紧,但是滑脉有沉,紧脉没有翕奄沉这个特点。滑脉脉来浮盛,有点紧的特点,所以说"滑者,紧之浮名也"。在浮的这一方面,滑有紧脉浮而有力的特点。这样一来,少阴脉微滑,阴中有阳,如果滑的浮盛,有紧的意思,这个就是阴分里有阳血,实指邪气说的,少阴里有阳热的实邪为病,一个是股内汗出,一个是阴下湿也。股内就是阴股,大腿分内侧和外侧,外侧是阳面,阳经所经之地,内侧为阴股,为阴经所经之地。阳加于阴,所以谓之汗,阴股会出汗,阴下湿,男性阴囊发潮发湿。

这一条总的来说,有阴阳相和的滑脉,也有阴中阳气太盛的滑脉,变成湿邪。这个情况我在临床很有体会。例如,妇女之脉见沉,这是少阴脉,沉是水脉,是肾脉,滑是阳脉,沉滑就是阴中伏热。我们就要问:如果有带下,气味很大,这是少阴藏有湿热之邪,必须要用黄柏、茯苓、滑石、知母、苦参,清阴分之热,病就好了。这个还是很准的,准确率差不多70%,往往还伴有小便黄短和刺激征。再如,男性脉见沉滑,如果腰疼、腿疼、腿胀,问问小便,发黄而气味重,这个就是湿热,是湿热之邪下陷阴中,必须用二妙丸、泽泻、茯苓等清热利湿、利小便,才能好。这个病如果当成风寒治了,越治越坏。

同志们可能要问了:沉数不也行吗? 沉数脉可不可以诊断带下呢? 沉数,这个例子不合适了。因为滑脉是主痰湿的,所以下面带下也好,两条腿疼痛也好,常为湿邪所侵。滑而紧、滑而实,就是阴中有热邪,此为阴实,所以才发生股内汗出、男子腿疼。阴囊潮湿,一个人一天得换五次内裤,怎么治也治不好,我就用苍术、黄柏、苦参,再弄些刺猬皮炒灰,一治就治好了。刺猬是阴兽,这是阴中伏火。还有就是温胆汤证,失眠、口苦、心烦、头晕、恶心,这个就是火,而痰就是阴啊,也是个阴阳相杂的病。如果心烦、多梦,这些个症状只认为是有火,只是用黄芩、黄连,怎么治也治不好,晚上还是睡不好,必须得加上半夏、陈皮、生姜,一祛痰,就好了。因为火是属阳的,是阳邪,痰湿属阴的,是阴邪,把痰去掉了,病就好了,否则火是下不去的。因此,阴阳有两者依附之病,单治一个,是治不好的,必须得抓住病的根底。

问曰:曾为人所难,紧脉从何而来?师曰:假令亡汗,若吐,以肺里寒,故令脉紧也。假令咳者,坐饮冷水,故令脉紧也。假令下利,以胃虚冷,故令脉紧也。(40)

这一条讲的是紧脉形成的三个原因。总的来说,这些都跟寒邪分不开。紧主寒、主痛、主实,其中寒邪为患是根本。"假令亡汗",汗出太多。"阳加于阴谓之汗",汗出太多,阳气就会受伤。阳气一伤,阴气偏盛,就会形成寒象了。呕吐,伤了胃阳了。"假令咳者,坐饮冷水",此"坐"当"因"讲,不是说坐着喝冷水。这涉及到训诂学。杜牧有首诗言:"停车坐爱枫林晚",此"坐"也是"因"的意思。因为喝凉水,"形寒饮冷则伤肺",水寒之邪伤了肺,水寒上射,肺卫有寒则咳,故令脉紧。若病家下利,致使胃中虚冷,也可以出现脉紧。一个是误治,包括亡汗、药无吐下;一个是受寒,饮冷水;一个阳气虚、正气虚,寒邪盛。这三个原因都可以使病家出现脉紧的情况。

学习这个有什么意义呢?知道了紧脉所生的原因,临床辨证就有了依据。亡汗、吐越,是肺里寒,可以出现脉紧。胃虚寒,也可以脉紧。由于水饮之邪上逆,也可以产生紧脉。在临床平脉辨证时,要考虑这三个来路,来探索寒邪的成因。上条讲滑脉,这条讲紧脉,这两种脉象有没有互相联系,互相渗透的意思呢?我说是有的。"滑者,紧之浮名也,此为阴实",下面就讲紧脉从何而来。不过,滑主热,是阴中伏热,而紧主里寒,肺寒、胃寒、水寒。

寸口卫气盛,名曰高。(41)

荣气盛,名曰章。(42)

高章相抟,名曰纲。(43)

卫气弱,名曰惵。(44)

荣气弱,名曰卑。(45)

惵卑相抟,名曰损。(46)

卫气和,名曰缓。(47)

荣气和,名曰迟。(48)

缓迟相抟,名曰沉。(49)

以上这九条总论荣卫强弱。强就是实,弱就是虚,还有一个就是论荣卫的平和。寸口之脉为脉之大会,荣卫之气会于寸口。要了解荣卫的盛衰、平和,应该在寸口脉处求。高、章,指荣卫之气有余,气血刚强;惵、卑,指荣卫之气不足,气血为之减损而少。缓、迟,指荣卫相和,既不盛也不衰,处于和平的状态。这是正常的,荣卫之气抱团,就不浮散了。卫气太盛,脉也盛,名曰高,高者高大也。荣气盛,名曰章,章者章注也。荣是阴血,荣气太盛则章。高、章反映了荣卫之气有余。"高章相抟,名曰纲。"这个"纲"同"刚",刚强有力。荣卫太盛,人就刚强有力。这个是不是好事呢?不是,是太过了,会得有余之病,得实证。为什么荣卫太盛呢?那是病邪所致。"卫气弱,名曰惵。"这是恐怯、不足。"荣气弱,名曰卑。"荣血之气不足,卑,低下了。"惵卑相抟,名曰损。"这是减少了,荣卫之气受到伤害了。这样的话,发病当中都是荣卫不足的疾病。《伤寒论》认为,荣气不足,血少故也,桂枝新加汤主之。荣卫灌溉周身,荣卫不足,就会周身疼痛,浑身无力。因此,损指正气不足而言。

正常情况下,"卫气和,名曰缓。"就是舒缓,很正常。"荣气和,名曰迟。"不快不慢,很徐。这样荣卫相和,名曰沉。荣卫抱团,不会散了,无太过,无不及,脉就沉。沉者,荣卫互相结合,能够安静,不被邪扰。这是正常的情况。《濒湖脉学》讲:"脉为血脉,气血之先,血之隧道,气息应焉。"脉道就是荣卫之行,荣卫之行而辨见寸口的,就会有盛衰、平和的不同。伤寒表实,脉来浮紧,就是太过了,名曰纲,头疼、身痛、腰疼、骨节疼痛,非用麻黄汤发汗不可。桂枝新加汤证荣气不足,血少了,也会出现浑身疼痛,汗后身痛,脉沉迟。这个疼痛跟伤寒表实证就不一样,那个是邪气盛,这个是正气虚,那个用麻黄汤发汗,这个用桂枝加人参汤来补荣卫气血,两者不一样。

我还在大连当医生的时候,一个女患者产后流血比较多,浑身疼痛,找了一些个医生都没看好。我一看,浑身疼痛,脉沉,脉来的也缓,舌质还淡,就开了这个桂枝新加汤,吃了三剂,就好了,不疼了,这个方子很好用。《伤寒论歌括》《长沙方歌括》,这些都得背下来,有无穷无尽的好处,因为这个歌背下来之后,就会很上口,记而不忘,随口而来,这也就是你以后临床辨证的有力支持。"汗后身痛脉反沉,新加方法轶医林,方中姜芍还增一,三两人参义蕴深"这些歌,是我启蒙学医的时候背的,今年六十八了,还能上口,你说这得有多大的好处,受之不尽啊!现在的同志就不行了,这也不背,那也不背,怕苦,就这个态度要能学到什么东西,恐怕困难。因此,中医要讲究背,背是基本功。我去开会时遇见的那些老大夫,背原文,比如《伤寒论》什么的,不要说背诵了,有的还能倒着背,这些我都是知道的。

第三课　平脉法(50—69条)

[温故知新]

上堂课主要介绍了这样一些内容:第一是讲时脉与非时之脉的生克关系。

时脉,就是指春弦、夏洪、秋毛、冬石而言的;非时之脉,就是跟时脉不一样的脉。非时之脉,从五行学说来讲,有生克顺逆的关系。原文举出了一个例子,二月见毛浮之脉,毛是肺,属金,是不好的。其他的可以类推。夏见沉,秋见洪,都可以类推。这样的一个诊断,大家是不是有意见呢?能不能这么准确?其说可信不可信?这有一个前提:这个人要是有病,例如肝病,脉和病证是相联系的。见了这种病,又得了相克之脉,可以推测生克顺逆,是这样的一个道理。在一个疾病的前提之下,来反映时脉和非时之脉,这是很重要的,要记住了,要在临床检验。根据《伤寒论》十卷二十二篇的描述,张仲景的话基本上都是对的。从后汉到现在,一千七百多年了,历代医家都异口同声地承认他的话是兑现的,都是实事求是的。

第二是讲脉病人不病、人病脉不病。真脏脉现,人却没有病,作为医生的怎么判断?或者,这个人有病,但是脉倒不病,还比较正常,不是见了真脏脉了。这个是结合临床而言的。在临床中确实有这些情况,故张仲景告诉我们,脉病人不病,叫行尸,容易发生意外之变。因为脉是五脏六腑反应最灵敏的指标,如果已经出现真脏脉了,这个人还能活得长吗?那么,人病脉不病,面上的颜色不好看,但是脉不病,比较好,说明五脏之气还存在,根本还没薄,故虽困无苦,这个死不了。由此来看,第38条说明脉是根本,解释了切脉的重要性。可以先知啊!这是有依据的,不是唯心的。据我个人的临床体验,还确实如此。只要我们细心,凝神于指下,只要看有没有胃气,仔细观察,可以测知生死。反之,这个病很厉害,人病脉不病,论五脏、四时,都是调和的,是可治的。

第三是讲寸关尺不仅候上中下三焦,也可以候阴阳存亡的问题。关者有出有入,是阴阳上下交通的交界。阴上交于阳、阳下交于阴,必须通过交界。寸脉下不至关,为阳绝;尺脉上不至关,为阴绝。这个脉就是半截脉了,短了。三部脉本是相连的,如果寸就在寸,下而不至关,到关脉上就没有了,更别说到尺了,或者是尺脉上不至关,这些脉都不是好的。注意"不治"这两个字,这是个死证。因此,我们在切脉的时候要加以注意,阴阳之气绝了,"绝者断也",两者不能接续,阴阳断绝,人岂能生?独阴不生,独阳不长,而这两个脉是测生死的。这个要重视,要琢磨,要在思想里打上一个深刻的烙印,然后才能指导临床实践。

第四是论了一个滑脉,一个紧脉。滑为阳而紧为阴,滑主热而紧主寒。原文大体上告诉我们,滑是属于阳、属于热的。滑脉的形成,翕奄沉。翕,只有成无己讲的对。翕是浮盛之象,脉来很浮盛,忽然又变沉,一个是代表阳明,一个是代表少阴。因此,滑是阴阳和合之脉,反映先天肾到后天脾胃。这里又提出两个让人注意的地方:一个是阳明脉微沉,少阴脉微滑。这两个"微"字很重要。也就是说,一个是纯阴,一个是正阳,两相和合。阳明浮盛之脉,而有微沉,加个"微"字,少阴是沉,但是微微有点滑,这才叫关尺自平,饮食自可。这才是正常的。一有劲,就是邪气了。脉法里面讲,带和缓之象才不偏盛。"滑者紧之浮名",滑而浮盛,而带有紧意,像浮而紧似的,这种滑为阴实,主阴中有伏热。因此,这个紧与微是相对的。少阴脉微滑,但是不微而紧,阴分的邪气实了。滑脉的翕奄沉,都喜欢微,不喜欢实,不喜欢有劲,否则将有偏盛偏衰。

下面说紧脉。紧脉有力,是主寒的。探求其原因,举了三个例子。这三个例子都是寒象。假定肺里寒,可见紧脉;假令咳者,饮冷水,也是寒;假令下利,胃中虚冷,也是寒,故均见脉紧。紧和弦,在仲景的时候是可互用的,有些地方说的紧可能就是弦。作为我们读书人,要看论证的前提是什么,来正确理解。例如,《伤寒论》苓桂术甘汤证,心下逆满,气上冲心,脉沉紧。这个脉沉紧就是脉沉弦。怎么知道的呢?这个"紧"字不敢改,但可以体会。实际上,苓桂术甘汤证都是弦脉,不是紧脉。甚至可以说,这一条的"假令咳者,坐饮冷水",这个是不是弦呢?弦脉主饮。《伤寒论》中还有"纵横",纵横的脉紧实际上是脉弦,木克土。总而言之,古代的紧有时当弦解释。

洪脉的反常有两种形式:一个从面积而言,一个从力量而言。脉来头小,这是从面积,脉来小了,不是洪了,反体长了,小是跟大而言的。另一个脉微是对脉盛而言的,来的微了,故主病有主外有主内的。这两个恰恰跟正常的洪脉相反。洪脉来的有力而汹涌,很盛。这两个病脉是反覆了,故属病脉。

寸口脉缓而迟,缓则阳气长,其色鲜,其颜光,其声商,毛发长;迟则阴气盛,骨髓生,血满,肌肉紧薄鲜硬。阴阳相抱,荣卫俱行,刚柔相得,名曰强也。(50)

这一条是承上文而言的,脉来缓和,不盛不衰,不大不小,不强不弱,为荣卫相得,荣卫和谐无病,故主人的身体强健。身体强健有几个反映,说出了健康人的表现。"其声商",人有五音,叫宫、商、角、徵、羽,发于五脏,全于四时。商音属肺,这个音清越,听得很远。真正要是讲音,音韵学里面有很多的学问。欧阳子做《秋声赋》:"商,伤也,有声自西方来者。秋风吹落叶。"

这条有以下几点内容需要注意。一个是脉缓而迟,不快不慢,不大不小,不强不弱。这样的脉见于寸口,说明人的阴阳相抱相持,荣卫气血靠得很紧。这种荣卫和谐,阴阳相抱,必有反映。卫气和,有一个样,荣气和,另一个样。荣卫相和反映在外,则颜色鲜活。古代的"颜"主要是指天庭。如果久病之人天庭到鼻准明亮,就证明病要好了,胃气足了。声音响亮、毛发易长,这是卫气好,此卫气之治也。骨髓生、血脉满,荣气足,阴气盛了,肌肉也坚强有劲了,此荣气之治也。荣卫都好,故荣卫俱行,功能正常。按照生理要求行动,故刚柔相得。这样就身体健康而无病了。

第50条是对第49条的发挥,说明荣卫相和,脉来迟缓,人体就是健康的。从这一条就能体会,中医是讲荣卫的,荣卫的关系决定了人的健康。荣卫和谐,人就健康;荣卫不谐,阴阳就不和,就影响人体的健康,就出现了疾病。由此可见,荣卫问题关系到人的健康与疾病。因此,《伤寒论》第一个方子就是桂枝汤,就是调和荣卫的。这也告诉医生,要调和荣卫、气血、阴阳。这是个大问题。

趺阳脉滑而紧,滑者胃气实,紧者脾气强。持实击强,痛还自伤,以手把刃,坐作疮也。(51)

这一条主要是论脾胃邪气强就要伤脾胃正气。邪强伤脾胃之气,叫自伤,就像以手把刃。趺阳是候脾胃之脉的,是候中州脾胃之气的。趺阳之脉应该见缓,缓而迟才体现了正常的脉法。现在趺阳不见缓而迟,而见脉滑而紧,不是和平之脉,是病脉。主什么病呢?"滑者胃气实,紧者脾气强。"滑,胃实;紧,脾强。这个前提是病脉,故实强不是好事,反映了脾胃的实邪。这个"痛"就是病人自己的意思,不是说疼痛。《伤寒论》第97条讲:"血弱气尽,腠理开,邪气因入,与正气相搏,结于胁下,正邪分争,往来寒热,休作有时,嘿嘿不欲饮食,脏腑相连,其痛必下,邪高痛下,故使呕也。"这里的"痛"也是这个意思。因此,滑紧之脉见于趺阳,主中焦脾胃之邪气实,而邪实必伤本气,就像用手握着刀刃,结果必然自伤,这是个比喻。"坐",作之意,即可以坐与起,行与止。这条的意思是,荣卫之气调和的寸口之脉应该和缓。这一条是接着上一条的,趺阳之脉如果不缓而迟,变成滑而紧了,就是病脉了。因此,脾胃的邪气强实对人是有害的。这个病就得自伤其脾胃,伤其本气,就像以手握着刀刃似的。

寸口脉浮而大,浮为虚,大为实,在尺为关,在寸为格,关则不得小便,格则吐逆。(52)

这一条的中心思想是论关格的脉证特点。关格,是一个病名。这几条句首一会儿讲寸口脉,一会儿讲趺阳脉。其实,二者是并举出现的。如果寸口脉见浮大之脉,一个是主正虚,一是主邪实,就是人体正虚邪实的反映。脉浮而大,浮为正虚,面积宽阔,大则是主邪气实,故脉浮且大就主正虚邪实。这是寸口之脉。如果浮大之脉单见于一部,单见于尺,尺属阴,浮大既代表阴虚,又代表邪盛。阴气虚而邪气盛,阴气不得上行,而反关于下,就像门一样关住了,不通了,这个病就叫关。关则不得小便,小便癃闭。因为肾是管二便的,尺部候肾,肾阴之气被邪气困扰,就会小便不能。若单见于寸,寸主阳,则阳气虚而邪气盛。阳虚邪盛,则阳气不得下行,而反格于上,不得下交于阴。这样子阳邪被格拒于上,则会吐逆。

这一条要和第37条的脉相对比,那个是阴阳绝而不相续,是个死证。这个为什么不死呢?这一条是关格,第37条是阴阳之气绝了,不能互相接续。这一条是阴阳之气虽被邪气所关、所格,但还可以通,不是阴阳之气本身不能接续,不是决死也。关于关格,中医文献里记载很多,《难经》《内经》上都有。凡是关格,往往属于阴阳不和,就会产生邪气而成致病因素,所谓邪气所病。关格是本身有邪气,不是因为阴阳自身的问题。这里有正气虚,邪气盛的病变,以至于把阴阳上下、内外的道路给闭塞了,会出现不得小便、吐逆这些症状,故有指导意义。

如果临床出现了关格,有一证出现的,也有两证出现的,或关,或格,或关格。从正气虚,邪气实这个原则来辨证论治,还是很长知识的。也可以说,还能够找出症结之所在:一个是正气虚,一个是邪气实。推而广之,这一条对于临床许多关格之病还是很有指导意义的。

跌阳脉伏而涩,伏则吐逆,水谷不化,涩则食不得入,名曰关格。(53)

这一条论脾胃阴阳失调所致关格的脉证。"跌阳脉伏而涩"和上一条的"寸口脉浮而大"相对。跌阳脉候中焦脾胃,直接反映脾胃阴阳不和的情况。这一条有以下几个内容需要理解。其一,脾胃病应候跌阳脉。现在的情况是"跌阳脉伏而涩。"伏,伏而不起;涩,涩而不流。"伏脉推筋着骨寻",比沉还沉。涩脉脉来细小而短,往来困难,短且散。脉伏而涩,脉来的很沉伏,又不怎么流利,与脾胃的迟缓平和之脉大大不同,故为病脉。这意味着脾胃有病,脾胃阴阳不和了。这是什么病?"伏则吐逆",脉沉伏不起,主胃气伏而不宣。胃又为六腑之一,属阳,故为阳气不宣。涩脉主脾气涩而不布。伏、涩分别主胃和脾,说明脾胃的气血阴阳不能输布,导致了脾胃的气机不和。中焦之气不和,也就是中焦气机壅塞,会出现"吐逆,水谷不化"。脉伏在于胃,胃气不利故吐逆;脾主运化,运化不利故水谷不化。中焦之气是很重要的,"脾为孤脏,中央土以灌四傍。"就是说五脏气血赖于脾胃之气,而现在脾胃之气不和而壅塞了。怎么知道的呢?一个是胃气伏而不起,一个是脾气涩而不流。脏气内结,不但是脾胃之气,其他的脏器也受到影响。这样一来,"伏则吐逆,水谷不化,涩则食不得入,名曰关格"。这时脾胃阴阳失调,不能运化水谷精微,就出现了关格之证,是中焦脾胃气机失于升降所引起的。

这个关格属于中州脾胃之气升降不利的关格。食不得入叫做格,下面是不是还有个关?还是食不得入就叫关格了?上文是讲正气虚,邪气实,是阴阳上下不通了,这个是脾胃中州,这样上中下三焦就说全了。这两条合起来体会,上中下三焦之气不和,包括了上下、阴阳、脾胃的不和,都可以导致关格的病变。因此,这两条要连在一起来看。上下有吐逆,有小便不利,叫关格,这是很好体会的。中焦的脾胃阴阳不和,就会出现"吐逆,食不得入"。如果说吐是关,食不得入就是格,实际上是在说中焦的关格。

脉浮而大,浮为风虚,大为气强,风气相抟,必成隐疹,身体为痒。痒者,名泄风,久久为痂癞。(54)

这一条主要论风邪伤人的变化,和麻风有关系。中医又把麻风叫做疠风。"痒者,名泄风,久久为痂癞。"这是张仲景的自注句。泄风,就是风邪外泄,从里向外。第一个问题是"脉浮而大",浮主风,大为气强,意思是说这个人受了风,但不是一般的风,而是受了虚邪不正之风。虚邪不正之风是什么?《内经》在论述五方风邪伤人的时候,分出了虚、实、贼、微、正五种。这要看风是从哪个方向来的:如果受的风是从虚邪之乡而来的,这种风邪就是虚邪不正之风。例如,夏天属火,南方来的邪伤人叫正邪,北方来的邪伤人就叫贼邪。我那时候学医的时候,老师都讲这些的,有个太乙九宫,我当时听不懂,就睡觉了,但后来意识到学习这些个东西还是很有用的。这些都是按照五行生克制化、季节来说的。

这个人受的是虚乡不正之风,伤人很厉害,"浮为风虚,大为气强",故这个邪气比较强盛。"风气相抟",是说风邪与人的正气相抟,有两种情况。初期阶段,这种邪风客于皮肤,比较轻,就出现隐疹,现于表皮,身体微痒,"痒者,名泄风",风为在外,会出现皮肤痒。这个病要是不解,时间长了就重了,风邪从皮肤肌腠入于经络血脉,由气分到血分,形成痂癞,久久不愈还会形成疠风。那就比隐疹厉害了,故叫疠风。痂癞,就是现在所说的大麻风。成无己注曰:"痂癞者,疠风也,眉少发稀,身有干疮而腥臭。"

大麻风是风邪伤到血分了,不是在卫分。由卫到荣再到血,《医宗金鉴》里有个醉仙散,是治这个病的。岳美中很醉心于这个方子,发表了很多文章。痂癞这个病是有些故事的,最出名的叫《麻风女传奇》。主人公邱丽玉身患麻风病,无心吃了条酒泡的蛇,倒把病治好了,故我们认为很多蛇类药能祛风。风邪为患,严重的情况下就是风毒,客于营血就能导致痂癞的发生,故中医在痂癞治疗上就是祛风、解毒、养血这三个为原则,必要的时候还要补正气。

寸口脉弱而迟,弱者卫气微,迟者荣中寒。荣为血,血寒则发热。卫为气,气微者心内饥,饥而虚满,不能食也。(55)

这一条论荣卫虚寒之病,以及证候脉象的特点。原文将荣卫与脾胃相联,很有意思。"寸口脉弱而迟,弱者卫气微",脉近于沉而无力为弱。"迟者荣中寒",这里的"寒"也当虚字讲,也即荣中虚。"荣为血,血寒则发热",血虚就会发热。"卫为气,气微者心内饥",卫气不足,心里还觉得闷。卫虚为什么会造成心内虚,脾胃虚满呢?因为荣卫来源于脾胃化生的水谷之气,荣卫气虚源于脾胃虚,故有内虚满闷的症状。这就是说荣卫与脾胃是有联系的。因此,荣卫虚衰的疾病可以联系到脾胃,荣卫阴阳不和就是脾胃阴阳不和。桂枝汤是甘温之剂,可以调和荣卫,调和气血,调和脾胃,使脾胃的升降之气得以调和。荣卫之所以是后天之阴阳,和水谷是分不开的。先天阴阳在于水火,后天阴阳在于气血。

在临床上的时候,是调和水火,还是调和气血呢?比如说张介宾往往侧重于先天阴阳,以此治了一大群病,而李东垣更侧重于后天脾胃阴阳。治病必法于阴阳,阴阳不能离于先天后天。治病的时候,有的时候从先天入手,有的时候从后天入手。张仲景是讲先后天的,他认为人的荣卫平和,身体就强壮了。强壮的原因,一个是阳气长,阴气盛。要注意把这一条和第44、45、46、50条互相对比。第44~46条说"卫气弱,名曰慄。荣气弱,名曰卑。慄卑相抟,名曰损。"第50条说

"阴阳相抱,荣卫俱行,刚柔相得,名曰强。"荣卫不足名曰损,损就是减少、丧失、伤害。总的意思,损是不足了,正气受损了。从这样两条对比之下,要体会。体会什么呢?荣卫强盛,这个人的身体就好,是正常的,是无病的。如果这个人荣卫不足,就是虚损了,正气不足了,就得虚劳之病了。这是后汉时期在治疗虚劳病方面的一个新发展,就是看荣卫是强还是弱。如果荣卫不足了,就是损,就可以出现一些虚劳之病;如果荣卫强,人的身体就强壮,就不会发生损的病了。学而不思则罔啊!荣卫的问题太大了,甚至关系到身体强弱。

第二点,荣卫足了,阴阳也就调和了。这包括两个方面的物质:一个是阳气方面的,一个是阴气方面的。荣卫强而不衰,则人体的血液、骨髓、毛发等都出现一个强盛的具体情况。这就和我们治疗虚劳病有关。病有邪气实、正气衰两种情况。正气衰有阴虚有阳虚,二者如果统在荣卫这两个方面,阴虚就是荣虚,阳虚就是卫虚。荣卫概括气血阴阳。

第三点,过去治虚劳病,分阴阳的方法与仲景学说多少有出入,只是注重肾阴和肾阳,如六味地黄汤是滋阴的,偏重于补肾水等。这个认识是比较固定的,阴虚就是肾虚,肾虚就用滋阴之方,如六味地黄汤等。在张仲景看来,荣气虚而血虚,血虚而阴虚,这样的理论我们体会并不是太深。通过学习"辨脉法",我们知道荣卫不足叫损,荣气强叫做强,也就是第44条、50条前后的对比,才发现了荣卫里包括阴阳,也包括后世所谓的肾阴虚。这可以说是一个新的理论。

张仲景的这种思想不单是个理论问题,还有临床实践来说明这一点。何以见之?看看《金匮要略·血痹虚劳脉证并治第六》,这一篇不算复方,共有九个正方。这九个方子里,用桂枝汤调和荣卫、气血、脾胃的一共有四张方子:第一个是黄芪桂枝五物汤,第二个是桂枝加龙骨牡蛎汤,第三个是小建中汤,第四个是黄芪建中汤。张仲景为什么治血痹虚劳病时九个方子里有四个用桂枝汤加减呢?这就充分显示张仲景认为荣卫强而身体强,荣卫虚而身体损。这个并不是口头的,而是结合临床实践的。有关的内容当然在《伤寒论》里也有,而在治杂病的《金匮要略》里更有体现。用桂枝汤加减为什么能治虚劳病?例如,桂枝龙骨牡蛎汤治"夫失精家,少腹弦急,阴头寒,目眩,发落,脉极虚芤迟,为清谷,亡血,失精。脉得诸芤动微紧,男子失精,女子梦交",小建中汤治"虚劳里急,悸,衄,腹中痛,梦失精,四肢酸疼,手足烦热,咽干口燥",黄芪建中汤治"虚劳里急,诸不足"。以前,我学血痹虚劳病篇时就有很多疑问。例如,小建中汤治虚劳病,我们知道小建中汤是温热药,是桂枝汤倍芍药加饴糖,能治一些热象而不使热势增强,这个不好理解。后来,我看尤在泾的《金匮要略心典》,似乎明白了一点,小建中汤有桂枝汤,桂枝汤能调和阴阳。因为阴阳不和,所以才有热有寒。阴阳和了,寒热都没了。当时也就达到了这个程度,根本的道理并不是太清楚。再后来,我看了"平脉法",将第44条与第50条对比,才明白这是个理论的问题。荣卫不足叫做损。荣卫者,气血也,阴阳也。荣卫虚,阴阳都虚了,就出现了阴阳俱虚的证候。这是非常重要的。张仲景不仅在理论上提倡荣卫的重要性,在实践上,尤其是在血痹虚劳这一篇里用了四个以桂枝汤加减的方子,从荣卫入手调和气血、阴阳、脾胃,从而达到治疗目的。这是个法啊!是个别开生面的问题啊!是个新发现啊!"辨脉法"里一个"强",一个"损",涉及颜色、毛发、骨髓,都是有具体情况的,是客观存在的。然后,再结合《金匮要略》里九个方子里有四个方子是以桂枝汤加减的,来体会荣卫的重要性,并指导临床上治疗虚劳病要以补养荣卫为基础,这就是理论的发展。

《素问·痹论》说:"卫者,水谷之悍气也",它的活动力很强,流动很迅速,不受脉管的约束,运行于脉外。卫气运行于皮肤肌肉之间,能温养肌肉、皮肤;卫气熏于肓膜,散于胸膜,使五脏六腑得到温养。卫气不仅能温养内外一切脏器组织,还有滋养腠理,开阖汗孔,护卫肌表,防御外邪入侵的作用。《灵枢·本藏》说"卫气者,所以温分肉,充皮肤,肥腠理,司开阖者也",概括了卫气的主要功能;又说"营气者,泌其津液,注之于脉,化以为血",概括了营气的主要功能。还有《灵枢·营卫生会》说的"中焦亦并胃中,出上焦之后,此所受气者,泌糟粕,蒸津液,化其精微,上注于肺脉,乃化而为血"。这些说法都是很好的,但是没有方子。用什么药呢?张仲景提出了理法方药,是密切结合临床实践的。

第二个问题,荣卫为什么起到这么大的作用?因为荣卫是跟脾胃相联系的,荣卫是脾胃水谷的精气,是内合于脾胃的。第55条就讲"寸口脉弱而迟,弱者卫气虚,迟者荣中寒。荣为血,血寒则发热。卫为气,气微者心内饥,饥而虚满,不能食也。"把荣卫跟脾胃联系在一起了。荣卫不足,脾胃就不足。脾胃是主升降出入的,主宰人体的代谢,还会影响到内脏气机的升降。李东垣根据这个道理,才有补中益气、升阳益胃、补脾胃泻阴火、升清降浊诸方啊!一个理论大家,有理论有实践,才能够提出一个学说来。李东垣是个大家,《脾胃论》《内外伤辨惑论》,其突破口就是从这个来的。他是抓住了荣卫与脾胃的关系,然后才有《脾胃论》,恢复了脾胃的升清降浊,就能解决所谓的气虚发热、脾虚发热。他这种认识不就是有所发展了吗?因此,读书不要看一条就完了,那就没意思了,没内容了,要体会古人写书是有意义的,是有思想性的,是想通过文字把作者的学术体系刻画出来。不过,那个时候写东西不容易,需要你去体会作者的精神。这个是荣卫与脾胃的关系,是挂钩的。

如果脾胃阴阳上下不和,还有一定的邪气为怪为病,就会出现关格之证。这是第三个问题。我们讲的这几条虽然看上去是一条一条的,但实际上是一个整体,而且和前面的内容都有发展联系。如果读书学习能达到这样一个境界,这个书就活了。能够把古人的精神理解透了,才能把他的思想了解无遗。这是上次课的主要精神。

趺阳脉大而紧者,当即下利,为难治。(56)

这一条论正虚脉实。正虚,是正气虚,下利所以正虚。脉实,脉是紧脉,所以是实脉。正气虚而邪气实,这个病就不好治。趺阳是候脾胃之气盛衰的。"趺阳脉大而紧",大主虚,紧主寒,意味着脾胃气虚而有寒邪,故"当即下利",这个人就腹泻了。"当即",就是必然的。脾胃受寒邪所伤,就会腹泻。下利了,腹泻了,寒邪应该随之减少,寒随利减,那脉就应细小,就符合这样的规律,这个病就好治,虽然正气虚,但邪也衰了,所以是为顺的。如果不是这个样子,脉还不变,还反见紧脉,紧而有力,只是个例子,不见紧行不行,见迟而有力,大而有力,都是可以的,这个就反映了邪气盛,邪气并没有因为腹泻而减轻,脉还紧还大而有力,邪未衰但正气却衰了,正虚而邪盛,这个病就难治。这个病如果止不住,还要腹泻。

这一条一共 14 个字,但是这 14 个字起的作用可就大了。大家要推理啊!他举的是这样的例子,其精神是什么?实际上是告诉我们,正虚邪实的脉应该微小而未微小,邪气不伏,这个病就难治。推而广之,在临床上只要看到这样的问题,就可以推理出疾病易治还是难治,能得出两个方面问题。例如,一个人鼻子出血,出了很多的血。没出血时,脉见洪大,身上烦热。出血以后,身凉脉细,这个病就要好了,因为热随血减,正气恢复,邪气退了,病就好了。如果出血以后身大热,脉仍洪大,这个病就不好治。脉紧,当即下利,脉仍紧的就不好治,道理是一样的。某个人肝硬化,肚子挺大,尿就是下不来。这时候西医打呋塞米,中医会用到十枣汤、舟车丸之类,这些都是攻邪之药啊!尿虽然下来了,这时候正气虚不虚啊?肯定是虚的。如果脉比较微细沉弱,这就是对的,如果脉还是弦而有力,那就不好治,邪气不伏。

我在临床上是有这个体会的,把 14 个字的道理明白了,要推而广之,大而化之。不论见到什么问题,都有正邪关系的问题,就需要分析邪正关系如何。若正常,病就向愈;若不正常,病就不好治。所有的事情就怕反常,反常了就要认真考虑了。

寸口脉弱而缓,弱者阳气不足,缓者胃气有余,噫而吞酸,食卒不下,气填于膈上也。(57)

这一条是论胃虚食滞的脉证。它由脾胃虚弱,饮食不化,滞留中焦所致。这一条也有意思,中医的术语叫虚中夹实。人体中焦的胃阳之气能消化饮食。这个大家都知道。"寸口脉弱而缓,弱者阳气不足,缓者胃气有余。"这句话是什么意思呢?脉弱了,胃阳不足了,消化无力,这是一个情况。"缓者胃气有余",就是因为胃阳不足,消化不良,使食气(谷气)填塞于胃而不消化。这种情况叫"缓者胃气有余"。这个"胃气有余"跟前面说的"阳气不足"是两个概念。"弱者",指胃阳不足而言。"缓者",指胃有停食而言。胃为水谷之海,故为太仓。胃阳不足,消化不力,饮食在胃里填塞,就叫食填太仓,不是胃气有余,是不消化的情况。

"弱者阳气不足,缓者胃气有余"说的是病理,下面说的是症状。消化不及,故"噫而吞酸",噫就是嗳气,吞酸就是吐酸水,都是消化不良的症状。"食卒不下,气填于膈上也",胃有食滞,腑气不顺,不能下行,就会出现嗳腐吞酸等消化不良症状。因此,这个病属于虚中夹实,主要在于虚,虚是胃气虚,实是有消化不良。针对这种食填太仓,既然以虚为主,就不能专治实证。例如,某个人食卒不下而气填于膈上,用平胃散加焦三仙、神曲、麦芽,或者用药泻泻,清清里面的食滞,这样是不行的,因为病情属于虚中夹实,是胃阳虚,消化不好而出现的实证,怎么可以完全用消导泻下之药呢?如果这样的话,就是忘记了胃阳虚这个主要方面。治这个病,主要的治法是温养胃气,辅助的治法是加上一点消导药,就像《伤寒论》有"发汗后,腹胀满者,厚朴半夏生姜人参甘草汤当主之"这么一条,发汗后伤了脾气,脾虚不运了,有些痰湿邪,厚朴、半夏是消滞满的,用量大,但同时要加上一点人参、炙甘草来固护脾胃之气。"厚朴半斤姜半斤,一参二草亦须分,半夏半升善除满,脾虚腹胀此方真。"这个歌说的很好,点出了虚实夹杂的情况。这个病也是一样,那个是脾,这个是胃,胃中夹实,就有"噫而吞酸,食卒不下,气填于膈上"这些症状。单纯的消导或补益都是不行的,必须补中有消,消中有补,才能达到治疗虚中夹实的效果。

荣卫、脾胃是有联系的,不是突然出现的,是一个问题的两个方面,有时可谈荣卫,有时可谈脾胃。读书要有整体观,要把上下左右看成一个问题来研究,这样才行。

趺阳脉紧而浮,浮为气,紧为寒,浮为腹满,紧为绞痛,浮紧相抟,肠鸣而转,转即气动,膈气乃下。少阴脉不出,其阴肿大而虚也。(58)

这一条主要是论胃气虚寒之脉证,还涉及到少阴下焦虚寒的问题。因此,这一条有点发展,由脾胃病而影响到少阴了。这一条的重点,一个是"趺阳脉紧而浮,浮为气,紧为寒",这个讲的比较清楚,脉是趺阳脉,主脾胃病,浮为胃气虚,紧为脾寒,就是说脾胃虚而有寒邪。表现在证候上,胃气虚就胀满;紧为寒,寒邪能凝涩气血;寒主痛,脾胃有寒故肚子就绞痛,比一般疼痛严重。这个人脾胃虚寒,腹满疼痛。"浮紧相抟,肠鸣而转",胃气之虚和脾寒之邪相互搏结了,就是脾胃气虚而又有寒邪,故出现了肠鸣而转,肚子响。肠胃之气转动,转即气动,肠胃之气动。气动有上有下,胃气动有上逆的,也有下降的。肠鸣而转动,偏于下,故这种虚寒之邪影响脾胃之气,脾胃之气不能上升,随着膈气下降。膈是在上的,是阳气,肠是在下的,是阴的,故这种虚寒之邪不但肠鸣而使气转,气转向下来,因中焦脾胃阳气不治,中气下陷,连着上面的膈气也下来了。那么,中焦脾胃的阳气虚,还有寒邪,气又下陷,到了下焦,影响到少阴。"少阴脉不出",这里有两层意思:趺阳是在脚背上的,少阴是太溪脉。"不出"这两个字用的很有意思,有脉,不是绝了,但是出不来,也就是很沉。为什么"不出"?因为下焦少阴的阳气虚,又被中焦的寒邪所伤，故少阴脉不出。少阴脉不出，寒邪下溜于少阴，少阴阳气受伤，故"其阴肿大而虚也"。这是指男性来说的，阴指前阴，肿大是阳虚有寒所致。这一条是中焦有寒，寒气相搏而影响少阴，对我们很有启发，在平脉辨证、辨证论治，都有重要的指导意义。现在我们就发挥这一条，中焦的寒邪不是一成不变的都在中焦，要知道中焦之邪有个上逆和下溜。上逆就吐逆吐涎沫，胃寒向上来；下溜就中焦之邪下陷，下利就和脾有关系了。

如果下溜影响到少阴，可参考《金匮要略》里的肾着汤证："肾着之病，其人身体重，腰中冷，如坐水中，形如水状，反不渴，小便自利，饮食如故，病属下焦，身劳汗出，衣里冷湿，腰以下冷痛，腹重如带五千钱。"就这一条，还有一个歌诀："腰冷溶溶坐水泉，腹中如带五千钱，术甘二两姜苓四，寒湿同驱岂偶然"。实际上，这个方子是治中焦寒湿的，药有白术、干姜、茯苓、甘草，但为什么叫肾着汤呢？肾是少阴，"着（著）"，就是说中焦的寒湿往下来了，下着于肾，故肾就受了寒湿之邪了，会出现下焦寒湿、腰酸痛。肾着汤证的腰疼，说不出来是什么样的滋味，似疼非疼，似痠非痠，难受得无法名状，很特殊，坐着也不好，躺着也不好。我得过这个病。那一年我在北门厂住，难受得都不能上班了，当时我们教研室团结得很好，好些人来看我，其中有一个老大夫叫宋孝志，是湖南人，说你这是怎么了，我给你看看吧。他看完之后说："老刘啊，你这个是肾着汤证，寒湿注于下焦"，就开了中药，我一吃就好了。因此，中药要是用对了，大药有大应，小药有小应，效如桴鼓。

有一年，我去太原的山西省中医研究院交流学习。一个妇女带下特别多，白色带下太多叫白风，红色带下太多叫血风，除此之外腰痠特别难受。因为我也得过这个病，所以就想到了肾着汤，干姜、白术用量比较大。吃了两剂药，腰痛、白带就好了，比之前吃的那些个完带汤什么的管用得多，这个就是干姜的作用。不单单是觉得寒凉，有的人还会有潮湿，阴囊、阴股这些地方往外潮湿，还有这个病证特点，有很多人阴囊潮湿，像坐在水里一样。我们从肾着汤来体会这一条，这个道理就明白了。寒邪由于脾虚，由于肾阳气虚，从中焦到下焦，膈气乃下，故下焦也随之虚寒。如果说这一条是属于胃的，肾着汤证就是属于脾的。两者都是中焦的病，但侧重点不同，要参考着一起理解。因此，张仲景的这几部书要融会贯通，收获就可能会更多一些。

寸口脉微而涩，微者卫气不行，涩者荣气不逮，荣卫不能相将，三焦无所仰，身体痹不仁。荣气不足，则烦疼口难言；卫气虚，则恶寒数欠。三焦不归其部，上焦不归者，噫而酢吞；中焦不归者，不能消谷引食；下焦不归者，则遗溲。（59）

关于荣卫之气，这一条又有新的发展。这一条的重点是论荣卫之病脉，和荣卫之病影响三焦失调的理论。也就是说，荣卫不仅影响到脾胃，而且还影响到三焦。这里有几个字要解释一下。"逮"有两个音，一个是带（dài），一个是的（de）。

"涩者荣气不逮","不逮"是不及。"荣卫不能相将","将"字当共、互助讲。"三焦无所仰","仰"字当仰仗讲。荣卫之气不能互助,三焦之气就没有仰赖了。"恶寒数欠","欠"是呵欠、欠气。"三焦不归其部","归"是至、到。

现在解释一下这一条的重点。头一个是寸口之脉,寸口之脉是候荣卫的,太溪之脉是候少阴的,趺阳之脉是候脾胃的。"寸口之脉微而涩,微者卫气不行,涩者荣气不逮",这一条不讲大家都能明白。"寸口之脉微而涩",反映荣卫之行受到了阻碍。一个微,一个涩,微是正气不足,涩是涩滞不畅,流通不得,都和虚是有关系的。这是第一个问题。由于荣卫虚衰,荣卫不相将,不能互相帮助,说明荣卫之气虚衰了,成为一个整体的东西了,就会使三焦之气没有仰赖了。意在言外,三焦之气得借荣卫之气的滋养才有力。"三焦无所仰,身体痹不仁","不仁"就是身体有点不用的意思,包括身体麻木,没有知觉,肢体的运动有了障碍,意思很广。腠理是三焦通会元真之处。三焦之气虚衰了,无所仰了,三焦之气不布,身体的皮肤、腠理、肢体就会受到影响,故身体痹而不仁。这是第二个问题。

第三个问题,"荣气不足,则烦疼口难言。"荣主血,荣气不足则血少,故身体疼得很厉害,叫"烦疼"。张仲景用字有规律,凡肢体疼就用"疼",肚子疼就用"痛"。"烦疼",就是疼得很厉害。"口难言",就是说话不利。这跟心有关系。心主血脉,荣气不足,血就少了,心主言,心受影响。"难言",还是能说,但是说话比较困难。现在临床上看病也有人能说话,但不流利。荣气不足,血不能荣养四肢百骸,也不养心,口就难言。第四个问题,"卫气虚,则恶寒数欠。"卫属阳,阳气虚,不能卫外,故恶寒;虚了,就频频打呵欠,打呵欠就是引阳外出,实际上是阳气不足的表现。

最后又说到三焦的问题,"三焦不归其部。"荣卫俱虚,三焦必受影响。如果分一分呢,三焦之气各有所治,现在三焦无所仰,故三焦就不归其部了,发挥它的作用。分而言之,"上焦不归者,噫而酢吞;中焦不归者,不能消谷引食;下焦不归者,则遗溲。"三焦的气机都有生理作用,这个生理作用可做一个概括来讲:上焦是传化,中焦是腐化,下焦是气化。上焦之气不归其部,传化食物的作用就受到影响,传化不利,故噫而想酢吞,噫就是嗳气,酢就是吞酸。上焦之气是来自于中焦的,传化不利,反映了中焦消化不良的症状。中焦之气不治了,胃气腐化水谷的能力就衰退了,不能消化水谷了,腹满的症状就出现了。上中二焦实际上都是消化系统的问题。下焦不能气化,肾气不能约束膀胱了,就会遗尿。

由此可见,荣卫之气不但影响脾胃,出现脾胃疾患,脾胃之病又可以影响到少阴为病,而且荣卫不足还可以使三焦之气无所依赖,出现上焦不能传化、中焦不能腐化、下焦不能气化的症状。荣卫的气衰可以使三焦不治,这是仲景学说的又一大特点。

我们过去读《难经》,书中关于三焦是别使,三焦连于肾,通肾阳之气,肾阳之气因三焦而流通于周身,是讲命门真火的,这方面讲得很多。到了后世的张景岳等人,所谓真阴真阳论,以肾为大宝,都是这样的一个学说,在中医里影响很大。三焦之气来源于肾气,在临床指导意义很大,专讲大宝论肾阳的,也是《内经》上少阳属肾,少阳指手少阳三焦经,上连于肺,故将两脏。这是一个学说。

关于荣卫对三焦的影响,就是张仲景明白地提出了"荣卫虚,三焦无所仰",是从后天来讲荣卫与三焦的关系。不过,这一观点还是敌不过李东垣、赵献可提倡的命门真火理论影响大,是比较古老的。通过"辨脉法"的学习,必将开拓我们的眼界。从肾气与三焦相关的一个学说,又增加了荣卫与三焦相关的一个学说。三焦不仅与先天有关系,与后天脾胃荣卫阴阳也是相当有关系的。

从荣卫的开始与发展,结合脏腑,再到三焦,张仲景步步为营,层层深入,把人的认识提高到一个新的水平。因此,古人读书的时候常常有拍案叫绝,心花怒放的感觉。当我们看到三焦与荣卫的关系,过去是闻所未闻,这样来看,清朝的三焦辨证、荣卫气血辨证是相通的。分析其来龙去脉,可以看出叶天士、吴鞠通他们对于经典著作是研究有术的,是有其渊源的,有其师承的。我备这个课到凌晨3点多钟,依然不愿睡去,感觉受益良多。教学相长嘛!老师也是学生,感觉这个东西对我的帮助很大,虽然是旧论,却不被大家熟知。从某种程度上说,这些东西填补了我们理论上的空白。

跌阳脉沉而数,沉为实,数消谷,紧者病难治。(60)

这一条论脾胃之脉以测证,然后知其顺逆之变。上面讲荣卫,下面讲脾胃,说明荣卫脾胃是互相吸引的。"跌阳脉沉而数",沉为在里,跌阳脉沉为实,是里实,脾胃内实。数主热,热才消谷,点明了脾胃有实热才消谷善饥。这个叫顺,是对的,是脉证相符的,没有矛盾,是应该的。"紧者病难治",如果脾胃的脉出现了紧脉,这个"紧"有弦的意思,古人"紧"与"弦"互相假借。苓桂术甘汤证里面"伤寒吐下后,心下逆满,气上冲胸,起则头眩,脉沉紧,发汗则动经,身为振摇者"的"脉沉紧"就是脉弦。脾胃有了病了,又出现了木脉,有各种证候且不论,脾胃之脉出现弦脉,可以肯定是木来克土。从纵横顺逆来看,这是纵,是相克之脉,是逆。脉沉而数,消谷善饥,这是顺。如果脾胃之病在跌阳之脉出现弦紧之脉,就是逆,是不符合病的正常情理的。因为是相克之象,所以病难治。

当医生的要看到这样一个问题,预先就料到这个病不好治。学了这个了,就是要就事论事,要推而广之,大而化之。脾胃病在临床上很多,见到滑脉、数脉、沉脉等,这些都还好,就是怕见弦紧之脉,是肝木克脾土之象,所以要引起大家的重视。

这个还很有意思。例如,现在肝病很多,一个人出现了脾胃病了,心下痞闷,吃东西消化不好,大便稀,打嗝嗳气,但脉见弦。针对这些症状,治的时候一方面疏肝理气,一方面补养脾胃,治的也很对。有一个病人,西医说他的脾、胰有癌变,我给看了二年多了,就用小柴胡汤一个方子,大概几百剂药了,以前脉弦得厉害,逐渐变滑了,现在脉弦而软,不是很有劲。弦脉在变,变得不弦了,故大便逐渐变好,面色发红,病就向愈了。宋朝的邵康节说:"知机其神乎?"当医生的一看到脉证,就要知道未来,就知道这个病怎么变,是好是坏,是死是生,微妙在脉,不可不查。知道义理,加以推广,就不是一脉一证的问题,而是成了准则的问题了。

寸口脉微而涩,微者卫气衰,涩者荣气不足。卫气衰,面色黄;荣气不足,面色青。荣为根,卫为叶,荣卫俱微,则根叶枯槁而寒栗、咳逆、唾腥、吐涎沫也。(61)

这一条主要是论荣卫不足的色脉之诊。讲完了趺阳,就又讲寸口。太溪候少阴之气,寸口候五脏六腑之气,但是脉会太渊,肺朝百脉,是以肺为本的。肺脾肾各有其脉,寸口候肺,这就是张仲景的脉法。"寸口脉微而涩,微者卫气衰,涩者荣气不足。"荣卫之气不足了,反映在脉就是微而涩,在色则卫气不足者面色黄,荣气不足者面色青。"荣为根,卫为叶。"荣卫有个关系,荣主血,主里,犹树之根;卫行脉外,似树之叶。荣卫是树,荣卫要相交。"荣卫俱微,则根叶枯槁",没有滋养的,树就干死了,在人则表现为荣卫衰微,出现"寒栗、咳逆、唾腥、吐涎沫也"。寒栗,心寒为栗,从心往外发凉。寸口属肺,这些症状就是肺的气血虚寒、津液不布不足之象。

上一节讲到荣卫气衰影响到下焦的肾气虚,现在论寸口荣卫气血不足,肺气虚。阳气虚就寒栗、咳逆,气虚不能输布津液就吐腥。腥,是不是有点带血的意思啊,还吐涎沫。显然是上焦虚寒,肺气虚寒。荣卫可以影响到三焦,也可以影响到肺气,还可以影响到肾气。荣卫理论,推而广之,大而化之,与五脏六腑密不可分,不可轻视。荣卫对于三焦、六腑、五脏,无所不包。这一条同时也补充了色诊,面色发黄、发青,没有色泽,是"望而知之"的内容。这是色脉之诊,色和脉要相合起来,这样才能更好地诊疗疾病。

趺阳脉浮而芤,浮者卫气虚,芤者荣气伤,其身体瘦,肌肉甲错,浮芤相抟,宗气衰微,四属断绝。(62)

本篇文章的层次非常清楚,一个是讲寸口,一个是讲趺阳,寸口辨荣卫,趺阳辨脾胃。这就是说,荣卫和脾胃有直接关系,荣卫是出于中焦脾胃的。也可以说,荣卫是标,脾胃是本。认识到这样的章法,我们学起来就感觉有兴趣,有意义,有启发。

这一条的内容是从趺阳部位脾胃之脉的不足,影响到荣卫、宗气的不足,显示了脾胃后天之本的重要意义。我们讲了荣卫、脾胃,讲了很多内容了:脾胃跟气血、荣卫、三焦、少阴肾气、肺都有关系。这一条的范围就更广了。脾胃虚衰可以使荣卫虚衰,荣卫虚衰可以使体瘦,肌肤甲错,还可以使宗气虚衰,四属断绝。这足以反映脾胃之气的重要意义。

相比而言,卫是水谷之悍气,剽悍滑疾,行于脉外,很有劲,跑得很快;荣是水谷之精气,藏于脉中。此二气一个在脉外,一个在脉内,都秉受于胃,可以说脾胃为荣卫之母、之源。"趺阳脉浮而芤",实际上就是芤脉,浮大而空为芤,为亡血之脉,轻取有,往下按就中空了,"边有中空方为芤"。趺阳脉浮而中空,反映了脾胃之气的虚微。脾胃虚微,荣卫就无所秉受。荣卫一衰,就不能够充养周身,则人见消瘦,血减而瘦。也就是说,身体瘦与荣卫虚是有关系的。另外,荣卫不能充养肌肉,肌肉又叫肌腠,是荣卫之气、三焦之气温煦充养的地带。现在荣卫虚了,卫是气,荣是血,"气主煦之","血主濡之",气血不能濡养,肌肤甲错。甲错,就是皮肤粗糙而不润泽,有角质。这是轻的,重的还会起鳞,故治疗鱼鳞病当在此条里求。

我是第二次参加甘肃的626医疗队。有一天,一个老汉进来询问说,有这么一个怪病,能不能给看看,我说行。不一会儿,老汉领着一个十二三岁的小姑娘来了,脸色黄黄的,没等我问什么病,老汉就把病人的裤子往上提,露出了膝盖,从内踝往上大概有三四十厘米这么长,黑色的鳞面。我当时看到人身上长着黑色的鳞片,像蛇皮似的,快要掉下来了,头皮紧接着一阵发麻,就害怕了,因为以前也没看见过。等老汉问我怎么回事时,我说这个病没法治。现在想想,这话说得有点早,因为当时慌了,也的确没有见过,就把大黄虫丸给忘了,"肌肤甲错目黯黑,缓中补虚治大旨",用这些药也许是有办法治疗的。这个就是荣卫不能充养肌肤而发生的肌肤甲错的情况。

什么叫宗气呢?水谷之精微上聚于胸中,以灌心脉之气,就叫宗气。胸中两乳之间,是膻中。宗气是水谷精微之气汇聚的地方。为什么汇聚于胸中呢?人受气于天,秉于地。水谷就是从地上来的。受气于天,就是呼吸。有了呼吸,清气才能和水谷之气相结合。天地之气结合,才能发挥作用,为人所用。脾胃气衰,聚于心中之气就不足了,宗气也就衰微了。

宗气不足,问题就多了,最明显的就是表现在四肢。由于脾胃主四肢,又要依赖于宗气,宗气衰了,那四肢就无所主了。为什么脾主四肢?不要简单地单方面来考虑,要辩证地看。因为四肢是个劳动的器官,人的活动全在四肢,劳动就需要大量的水谷精微之气支持它。脾胃之气支持它,人才能劳动。"脾胃者,仓禀之官",既然是管饮食的,就有代谢的作用,精者为人所用,糟粕排出体外。脾胃对于水谷的作用,也要通过四肢的活动,才能消化,才能吸收,很好地完成新陈代谢。现在提倡运动,就能多吃饭,脾胃就好。一方面,脾主四肢;另一方面,四肢帮助脾消化。类似的关系还有,肝藏血,血又能养肝,如果不能养肝,又是另一个问题。宗气推动血脉,推动心脏,灌心脉。宗气虚衰了,脾胃之气就虚了。脾胃气虚,就不能灌四肢。四肢之气无所秉了,四属断绝,这个人就懈怠了,无力了,严重的还会手脚发凉。

通过这一条,就把脾胃之气、荣卫之气、宗气三者联系在了一起,反映了三者的关系。在临床过程中,从辨证论治,从理论到实践,给我们一个很大的支持和启发。例如,心脏病的心悸、早搏症状是客观存在的,我这些年总结出一条,就是吃人参。人参这个药,补脾胃之气、补宗气,就能使宗气灌心脉。补中益气汤就是用人参补心脉。这就反映出脾胃之气、荣卫、宗气的关联性。张仲景在调和荣卫的桂枝汤里加三个药,一个是加人参,一个是加附子,一个是去甘草加黄芪。最后这个叫黄芪五物汤,很有意思,很符合这一条的精神。

寸口脉微而缓,微者卫气疏,疏则其肤空;缓者胃气实,实则谷消而水化也。谷入于胃,脉道乃行,水入于经,其血乃成。荣盛则其肤必疏,三焦绝经,名曰血崩。(63)

这一条更有意思了。它也论荣卫,讲荣卫和三焦、血崩之间的关系。学习这一条,要明白方法。汉朝时有很多倒装句。"寸口脉微而缓,微者卫气疏,疏则其肤空。"这是主笔。"缓者胃气实,实则谷消而水化也。"这是宾笔。宾笔是陪衬主笔重要性的。"谷入于胃,脉道乃行,水入于经,其血乃成。"这是点睛的笔法。明白了这三种笔法,其他的就好解释了。

寸口之脉是讲荣卫的,趺阳之脉是讲脾胃的。张仲景先以寸口论卫之虚。"微者卫气疏",微是轻微,脉无力了,三部无力,按之怯小,似有似无;疏是稀疏,不厚了,不密了,"阳者,卫外而为固也",是保护体表、肌腠的。气应该致密,才能主表。现在脉微了,说明卫气不足了,卫气就疏了,就不是很致密了。

"缓者胃气实,实则谷消而水化也。"如果属于胃气实,脾胃不虚,脉就不微而见缓,这个和疏就不一样。因此,这一句是宾笔,是来陪衬主笔的,是以对比的方法突出"卫气疏"的。这样来看,脾胃对于荣卫是很重要的。"谷入于胃,脉道乃行,水入于经,其血乃成。"荣卫来源于脾胃运化的水谷。既然胃气疏了,脾胃之气就不足了,意在言外。"荣盛则其肤必疏,三焦绝经,名曰血崩。"这里的"荣盛"不作荣气实来讲,是指荣气有病了,而使荣卫不和。荣卫、气血、阴阳,三者本是相将而行,互助的,现在荣卫不和,必有原因。如果是荣里有邪了,而使荣卫不和,荣有病不能支援卫气,则其卫气必空疏,就不致密,不能固体表。荣卫不相将,卫气空疏了,必然使三焦不为所仰,不归其部。"三焦绝经","三焦"指三焦经;"绝"在这里应该当"行而无资曰乏,居而无资曰绝"讲。为什么呢?行而无资,但家里有钱,只是暂时的手头不宽裕。如果家里没钱,就是真没钱。"三焦绝经"依然涉及三焦之气与荣卫关系的问题。三焦的"资"包括能够营养的能量等,都是来源于荣卫的。如果三焦绝乏,就像居而无资。"绝经"就是三焦经的气也绝了。这样一来,荣卫之气虚,三焦之气虚,而荣中有邪,将会有血崩之变。

血崩之变是在三焦绝经前发生的,还是在其后发生的呢?我认为两个都有可能,既可见前又可见后。发于前,必然有荣卫不和,三焦不利;血崩了,也可见荣卫不和,三焦不利。

趺阳脉微而紧,紧则为寒,微则为虚,微紧相抟,则为短气。

少阴脉弱而涩,弱者微烦,涩者厥逆。

趺阳脉不出,脾不上下,身冷肤硬。(64)

这一条是论脾胃虚寒而变为短气的情况。对于原文,应取其义而不记其形。什么道理呢?"趺阳脉微而紧",脉微和脉紧不能同见,这是相矛盾的,是不可能同时出现的,故不要记其形了。成无己很有头脑,他的注解是"中虚且寒,气自短矣",避实就虚,而不提微紧,因为不好提。

"紧则为寒",是说脾胃中州有寒;"微则为虚",还是在说中焦气虚。虚为脾胃气虚,寒为有寒邪,虚寒相抟,这个人宗气不足,就会出现短气。这是两个太阴病,即手太阴肺、足太阴脾。脾胃虚寒,肺就虚寒,不但是气短,下利、不欲饮食也可以出现。这就说明了中焦脾胃虚寒的病理变化。概言之,"趺阳脉微而紧",虚寒可同见,但脉不会同见,需要这样来理解就可以了。

"少阴脉弱而涩",是少阴阴阳两虚的脉证。少阴脉,一般是说太溪脉。伤寒教研室过去有个陈老,陈慎吾,他认为在寸关尺当中,可以用关脉代趺阳脉,尺脉代太溪脉;趺阳脉虚,关脉就跟着虚,太溪脉虚,尺脉也就跟着虚,这都是一致的。不过,按照"平脉法",张仲景是讲趺阳、寸口、太溪的。一般来讲,太溪脉主的是少阴。不足之脉,常见的一个是弱,一个是涩。沉而无力为弱,来往滞涩叫涩,脉来得比较慢,"往来难,短且散"。弱者主阴虚,不能配阳,阴不敌阳,微微有点发烦,阴虚而不能和阳,阳动故微烦。涩者是阴阳气虚而气涩,由于阴阳都虚,脉道不利,阴阳气不相顺接,就可以出现厥逆,手脚发凉,这是阳气达不到四肢了。

"趺阳脉不出,脾不上下,身冷肤硬",是论脾气不得升降的脉证。"趺阳脉不出",就是说脉很沉微,但不是绝了,还是有脉的。为什么"脉不出"呢?因为脾气衰微,脾气虚了就不能升清降浊。脾能上下,才能新陈代谢,才能运化水谷,才能把水谷之精气布达于周身,化为荣卫气血。现在脾气已经不足了,不能上下,就不能生荣卫了。这样一来,脾气不能升降,荣卫无所秉,荣卫之气血不能温煦周身,温养肤腠,就出现了"身冷肤硬",身上发冷,皮肤发硬。

总而言之,有的原文由荣卫虚衰推论到脾胃虚衰,也有的原文从脾胃虚衰推论到荣卫虚衰。将这些认识发挥在临床上,要分清是由荣卫引起的脾胃失常,还是由脾胃失常引起的荣卫不和,值得注意。

少阴脉不至,肾气微,少精血,奔气促迫,上入胸膈,宗气反聚,血结心下,阳气退下,热归阴股,与阴相动,令身不仁,此为尸厥,当刺期门、巨阙。(65)

这一条论少阴脉不至的情况。"趺阳脉不出"与"少阴脉不至"是对仗,一个是论后天脾胃的,另一个是论先天肾的。这一条就是论少阴脉不至而形成尸厥的脉证、治法。尸厥不是行尸,这两个要区别开来。古代医学常有这样的名称。

"少阴脉不至",是肾脉,是有脉但未绝,或者是脉很沉很沉,很不明显。"少阴脉不至",就提示肾气微而精血不足。精血少了,肾气衰微了,属于虚证。少阴有一个特点,主蛰,封藏之本,精之处也,是根器。在下焦,有蛰藏的作用。少阴是阴,藏的是阳,阴中有阳,水中有火。这个阳是在阴里,不但要藏,还要封,不能随便出来。出来就是戴阳、格阳,就危险了。

肾主蛰,二十四节气不是有个惊蛰吗?是说小生物到了冬天就进入到土层比较深的地方,不动不吃不喝,开始了冬眠、蛰藏,但是它是有生命的。等到了来年春天,天上一打雷,叫惊蛰,这个时候大地就有阳气了,这些小动物就又出来了。肾为什么叫蛰呢?中医认为,男子的肾是有生育能力的,所藏的是含有生命的物质,和失精、失血是不一样的,故叫肾主蛰。古人是很高明的。现代医学把这个叫精子、精虫。很重要的东西才叫精。人所藏的最好的东西、最重要的物质、能繁衍的,才需要封藏。谁能封藏呢?只有肾。因此,肾里的阳,叫龙归大海,大海中藏有火光。人的阳气是蛰藏于肾的,故肾才是封藏之本,有潜藏的力量。

现在肾有病了,肾气虚,少精血了,就影响到肾的蛰藏了。阴不能潜阳,水不藏火,潜藏于下的阳气就上奔。奔是很有力的,从底上向上上气的,力量很大。比如说奔豚病,像个小猪往上跑,那得是有多大劲儿!再比如说"厥阴之为病,消渴,气上撞心,心中疼热,饥而不欲食,食则吐蛔,下之利不止",气上撞心与气上冲胸是有区别的,一个劲儿大,一个就比较缓和,这也是苓桂术甘汤证比较轻的一个说法。"促迫",形容跑得太快,很急,由下而上,就上于胸膈。胸中有宗气,宗气为脾胃水谷之气上聚而成,遇上了上奔之虚阳,宗气的运行就被阻止,就会凝聚。宗气是灌溉心脉、推动血脉的。宗气一聚,血就结于心下,气血就不行了。这种病理影响的实质是寒,因为下焦虚寒之气使得阳无根,形成无根之阳,被阴寒格拒于上,是虚阳,故周身被阴寒笼罩,才"宗气反聚,血结心下"。先天的肾阳是阴阳之根,后天的阴阳为水谷之阴阳,是血之阴阳,要听命于肾之阴阳。因此,阴阳不和,肾阳衰了,膻中阳气就聚了。"阳气退下,热归阴股",阳气有上有下,阳气上行,极而必下,就叫阳气退下。阳气退下时有什么样的病变?阴股间发热。阳气从胸膈退下,就退到大腿里面。阴股是属阴的,退下的阳气与阴互相搏动,"令身不仁",就会使人反应迟钝,什么都不知道了,丧失了神识。这属于阳气虚而阴气盛,阳气被逼而上至胸膈,使宗气反聚,血结心下,上行而极,阳气退下,下至阴股,又因阴股之地阴盛,阳与阴搏,想回而回不去,与阴相动,就成了无家可归的游子。虚阳之气与阴寒之邪相互搏动,就会失去知觉、丧失神识,形成尸厥。

尸厥,主要是阴阳气血逆乱,少阴之阴阳之气互相格拒而成。这个病很危险,应当急救,如果不急救,这个人就有可能死亡。张仲景在"平脉法"极少提出治法,唯有这一条例外:刺期门以活血,刺巨阙以疏通聚结之宗气。这样病人就活了,然后再吃药,再治疗。尸厥是古代的病名,这个病很容易被判断为死亡,实际上没死。虽然没死,但是这个病也是很严重的,故应当急救。治慢了,时间太久了,也容易发生危险。刺期门、巨阙是急救的方法,之后再寻求其他的治疗方法。太阳蓄血证用桃核承气汤,阳明蓄血证用抵当汤,这里用的则是刺法。在上面的两个穴中,期门是肝经的募穴。针对热入血室证,就有刺期门之法,因为刺期门能疏导血脉。巨阙是任脉穴,与期门穴相平,期门偏于外,巨阙偏于里,刺能行气。总而言之,这是少阴之气阴阳不和,使阳奔于上,不归根,本身是寒证,阳证是假象。如果发生了气血凝滞,部位又在胸中,就造成尸厥了。张仲景最佩服的人是扁鹊,他在序言里说过"余每览越人入虢之诊,望齐候之色,未尝不慨然叹其才秀也"。古代医学里有急救之法,现在都失传了。中医的急救之法很绝,什么病就有什么急救之法,格阳病就有格阳病的急救之法。现在缺这样的治法,中医只能四平八稳看大方脉,用些陈皮、半夏等等,给人开药方了。医学就怕失传,不传也叫绝。如果说中医没有急救之法,是不正确的。这些条文中只有这一个治法,虽说是一个特殊情况,按照平脉辨脉是没有的,但这一条是急救的,故比较特殊。

在我刚学医的时候,实话实说,对于针灸有些懈怠情绪,虽然也背了不少东西,比方说"肺经起于中府穴,云门走臂天府接,侠白尺泽行孔最,列缺经渠太渊列,鱼际分肉凹陷里,少商拇指端内取",还是有些基础的,但真到了自己开始给人看病当医生,尤其是学了《伤寒论》之后,就对针灸有些轻视。你说太阳病不吃些麻黄汤、桂枝汤,只扎针能好吗?故一直都有些懈怠。有一次,我受了很大的教育。那时候,我去了天津的汉沽农场。这个农场有很多分场。这一天,我们走到了姓陈的一家,已经是下午三四点钟了,家里的小孩儿发高烧,面部红红的,一试体温表40℃。看完之后,我说这是感冒,给你开方抓药去吧。小孩的父亲在旁边说:大夫你别开方了,咱这分场也没药,开了就得到总场去拿药,可你看看现在都几点了?一个来回得到了夜里一两点钟,家里也没人有时间去给他拿药。你不是带着针呢嘛,给孩子扎针不也能好吗!我心里想:虽然是带着针呢,我也没怎么用过,而且也实在不擅长针灸,但在家长的要求下,也就硬着头皮给人扎针了。《伤寒论》中有一条"太阳病,初服桂枝汤,反烦不解者,先刺风池、风府,却与桂枝汤则愈"。这是太阳病,我就选择了风池、风府,还加了一个大椎穴,当时就这样应付一下,也没觉得真管用,但不到一刻钟的时间,小孩的全身就出汗了,烧也就跟着退了,我当时就很受教育。因此,当医生还得会针灸,针灸的确能治病,有的时候针灸的效应并不在汤液之下。张仲景治一些重要的病,都是先针而后药。

第二层意思是真得讲脏腑经络。现在人都说"六经非经论"、"太阳病不是太阳经"。那是错的,不是搞中医的。要重视针灸,这是中医的一大优势。

寸口脉微,尺脉紧,其人虚损多汗,知阴常在,绝不见阳也。(66)

这一条是讲以尺寸的阴阳之脉来辨阴阳存亡的方法。寸脉与尺脉相比较,"寸口脉微",寸属阳,关前为寸,阳气虚微;"尺脉紧",也可以叫弦,主阴寒之气盛。一个是阳虚,一个是阴盛,这样就造成了阴阳的盛衰,阳虚则阴盛,阳不摄阴,故见多汗。"其人虚损多汗",这不是一般的汗,是出了很多的汗,这样就知道阴有余了。"绝不见阳也","绝"有绝对、断绝的意思,"不见阳"就是阳亡。这样就是纯阴而无阳之证。阳亡在汗出,阳不能摄阴,意味着阴盛阳亡了,故叫"阴常在",这是个死证。

脉法里有趺阳脉、寸口脉、太溪脉,寸口脉里还有寸尺的对比的问题。《金匮要略》里有胸痹病,其典型脉象也是寸脉微而尺脉弦,病机为胸中阳虚而阴寒气盛,主症是"胸痛彻心,心痛彻背"。由此可见,寸口脉要与尺脉进行比较。不过,有人就不信这个,他说脉就是一个联通的血管,脉管的紧张度应该是一样的,认为出现"寸口脉微,尺脉紧"是根本不可能的,是很不可思议的,这就是要以现代医学的观点来对待中医学。实际上,寸脉与尺脉有时候是不一样的,这在临床上也是能得到验证的,比如说左手与右手的脉有时也不一样。"微细在脉,不可不察。"脉有七种诊法,就是上下、左右、浮中沉,非常的重要。

寸口诸微亡阳,诸濡亡血,诸弱发热,诸紧为寒。诸乘寒者,则为厥,郁冒不仁,以胃无谷气,脾涩不通,口急不能言,战而栗也。(67)

这一条主要是讲平脉辨证,以及脾胃虚寒之证。"郁冒不仁","不仁"是失去知觉;"郁冒"就是头目昏冒。"诸"字有两种意思:一为发语词,没有明确的内涵;一作大、凡、凡是。一般当成发语词来理解,《医宗金鉴》就当成凡是。

"寸口诸微",主阳气虚,微者薄也,故为"亡阳",当丢失阳气讲。"诸濡",濡软无力,故为"亡血"的脉象。"诸弱",弱脉主阴血虚,沉而无力,阴血虚而阳气易动,故容易发热,是阴虚发热。"诸紧",紧有三病,一是主寒;因为有寒,所以二又主痛,三又主实。凡是寒邪为病,都见紧脉。"诸乘寒者,则为厥。"要是为寒邪所乘,乘者所加,寒邪加于人的阳气,而使手中厥冷。脉微细,再有手中厥冷,是阳气虚,不达于四肢。脉紧、手足厥冷,这个叫"诸乘寒者",是寒邪太盛伤阳。《伤寒论》少阴病篇描述的脉微、脉紧都可以伴见手中厥冷,一个是正气虚,一个是寒邪盛。"郁冒不仁,以胃无谷气",伤了阳气,气血都受寒,不能达于四肢,就会手足厥冷;不能行于头目,就会郁冒,甚则不仁,失去知觉。这都说明了寒邪的势力太强盛。这是一个层次。

下面就谈脾胃了。人身的气血是从脾胃的水谷精气而来的。如果胃里没有谷气,就不能上输水谷之精气于脾。脾无东西可运,就会涩滞不通。在这样的情况之下,不但是脾气不通,水谷之气不能内归于心,心无所养而脉无所荣,就会口急不能言。谷精之气不能上输于肺,肺气不足,不能上焦开发,宣发五味,就会心里发凉,浑身发抖。这主要是谷精之气不能上输于脾心肺,皆因胃无谷气而致。

此二者有什么关系?因为原文所讲的亡阳、亡血,都是和脾气虚、心气虚、肺气虚有关系的。荣卫气血虚寒,脾胃之气就虚寒。脾胃之气虚寒,五脏六腑之气也就虚寒了,不再是一脏一腑的问题。正所谓"脾胃是后天之本。"我认为荣卫、气血、脾胃,原文说得已经到家了,比其他的书说得要深刻一些,入木三分。因此,我们要把这些知识学到手中,用来体会太阳病篇第12条桂枝汤。柯韵伯说这个方子滋阴和阳,为群方之魁。你看这个荣卫非常重要。桂枝汤是调和脾胃和气血的,被作为第一张方子放在最前面。这个意义很深,过去我们也体会到了,但是体会得比较肤浅,现在体会得更深了。

问曰:濡弱何以反适十一头?师曰:五藏六府相乘,故令十一。(68)

这一条讲胃气之脉,当然很重要了。脉要有胃气,没有胃气是不行的。中医认为,胃为五脏六腑之根本,五脏六腑之中俱有胃气之培养,有胃气则生,无胃气则死。这是从生理上讲,五脏六腑皆乘气于胃,反映于脉,则脉以胃气为本。胃气是什么脉呢?就是濡弱之脉,濡者软也,脉冲和,不大不小,不缓不急,很濡弱很和缓的脉,这就是胃气之脉。

文中问到"濡弱何以反适十一头?"这个"头"是量词,"十一头"就是十一个。濡弱之脉为有胃气之脉,它得适应于五脏六腑这十一脏。十一个器官都得要有胃气,脉都得见有濡弱之脉。比如说,弦是肝脉,肝脉也得濡弱,所谓"弦无胃曰死",就是这么一个意思,都得以胃气为根本。五脏六腑相乘,相乘就是相加,五脏六腑相加就是十一。"平脉法"快要结束了,张仲景提出脉以胃气为根本。荣卫以胃气为根本,五脏以胃气为根本,肾脏也是以胃气为根本,故脉也是以胃气为根本,即胃神根。这些都得要体会,他说的这些话都是客观的,实实在在的,不是玄学。我们在学习的时候往往有惰性。什么叫惰性呢?就是听其自然,反正他说他的,管他是有没有胃气。这就不行了,到底是有还是没有啊?你得去学习和研究。为什么叫研究呢?教研室管教学还得研究。你得学而思啊,你得体会,得下功夫。孔夫子在《论语》中第一个就讲"学而","子曰:学而时习之,不亦乐乎?有朋自远方来,不亦乐乎?人不知而不愠,不亦君子乎?"三段话中头一个就是"学而时习之"。人得会学习,你光学还不行,你得时习之,复习、温习、研究、思维、参考、考虑,这都叫"学而时习之"。再临床实践,这还是"学而时习之"啊!不是学了就完事了,那不行,你要"学而时习之"。那是个乐事,越学越觉得是这么回事,很好,我明白了,原来是这么回事,好,就乐了。

除了胃气之脉,还有胃气之色。"欲如缟裹雄黄",缟是丝织品,古人没法形容了,就用白色的很细的丝织品裹一块雄黄,外边一看白生生的,里面一看黄澄澄的,这就是脾的色。你得体会他的精神,这叫有胃气之色。你要不是这样,他也说了"青如苍璧则死"。作为切脉的大法,要知道人的生脉,然后才知道死脉和病脉。生脉是什么? 就是有胃气。有胃气在,即使他有病,那也叫人病脉不病,这个人就生,就顺,死不了。如果这个人身体还很健康,但他的脉没有胃气了,这叫脉病人不病,叫行尸走肉,这人非完不可。因此,以脉为根,以脉为主,脉为五脏六腑的根本,这是非常重要的。关于五脏六腑之间的关系,我们用阴阳五行来分,脏为阴,腑为阳,脏里有阴阳,腑里也有阴阳,它们之间的关系就是生克制化,金乘木啊,水乘火啊,必然要发生这些问题。在这些问题当中,你首先看脉是不是有胃气。如果它还有胃气,那就好,没有胃气的就不好。诸濡弱可以适十一脏的脉气,换言之就是十一脏的脉气都离不开濡弱和缓这样一个胃气之脉。这个是脉以胃气为本了。

　　问曰:何以知乘腑? 何以知乘脏? 师曰:诸阳浮数为乘腑,诸阴迟涩为乘脏也。(69)

　　这一条是论病邪乘腑乘脏的脉象。这个邪气是加乘到六腑,还是加临于五脏,从脉象上怎么知道呢? 是讲这样一个道理。这一条和上面的"五脏六腑十一头"是相连续而言的。由于五脏六腑有相乘之力,故这个病是来自于六腑乘五脏,还是五脏乘六腑? 脏腑之间哪个加于哪个啊? "诸阳浮数",这是阳脉,反映六腑之病。"诸阴迟涩",这是阴脉,是病发于五脏。我们何以知乘腑乘脏呢? 是乘腑的阳脉就叫浮数,浮数是属于阳,六腑属阳,阳脉符合于六腑,阴脉符合于五脏,那么邪气加在六腑上还是乘临于五脏里,是要根据它是阳脉还是阴脉。阳脉为病在六腑,阴脉为病在五脏;阳脉主阳、主六腑的病,邪在六腑,阴脉主脏,为邪气客于五脏,邪在五脏。那么也有六腑这个浮数之脉,它不浮数就可见到迟,这五脏的迟涩之脉也可以出现了阳,这种情况也是有的,那么这就是看阳邪是六腑之邪加于五脏,还是五脏之邪加于六腑,这又是一种情况。

　　阳邪加于六腑是见阳脉,阴邪加于五脏是见阴脉,这是一个方面。五脏之邪传于六腑,六腑之邪传于五脏,这又是一个方面。不过,脉分阴阳,分寒热,分虚实,是可以类推的。我们不是讲过柯韵伯的那五个看法吗? 他那五个看法就把这些问题都给解决了,可这一条是在"五脏六腑十一头"的后边,它有个什么精神呢? 就是乘脏也好,乘腑也好,腑去乘脏也好,脏去乘腑也好,肺病见肝脉也好,肝病见肺脉也好,不论这五脏六腑怎么折腾,但是得"有胃气者生"。如果脉濡弱,有胃气,就为顺为好;如果脉没有胃气了,就为逆为凶,就有危险。因此,前边举了一个十一头,"五脏六腑相乘,故令十一",相加了十一个,底下举个例子说明阳脉乘腑,阴脉乘脏,"何以知乘腑? 何以知乘脏?"都要以濡弱之脉、胃气之脉为根本。有了濡弱之脉了,这个人就好就吉就顺。如果没有濡弱的胃气之脉,这个脉就叫逆叫凶就不好。这两条告诉我们,五脏六腑是个核心,是人体发病的一个核心,这个核心在脉法上来讲,脉以胃气为根本,应当见濡弱之脉,并由胃气来判断病的顺逆吉凶。

[小结]

"平脉法"就介绍完了。本篇的条文比"辨脉法"多,认识上也比"辨脉法"有发展。现在,我们就做一个"平脉法第二"的小结。我们把"平脉法"几个重点问题提出来,在复习、研究当中有所侧重。

"平脉法"在"辨脉法"之后,是和"辨脉法"相联系的,不要分开看,两篇都是讲脉的。在"辨脉法"的基础上,"平脉法"分为两论,一个是总论,一个是各论。总论部分就是前面那一大段,提出了脉的生理、脉的部位、脉的形态、四时的平脉、五脏的平脉,以及诊法上的色脉合参等关键问题加以叙述。因此,总论部分对各论部分有重要的指导作用。

各论部分主要有四五个问题。第一点就是脉和气息的关系问题。呼吸在前,脉在后,"呼吸者,脉之头也"。我们当医生的切脉,并不是看着手表,是凭我们的呼吸。现在有人说:张仲景那时候没有手表,那个"漏水下百刻"重复滴漏,也不能随身携带,没有办法才讲呼吸。现在有表,就不要讲呼吸了,那多费劲啊!我就说:你说的很有道理,但是不行啊!中医就是要讲呼吸,你不讲呼吸光看表,脉就看不成了。他说:那是什么道理啊? 我说:你看看,脉讲呼吸,脉和呼吸是统一的,有呼吸,脉就有来有去,"来者谓阳,去者谓阴",那么它是来得快去得慢,还是来得慢去得快呢,这个就有内外虚实阴阳之辨。我说你拿个表看着数脉,那脉法里的来去虚实怎么看? 表是个机械化的东西,而呼吸里头是有学问的。因此,切脉是讲呼吸的,而呼吸里又有来去的问题,脉来有快有慢,去也有快有慢。"平脉法"很讲究呼吸,呼吸和脉要结合起来。通过"平脉法"的学习,我们得了什么本事呢? 我们知道脉是怎么来的? 为什么在这个部位? 脉会太渊、肺朝百脉、脉的状态、四时之脉、五脏之脉、色脉之诊,"能合色脉,可以万全",是不是啊? "呼吸者,脉之头也","头"当先字讲,脉随呼吸而至,脉有来去,"呼出心与肺,吸入肾与肝","呼为阳,吸为阴"。审查脉是来得快慢,还是去得快慢,分析表里阴阳虚实的变化,这是一门学问,正所谓"微妙在脉,不可不察。"古人说:"诊法常以平旦","平旦"就是睡一宿觉起来,那精神头多大!在这个时候号脉,人的精气旺盛,能体察脉象,脉的来去啊! 这是第一个问题。

"平脉法"讲了呼吸之法,包括两个方面:一个是脉随呼吸而至,呼吸就有脉的来去,来去就有盛衰,就有大小,就有快慢,这就是脉的呼吸之法;再一个是脉有举按之法,脉有举按寻,脉有六菽、九菽、十二菽,就比着这个下手指头的轻重程度,浮取、中取、沉取,举法、按法、寻法,这是切脉之法。呼吸之后,阴阳盛衰,表里盛衰,举按寻是候五脏之气的。上边是肺,肺下是心,心下是脾,脾下是肝,肝下是肾,这五层是候五脏之气的。一个候表里阴阳,一个候五脏之气,一个是呼吸之法,一个是举按之法,这都是学问,都是中医的特色,你不用这个怎么当中医啊?你连举按都不会,先举后按再寻,三菽之重、六菽之重、九菽之重、十二菽之重、十五菽之重,越来越往下按。不能一下按到底,那是不行的。这是第二个问题。

第三点就是根脉的重要性,也就是尺脉的重要性。尺者是根,是少阴,为阴阳之根。太溪脉也是少阴脉。如果说浮中沉是候五脏,那么脉的两尺根脉和太溪脉就是关乎人的阴阳生死了。前边这三部分内容就是医生学脉的基本功:第一个是呼吸和脉相合来查验脉的来去盛衰快慢,第二个是用举按寻的手法来查验五脏之气,第三个是在寸关尺三部脉中以尺脉为根本。左手是肾,肾水生肝木,肝木生心火;右手是命门之火,火能生脾土,脾土生肺金。这就是根本啊!讲个胃脉,还讲个根脉,胃神根嘛。

第四点就是脉的纵横顺逆。关于脉的关系,"辨脉法"说:"问曰:脉有阴阳,何谓也?师曰:凡脉大、浮、数、动、滑,此名阳也;凡脉沉、涩、迟、弦、微,此名阴也。凡阴病见阳脉者生,阳病见阴脉者死。"这是以阴阳为纲。"平脉法"则提出了脉有阴阳相乘,有纵横顺逆,也就是在阴阳为纲的前提之下补充了五行生克制化理论。五行学说是讲联系的,讲脉与脉之间的联系,来反映联系当中的生克制化问题。不管是四时之脉也好,五脏之脉也好,用五行学说加以联系,就有顺的,有逆的。因此,讲纵横顺逆的脉法就叫"平脉辨证",这是一个重要内容。

接下来是论六种残贼之脉。这是古人总结的六种临床常见脉。这六种脉能为人病,也是经常遇得到的,要引起我们的注意。因此,大家对这些残贼之脉要有很好的体会,它们很有代表性。在这六种残贼之脉后,就论四时的平脉,春弦、夏洪、秋毛、冬石,以及无胃气的死脉,如纯肝脉但弦无胃,再有就是非时之脉,如春天见弦叫应时之脉,见浮则叫非时之脉。它有一个生克制化的问题,要用五行的学说来衡量是逆还是顺,是正常还是不正常。这就要和纵横顺逆结合起来,要和五行的联系性结合起来,这是判决死生的。平脉辨脉啊!辨疾病就要辨死生,这是一个常规。别人要问,说你学脉,学会号脉会看病吗?会看病了,也只学会了三分之一,因为看病当然是感冒见浮脉,有火见数脉,这只是看病。在此之上,还得辨死生,病不论怎么重,我看你的脉,就知道你要好了。因此,古书把这种脉法叫"生死之诊"。

大家可能会说:我看病就行了,为什么要知道生死呢?你要光看病不知道生死,就是盲目地看病。是不是啊?你看什么病啊?你给人看病,他的脉都是死脉了,行尸走肉必死也,你还看什么看?你给人看病,看着这人像要死了一样,但是这人的脉还有胃气,是假死,那是尸厥,扎两针就活过来了。因此,你必须明白生死。生死之诊有好几个,一种是没有胃气,一种是阴阳不相交,阴阳断绝了,寸脉下不交于尺,尺脉上不至于寸,然后就论行尸之脉和内虚之脉,行尸之脉也是死啊！内虚之脉的胃气还在，虽然挺瘦的，挺不像样子的，但只要补养补养，他就好了。因此，内虚之脉和行尸之脉是不同的，一个有胃气，一个没有胃气，这种脉叫克化。原文讲病脉，讲生脉，讲死脉，讲五脏疾病的生死，讲四时的生死，时时刻刻把病和生死联系起来看。

接下来就是论阴中伏阳。"少阴脉微滑"，如果少阴脉不是微滑，也会见到脉沉而滑数，或脉迟而滑。阴中伏阳，就是阴中又有热证，出现阴股出汗、阴囊潮湿，或湿热下注成痹。说完阴中伏阳之变，其后都是以荣卫的盛衰强弱来论人体的气血、脾胃、三焦、中气相互之间的影响，中间又穿插了一个荣卫和跌阳、跌阳和太溪的关系。总而言之，寸口的荣卫、跌阳的脾胃占了很大的篇幅。荣卫的影响要更广一些，涉及三焦的问题、中气的问题、五脏的问题。大家要注意荣卫涉及的四大关系：荣卫与三焦的关系，荣卫与脾胃的关系，荣卫与五脏的关系，荣卫与整体的关系。由此来看，脾胃之脉是五脏六腑生气的根本。脉象反映脏腑相乘，无论怎样变化多端，腑乘脏，脏乘腑，阳邪乘腑，阴邪乘脏，总以胃气为根本，故原文最后提出濡弱之脉为五脏六腑的十一头，归结在胃气为本。以上是"平脉法"的主要精神。

第二讲　伤　寒　例

第一课　伤寒例(1—19条)

[温故知新]

这次课要开始讲一个新的内容,就是卷二的"伤寒例第三"。回顾一下,第一卷讲两个"脉法",一个是"辨脉法",一个是"平脉法"。《伤寒论》将这两篇放在最前面,还独自占了一卷。为什么第一卷要讲脉呢?因为它是指导辨证的,脉是一个诊法,诊法是一个手段,通过诊法的手段达到辨证目的,就叫平脉辨证。张仲景的这部书叫《伤寒杂病论》,其《伤寒论》部分主要包括伤寒病的内容和实质。因此,在"脉法"之后接着就讲"伤寒例"。这一篇包括两方面的内容:其一,以狭义的伤寒为主体。冬天十一月、十二月正令伤寒,如果寒邪伤人,就是狭义的伤寒。其二,也包括广义的伤寒。凡是外感发热、急性发热的病,古人都叫做伤寒。同时,这本书也强调伏邪。感邪以后,有即发的,有不即发的,即发的叫伤寒,不即发的藏于体内,遇时而发的叫温病,包括春温等等。伏邪为病也是由伤寒而来的,故属于伤寒之类,这个就是广义的伤寒。总而言之,"伤寒例"的伤寒内容是广泛的,既有狭义的正令伤寒,也有包括伏邪为病的温病在内的一些急性热病,是外感热病的一个综合论述。为什么叫"伤寒例"呢?这个"例"是准则的意思,说明你要学习研究《伤寒论》,就要以这一篇的内容为准则。因为这一篇是讲外感病的,所以就有一个春夏秋冬的问题,涉及很多风寒暑湿燥火,也就是天之阴阳六气、四时五行的联系,还有一个四时正常和非正常的问题,包括一些自然界气候正常和非正常的天时变化等。

《阴阳大论》云:春气温和,夏气暑热,秋气清凉,冬气冰列,此则四时正气之序也。(1)

这一条先论四时的正气,就是正常的气候,包括四时的春夏秋冬。《阴阳大论》是一本书的书名,张仲景在《伤寒论》原序里提到了这本书,说明他写《伤寒杂病论》是有继承性的。他继承什么了？有《素问》《灵枢》《难经》，还有《阴阳大论》。在"伤寒例"当中，他开头就引用了《阴阳大论》的内容。现在有些人说这书不是张仲景的，是王叔和的，就不那么重视"伤寒例"。我认为这种认识是错误的。王叔和虽然整理了张仲景的著作，但整理归整理，不等于就是他的著作。现在有很多老大夫的书也好，文章也好，都是他的学生或者儿女整理的。这些东西仍然是老大夫的，不能说一整理就成别人的了吧？王叔和首次整理了这本书，有功于张仲景。经过他的整理，这本书才传了下来。虽然如此，这本书还是张仲景的，不能记在王叔和账上。分析《阴阳大论》中的描述，显而易见是张仲景原来的话，他在原序里说过嘛！

"春气温和"，春天的气候应当是温和的，既不是寒冷，也不是炎热。这样的气候就叫温和之气。古人诗云："沾衣欲湿杏花雨，吹面不寒杨柳风。"春天的风要是吹到人的脸上，是非常温和的，它既不冷，也不像夏天那么热。"春气温和"，这叫正令、常令，因为春天就是温，"春温夏热秋清凉，冬气冷冽令之常"，是正常的气候。"夏气暑热"，夏天的气候就热了。热和温不同。"秋气清凉"，秋的气候是清凉的，凉了就不是暑热。遇到清凉的气候，人就得穿点厚衣服，穿单衣服就不行。"冬气冰冽"，冬天的气候就很寒冷。"此则四时正气之序也"，以上所说的春温、夏热、秋凉、冬寒是四季正常的气候。"序"就是顺序，由春温到夏热，由夏热到秋凉，由秋凉到冬寒，这样的次序是有规律的。

这里还有两个理论。第一个是从阴阳学说讲的。成无己说："春夏为阳，春温夏热者，阳之动始于温，盛于暑故也。"春夏虽然都属阳，但是阳气的运动始于温，开始是温的，旺盛才是暑。紧接着是"秋冬为阴，秋凉而冬寒者，以阴之动始于凉，盛于寒故也"。成无己的这个理论把春夏秋冬分为阴阳二季，阳气有一个开始的阶段，有一个昌盛的阶段。阳气开始的阶段就叫春气温和，昌盛的阶段就是暑热；阴气开始的阶段就叫清凉，昌盛的阶段就是冬寒。这是用阴阳理论来说明四季的寒温。第二个是从五行学说讲的。春天属木，木之气是风，风木之气是温的，木能生火，故天就热了，就到了夏天；夏天的火热生土，土就是长夏，故天热就有湿气了；土能生金，秋天属金，故秋天是气候清凉的；金能生水，冬天是寒水之令，故天就冷了。这是用五行理论来解释的。总而言之，不论是按照阴阳还是五行学说来解释四季的节气，都是有范围的。中国是以黄河流域为中心的一个疆域。这些理论要是拿到别的地方就不行了，我们这个中州之地四季分明，有些地方四季就不分明了，热带一年四季总热，没有冬天。这本书就中国而言的，有一定的范围，一定的地理环境，不是全世界都适合的。

冬时严寒，万类深藏，君子固密，则不伤于寒，触冒之者，乃名伤寒耳。（2）

这一条论伤寒病的成因和预防之法。预防才是济急的，治疗是第二位的。怎么预防呢？伤寒病就是被寒邪所伤了。上一条讲了春夏秋冬，冬天是寒的。

不过,现在这个节气有点变化了。我是东北营口人,记得小时候老年人到冬天眼眉胡须都是挂着白霜,走一里多地哈的气都是白的。我去年就回了趟东北,现在东北也没那么冷了。现在这地气有点南移了。"冬时严寒",这个"寒"加个"严"字,就是寒得比较厉害了。由于寒是肃杀之气,故"万类深藏","万"是言其多,"类"是种类,就是包括人在内的一切生物,飞的、走的、爬的、游的,都深藏了,是为了躲避严寒。拿小生物来说,就是冬眠蛰藏了。有些野兽到了冬天也藏起来了,如黑熊到了冬天也冬眠,就找那树洞蹲进去。"万类深藏",就是为了躲避严寒。为什么要这样做呢?下面一条就讲"其伤于四时之气,皆能为病,以伤寒为毒者,以其最成杀厉之气也。"作为万类之一的人,这时候应该怎么样才好?"君子固密,则不伤于寒",这个"君子"是个尊称,就是养生的人。

至于"固密",就是适应寒冷的"藏"。"春生夏长,秋收冬藏",万类都深藏了,人就得固密。这里有两层意思:一个是避寒而言,人得固密,严寒的季节,十冬腊月,天气很寒冷了,人就得在屋里头,这个房屋还不能透风,故东北地区天一冷了,就得糊窗户,到了哈尔滨那边,还要两层窗户,要不然就冷啊!人的居室严密,就不会被风寒所伤。有时候,即使你在房屋里,房屋透风的话,寒气进来了,还是要被寒邪所伤。因此,冬天得要防寒,得固密,门窗都要很严实的。君子固密而居于室,来避这个冬天之寒。"密者藏也",你要不固,也不行。只有固密了,人身上的阳气才不能够被寒邪所伤。从"万类深藏"到"君子固密",意思是一致的。原文分两层意思:"万类",指人以外的万物,如飞禽走兽之类。它们都深藏了,养生的君子也得要固密,才不伤于寒。这是从字面来讲的。另一层意思,到了冬天了,《素问·四气调神大论》说"冬三月,此为闭藏,水冰地坼,无扰乎阳",冬天是养藏之道,只有阴精阳气能藏,才能够来年春天来生。冬天之藏,为春天之生。"君子固密",从狭义上来讲,为了避寒,不让寒邪伤了阳气,因为冬天的寒邪是很厉害的。咱们在"冬"、"夏"前加了两个字,冬天的寒叫严寒,夏天的暑叫酷暑。酷暑,就说明夏天的热很残酷。严寒,就说明冬天的冷很严重。对于这些气候,要是不躲避,那是不行的。我在甘肃参加过医疗队,有人就跟我讲,甘肃以前那几年往往有人就冻死了。那边天也很冷,人们都穿皮袄,也许是探亲去了,也许是办事去了,就走嘛,走就有距离,十里八里,没等到呢,天气特冷,就把人冻死了,冻死了也是站着的。你说穿着皮袄都冻死了,那天气多厉害!还有就是,一到晚上就不让出去了,白天有点太阳光还行,一到晚上能冻死人。人都能冻死了,受病更是常见之事。

另一层意思,因为是养藏之道,所以"无扰乎阳",也就是《内经》说的"冬不藏精,春必病温"。冬天的这个"藏",不仅要防寒,而且也要防温。因为阴精阳气是统一的,冬天不固密,不养藏,如房事太多,阴精阳气不能够藏,到了来年春天,根气都虚了,甚至阴精虚了,都化热了,那春天一感冒就是热邪,就得温病了。这就是"冬不藏精,春必病温"。不过,"冬不藏精"的原因很多,解释也很多,里边有一种是由于不知节制,不知养藏之道,而使人的正气受到损伤了,成了疾病的一个原因。至于《素问·四气调神大论》所讲的意思,不单是避免伤寒,还要能避免温病,以及能避免很多病。也就是说,"君子固密,则不伤于寒"是指祛寒就温,无泄皮肤。这就是一个预防之法。

"触冒之者,乃名伤寒耳。"如果你不知道这个预防方法,不知道固密,触冒、触犯、触动、冒犯了寒邪之气,一旦发病,就叫伤寒了。这个伤寒就是正令伤寒,也是狭义的伤寒。冬天就是寒,人又被寒所伤,这种伤寒形成的大多是太阳病篇的麻黄汤证。冬天的时候,在冰天雪地里待着,受风寒的机会比较多一些。一个是防病,一个是不防病。不防病,被寒邪所伤了,就叫伤寒。

其伤于四时之气,皆能为病,以伤寒为毒者,以其最成杀厉之气也。(3)

第2条说的是冬天的正令伤寒。那么,是不是冬天只有一个正令伤寒呢?不是。"其伤于四时之气",这就是接上文了。如果要是伤于四时之气的,不是说是一个伤寒。春天是温,夏天是暑,秋天是湿,冬天是寒。成无己注曰:"春温、夏暑、秋湿、冬寒","湿"就是凉,秋凉,次寒之气叫凉。四时之气要是伤人了,都能够为病,并不是冬天伤寒一个气,春夏秋这四时之气皆能为病。这就不是独独的伤寒一种。既然不是伤寒一种,为什么单独提到伤寒?下边就说了:"以伤寒为毒者,以其最成杀厉之气也。"这种伤寒的邪气最毒害了,最能伤人了,因为寒邪的气候特点就是"以其最成杀厉之气也"。寒主肃杀,这个"厉"就是猛烈,严寒之气是杀万物的,而且这个杀还是最厉害的。寒风一起,万物萧条,草木枯黄,一派肃杀之气。秋天天就凉了,对于万物来说就是肃杀了,等到了冬天,这种肃杀之气更厉害,更严重了,这种寒邪伤人也是最厉害的。比如说风,春天之风毕竟是温和之风,伤人还是比较不容易的,是不是?等到了冬天之风,寒邪像剑似的,一下子就射到肌腠里去了。它力量很大,叫寒毒之邪,"以伤寒为毒","为毒"就是为害。严寒为最猛烈的气,容易伤人。

从这三条来看,读者需要体会的内容包括:一个是沿着正令,春温夏热,秋凉冬寒,四时的正气;第二是沿着伤寒,到冬天的时候了,"万类深藏,君子固密,则不伤于寒",在四时当中把伤寒看得最重了。虽然是春夏秋冬四季,但是不能一般高,寒邪是最厉害的。冬天得要防寒,也就是"万类深藏,君子固密",这样就不伤于寒。为什么这样子来说呢?虽然四时之气都能够为病,都能够伤人,但是伤寒这个邪气最毒了,因为它是一个"杀厉之气",比春天的风、夏天的暑伤人还要更重。

中而即病者,名曰伤寒。(4)

通过这一条,我们知道了张仲景为什么把这本书叫《伤寒论》。张仲景的《伤寒论》既有狭义伤寒,又有广义伤寒。现在的人一般把张仲景说的广义伤寒提得多一点,说《伤寒论》的"伤寒"是统指,泛指热病的一本专书。我写了好几本书,并不这么提。我这么说:《伤寒论》这本书是可以通治外感热病的,但还是以狭义的伤寒为主。因此,书中才有麻黄汤、桂枝汤、小青龙汤、大青龙汤,这都是针对狭义伤寒而设的。对于温病之类,书中提倒是提到了,但没有什么很多的办法,是吧?从"伤寒例"来看,张仲景对于寒邪是非常重视的,"以其最成杀厉之气"。从预防角度讲,不是让你防御风,防御暑,是叫你防御寒,寒可是很严重的,必须"君子固密,则不伤于寒"。"例"就是一个准则,"伤寒例"就是伤寒学的一个准则。从张仲景的语气、思想,他重在狭义伤寒,这不是很清楚吗?在前几条里面,他就提到了狭义伤寒的严重性。虽然他既讲广义伤寒,也讲狭义伤寒,但是对狭义伤寒,也就是冬天的那个伤寒,还是比较重视的。如果反过来,就不符合他的精神了。

不即病者,寒毒藏于肌肤,至春变为温病,至夏变为暑病。暑病者,热极重于温也。(5)

这一条的重点内容是伤寒有即病和不即病。即病和不即病,就是伤寒和温病的差别。即病的就是伤寒,不即病的就是温病。这条论受邪以后是即病还是不即病,即病的就叫新感,就是伤寒,不即病的就叫伏邪。为什么它不即病,它藏下来了,还发为温病?"寒毒藏于肌肤","寒毒"就是寒邪;"藏于肌肤",这就是中医所讲的伏邪。伏邪没及时发病,潜伏下来了,这就有了时间性。"至春变为温病",这个邪气有早发的,到第二年春天,阳气上升,阳气外泄,把肌肤的伏邪就给发了出来,出现病了,这个病就叫温病。"温者,热也。"经过邪气的伏藏,加上人体阳气的变化,到了春天阳气发动的时候,它就发了,就跟即病的伤寒有所不同,以热象为主。"至夏变为暑病",如果春天没发病,到夏天发病了,伏邪出来了,那就变成了暑病。"先夏至日为病温,后夏至日为病暑。"温病和暑病有时间的鉴别,还有热邪程度的不同。"暑病者,热极重于温也。"暑病的热极重,就是很盛了,重于温也,比那个温病要严重。

"伤寒例"第5条指出伏邪为病,就是一个问题的两个方面:一个问题是伤寒,"伤寒例"还是讲伤寒的,"以伤寒为毒者,以其最成杀厉之气也",然后就说"中而即病者","中者,伤也",我们说:"太阳病,或已发热,或未发热,必恶寒,体痛,呕逆,脉阴阳俱紧者,名为伤寒。"那不就是伤寒吗?除此之外,还有一个伏邪为病,它不马上出现病证,因为寒毒藏于肌肤,邪气伏藏起来了,这就叫伏气,我们讲"脉法"时不是讲了伏气吗?这个情况是客观存在的。邪气伤人,都有这样两个情况:一个是即病的,一个是不即病的。西医也讲潜伏期,说明有这样的事实。不即病也就是暂时不病,并不等于它一直不为病,必然要有所发作。

伏邪的发作有两个原因。邪气潜伏下来了,伏藏的部位在肌肤,这就是张仲景的认识。后世有人提出了很多不同见解,如认为潜伏在膜原。发病的时间是第二年。这人冬天得的病,发了就叫伤寒,没发的话,一个到春天,一个到夏天,一个叫温病,一个叫暑病,这就是张仲景的观点。为什么到了春天发病呢?有两个原因:一个是阳气的问题。人体的生理随气候变化而变化,到了春天了,阳气由内向外宣发。阳气一宣发,伏邪化热,随着阳气宣发就反映出来了,这叫温病。第二是有一个诱因。什么诱因呢?春天又受了风邪,又感冒了。诱因是新的,新邪引动伏邪,一下子就出来了,这也叫温病。伏邪为病,到春天也好,到夏天也好,不外乎这两个原因。

伏邪为病,是中医学的一个理论问题。张仲景说是伤寒所致。有人认为一些从口鼻而入的瘟疫也有伏邪,那就不属于这个范围以内了。《素问·热论》有这么一句话:"今夫热病者,皆伤寒之类也。"很多人不理解:热病怎么是伤寒呢?古代的太医把发烧都叫伤寒:"伤寒者,热病之总称也。"这么讲对不对?也不一定不对。不过,这话只是一个概括。我们现在学了"伤寒例",知识面就要深一点,广一点。温病也好,暑病也好,它的前身,它的来路都是伤寒。《难经》有言"伤寒有五,有中风,有伤寒,有湿温,有热病,有温病",说这些都叫伤寒。"伤寒例"也告诉我们:伏气为病的前身是伤寒病,温病也好,暑病也好,也属于伤寒这一类,也是由伤寒衍化而来的,有在人体过渡的这么一个情况。有的时候,书越读越明。古人认为温病中有伏气之说,现在就不太讲究了。

是以辛苦之人,春夏多温热病者,皆由冬时触寒所致,非时行之气也。凡时行者,春时应暖而复大寒,夏时应热而反大凉,秋时应凉而反大热,冬时应寒而反大温,此非其时而有其气,是以一岁之中,长幼之病多相似者,此则时行之气也。(6)

这一条紧接着第5条,还是论伏邪为病源于伤寒。原文有两个层次:第一个层次论伏邪为病是源于伤寒的,第二个层次就讲非其时而有其气,不是那个季节,但是有那个气,就成了时行之病。

"是以辛苦之人",承上文,"辛苦"就是劳动,这样的人在春天、夏天多有温热之病,为什么呢?"皆由冬时触寒所致,非时行之气也。"都是由于冬天的时候触冒寒邪,被寒邪所伤,形成了春夏多温热之病。这是伏邪为病,不是时行之气。时行之气,就是非其时而有其气所致的疾病。两者是不同的。外感病,既有伏气为病,也有时行之气为病。辛苦劳累之人不能够像君子那样固密,他为了生计,得出去奔忙,容易被寒邪所伤。寒邪藏于肌肤,到了春夏就会发生温热之病。春天发病叫温病,夏天发病叫暑病,总属于温热之病。这个叫伏邪为病,不是时行之气。

接下来就说什么叫时行之气。"凡时行者",凡是时行之邪为病,也就是感而即病,不是伏邪为病。"春时应暖而复大寒",这个"复"有两个意思:一个当反字讲,应当温,它反倒大大的寒冷;第二个当又字讲,春时应当暖,它复又大寒了。

这个节气就不对了。"夏时应热而反大凉,秋时应凉而反大热,冬时应寒而反大温",以上说的这些例子都属于"此非其时而有其气"。比如说,凉是秋天的主气,夏天反而大凉了;大热是夏天的主气,秋天见了大热之气,诸如此类。这些都是四季之气的乖戾,不正常了,非其正时之气,不是它当令的那个气。我们在第1条讲了,《阴阳大论》云:"春气温和,夏气暑热,秋气清凉,冬气冰列,此四时正气之序也。"非其时而有其气,就是一种反常之气,但它和伏邪不一样。

四时不正常的时行之气并不是伏气。我们作为一个医生,就应该了解什么是正常之气?什么是非正常之气?当医生就得要明白五运六气、四时。《医宗金鉴·伤寒心法要诀》就根据"伤寒例"写了个歌:"春温夏热秋清凉,冬气冷冽令之常,伤之四时皆正病,非时有气疫为殃。"春天是温的,夏天是热的,秋天是清凉的,冬天的气候是冷冽的,很寒冷的,这是令之常,是正常的。非其时而有其气,那就叫疫。"应冷反温冬温病",冬天应该严寒,它反倒很热,这样感受时邪的病叫冬温病。"应温反冷寒疫伤",应当天都热了,它反倒特凉,这就是寒疫。冬温、寒疫,再有就是瘟疫。也就是说,《医宗金鉴》总结了"伤寒例"的第6条,它就分冬温、寒疫、瘟疫这些时行之病,我们现在叫时令病。应当热,它冷了,寒了,叫寒疫;应当冷,它反热,叫冬温。"是以一岁之中,长幼之病多相似者",这叫瘟疫,"此则时行之气也"。一个是时行之气,一个是非时行之气,要把它们辨别开了。非时行之气叫伏邪。时行之气,就是非其时而有其气,就是时令病,是不是?这两个不要混淆了,是一个眼目,一个关键。第6条里边主要阐述了两个方面:一个是伏邪为病,"辛苦之人,春夏多温热病者,皆由冬时触寒所致,非时行之气也。"什么叫时行呢?"春时应暖而复大寒,夏时应热而反大凉",等等。我们说概念要清楚,温病这个病也是反反复复的,很麻烦。都是温病,有时行温病,有伏邪温病,这个不一样。这句话要是搞不清楚,往往就是以此代彼,以彼代此,把伏邪的温病搞成了时行的温病,那就错了。

夫欲候知四时正气为病,及时行疫气之法,皆当按斗历占之。(7)

九月霜降节后宜渐寒,向冬大寒,至正月雨水节后宜解也。所以谓之雨水者,以冰雪解而为雨水故也。至惊蛰二月节后,气渐和暖,向夏大热,至秋便凉。(8)

这两条应当合起来讲。第6条讲的是时行之病,时行之病有个节令的问题,既然是节令的问题,那你就得明白这个节气、历法,你得要测验掌握这个节气啊!你得有气候学的知识,没有气候学的知识你怎么知道非时之气,故这是个水到渠成的问题,也必然得讲这个问题了。"夫欲候知四时正气为病",你要候知四时正气的为病。什么叫"候"?"候"就是等候。应时而至,什么时候这个气就到了,你要知道四时正气的为病,以及时行疫气之法。一个是顺其时的,一个是非其时的。顺其时的就是正令之病,春天是伤风,夏天是暑热,秋天是凉燥,冬天是伤寒。这是四时正气之病，也就是顺其时而为病，正令的外感病。

"及时行疫气之法"，就是非其时而为病的。有这么两种：外感病有正令的，有非正令的。要测知这两种，什么是正气的？什么是疫气的？"皆当按斗历占之"，"斗历"就是过去的黄历，就是历书。什么叫做"历"？就是推算日月星辰的运行，来定岁时节气的方法，这个叫历法。为什么叫"斗历"？"斗"是天文，我们说推算日月星辰，这个北斗七星有一个柄，大概是这样的。我不是搞天文的，可能说错了，说错了大家就改过来。北斗就像是一个勺似的，三颗星是一个勺柄，它分南北东西，每一面是三个时辰，比如说北面就是亥子丑，东面是寅卯辰，南面是巳午未，西面是申酉戌。北斗七星有一个南北东西的方向，这四个方向里边，用十二地支，一个方位上有三个时辰，北斗星的斗柄的运转转到哪个时辰，就记每个月的月份，故斗柄的这个星辰叫斗建。我们过去时候到春节给人家写春联，春联中间有个横批，往往写"斗柄回寅"，就是说春旺正月，春天那个斗柄转到寅了，春天是木。以斗建作为历书的依据，叫斗历，指到哪，就是建到哪了。

"皆当按斗历占之"，"占"就是推测、占卜，也就是事先就了解到的。这就很明白了，到了春天，北斗柄到了寅时那个方位，见寅之月就是正月了。天气和暖了，二月见卯，三月见辰，夏天的三个月是巳午未，秋天是申酉戌，就是十二个时辰往下推。既然是见了寅了，就要有立春啊，雨水啊，惊蛰了。这样节气就来了，天气就温和了，就叫正令。在这个季节的时候，大热也好，大寒也好，那就不正常了，故"皆当按斗历占之"。北斗星的运转，十二个时辰分为四季，到哪个季节就应该有哪个季节的正常气候，它是热是暖，是凉是寒，是丝毫不错的，特别准，这是按着星斗。

历法就是推算日月星辰之运行，里面学问很多：什么叫黄道？什么叫月行十三度？《内经》上就多了，陈老师将来会给大家讲"运气学"。季节就有相应的气运。气，就是六气；运，就是五运。这个气运上下就结合了。今年是什么气运呢？是乙丑年，丑是太阴司天，丑是土，太阴是土。那谁在泉呢？太阳在泉，太阳是寒水，下半年是寒水，在泉是管下半年，今年雨水多，还要冷。学习《内经》的运气学说有什么用处呢？这个跟人的病有关系。"不知年之所加，气之盛衰，虚实之所起，不可以为工矣。""不知年之所加"，今年是乙丑年，你都不知道；"气之盛衰"，今年是寒湿气偏盛的；"虚实之所起"，虚实伤阴伤阳；"不可以为工矣"，那你怎么当大夫呢？一个真正合格的中医也很不容易，要上知天文，下知地理，都得要明白。这不是夸海口，说大话，《内经》上都有。一个是太阴司天，一个是太阳在泉，那今年中运是什么呢？中运是乙啊，乙金。金运是什么呢？土，土能生金，这叫"司天生中运"，故今年还比较和，比较平安，没有瘟疫暴病之类的，为什么呢？因为司天的土生中运的乙金。把这些气运弄明白了，跟日月星辰结合在一起，才叫运气学说。这个对于人的为病，计算时间和气候的差异，你才有所本。因此，不知道历法是不行的。

要想学会中医，要会《易经》，会八卦。这个历法，气候的盛衰，至还是不至，"欲候知"，没有准则怎么候？必须用斗历。一月见寅，二月见卯，就是到了春天了，天气就温和了，就是正常的节令。如果这时候人得病了，就是正常事。如果这时候大寒或大热，就叫非时之疫了。你用这个测不就明白了？九月霜降节后就立秋了。霜降是一个寒暖节令之序，九月之前天气可能还有点热，霜降节后天气就由温变寒了。这个变寒不是突变，它要搭个桥，这个桥是什么呢？由温而到热，由凉而到寒，后者要经过一个秋，夏天经过秋才见寒。十月是小雪了，小雪就是见寒了，到了冬至就是十一月了，到了大寒就是十二月了，这个寒冷是逐渐由小到大的。十月、十一月、十二月都是冷的，但有轻重问题。过去有那么一句话：夏天热，春天温，十月还有小阳春，还不是那么冷，说向冬才大寒。这就为下文讲什么时候伤寒才为最重做铺垫了。

到了正月雨水节以后，这个寒就破除了。张仲景后边就解释了："以冰雪解而为雨水故也。"水不能凝成冰了，冰变成水了。由水变冰，就是寒；由冰变水，就是温。"冰雪解"，融化了就叫"解"。"至惊蛰二月节后，气渐和暖"，天渐渐就和暖了。"向夏大热"，夏天来了，温度升高了，由暖变热。"至秋便凉"，到了秋天又凉了。这就是说四时节气有一个逐渐的改变，寒也是由渐寒到大寒，热也是由暖到热，这些是有节气的，二十四个节气。到这个地方，再把节气讲一讲，要不不好理解。咱们这个文章，一个讲四时，一个讲八节，一个时里有两个节。八个节是立春、春分、立夏、夏至、立秋、秋分、立冬、冬至。总而言之，就是一个立一个分，二分二至。在古年间的时候，八节都是非常受重视的。在这八节里边，一个是阴阳之生，就是阴阳之合；一个是阴阳之分，就是阴阳之分离。在这八节的时候，人体会有显著变化，为什么呢？因为阴阳在八节里边，是阴阳离合的节气，故反应是很大很大的。

咱们在座的将来都是医生，要非常注意这一点。我在杂志上看了一篇报道，是说在二分二至的节气里边，老年人死的可太多了。比如说有冠心病，平常的时候还能勉勉强强活着，到了二分二至的时候，突然间就发生一个变化，不行了，死了。这是在医院里用统计学得出的结论，有很多的病例，是客观的事实。为什么在这个时候呢？因为这个时候人身上的阴阳离和处于一个相续不相续的时候，涉及阴阳能够接上接不上的这样一个问题。不但如此，古代封建社会在法律上还有一条：禁止八节行刑。古代封建社会也有衙门，拷打犯人，在八节就要禁止了。一年有四时，四时有八节。这个八节很重要，因为天地阴阳和人体阴阳是一个整体。八节的时候有阴阳的离合，对人体阴阳来说也是一个很大的影响。二十四节气，首先是大寒、立春、雨水、惊蛰四个，接着是春分、清明、谷雨、立夏。大寒、立春、雨水、惊蛰，这是"初之气"，按着厥阴的风气，初之气就包括"大寒春雨水惊蛰"。"二之气"就是火,就"春分明谷雨立夏"了。小满、芒种、夏至、小暑、大暑、立秋、处暑、白露、秋分、寒露、霜降、立冬、小雪、大雪、冬至、小寒,以上是二十四节气。

二十四节气主要是为我们的农业服务的。我们中国的历书叫农历,为什么叫农历呢?算计这个气候,决定了我们耕种收割的时间。什么时候可以播种?过了芒种不可强种,再种的话,就收获不了东西了。这些节气跟农时都有关系。我在大红门工作的时候,有个种蒜农民的老伴病了,就去找我看病。他特别爱说笑话,就说自己是种大蒜的,可种蒜的钱都让老伴给花了。他还问我:你知道蒜字怎么讲吗?这一下把我问住了。我说蒜就是植物吧,他说不是,就给我讲了一套。他说种蒜的时间性非常严格,"蒜者,算也",得算时间。他很有经验,别人种蒜的收成都没有他好。他说必须把时间掐得很准,差一天就不行。二十四节气对于指导农时很有意义,我们现在种庄稼还是以此为准则。

一年四季有二十四个节气,我们医学家就用这个来占验气候的至与不至,也是非常重要的。节气到了,气候就应该到了,不到是不行的。"谨候其时,气可与期。"你要谨慎地候它的时候,这个气就像和你约会似的,到时候就来了。什么叫立春?立春了有什么占验?古代的"擎天监"就是一个官名,专门管气候的。擎天监推算一个时辰几刻,都换的非常准确,然后在地下挖个坑,古时候用灰,现在没有,就放些鸡毛。节气来了,这个气一冲,鸡毛立马飞上来了,这就算节气来了。小孩放风筝,怎么放都飞不起来,一立春就上去了,这个线放蜈蚣,放蝴蝶,它上去了,小孩就瞪着眼往上看,这就是阳气上升。今后可能给大家讲运气学说,要讲二十四节气,讲气,讲候,学说就很多了。这是寒暖的变化,由渐而盛,由盛而衰。

从霜降以后,至春分以前,凡有触冒霜露,体中寒即病者,谓之伤寒也。九月十月,寒气尚微,为病则轻;十一月十二月,寒冽已严,为病则重;正月二月,寒渐将解,为病亦轻。此以冬时不调,适有伤寒之人,即为病也。(9)

这一条论正令伤寒。正令伤寒有轻有重,当然原因有很多。如果是根据寒邪的程度而言,就看感受寒邪是在哪个月份。"从霜降以后,至春分以前,凡有触冒霜露,体中寒即病者,谓之伤寒也。"霜、露、寒,这都是寒冷,这是冬令啊!为什么讲二十四节气呢?因为这个季节是寒气为病,得了伤寒,就是正令伤寒。这种伤寒有轻重之别。"九月十月,寒气尚微,为病则轻",九月、十月虽然寒,但寒得还不厉害。这个伤寒病轻,因为寒邪微,就不会成为杀厉之气。"十一月十二月,寒冽已严,为病则重","寒冽"就是寒冷,"严"就是很盛、很深的意思,这个时候寒邪伤人,为病就重。"正月二月,寒渐将解,为病亦轻",正月、二月还有点余寒,寒气将要解散了,这个时候寒邪伤人,为病亦轻。这就反映"伤寒例"的重要性了,别的地方还没有讲到这么细的。伤寒是被冬令所伤。"伤寒例"指出:九月是秋末,十月是冬初,在秋末冬初的时候,已经由凉而变寒了,寒气是很轻微的,不是太重,伤寒病也比较轻微。十一月、十二月,天气非常寒冷了,寒气伤人就重。正月、二月,寒要解散了,有点无能为力了,即使寒气为病,也是很轻的。由此可见,十一月、十二月的正令伤寒是最重的,因为它寒气重,伤人伤得也重。

"此以冬时不调",到了冬天了,十一月、十二月正是严冬啊!寒暖不调,寒气太盛,都是属于不调。在这样的气候条件下,再加上"适有伤寒之人,即为病也",触冒的人就会形成正令伤寒之病。因此,伤寒有轻有重,原因有很多,跟内在的环境也有关系。这一条从寒邪而论,补充说明了十一月、十二月伤的寒要重,九月、十月伤的寒要轻。将来咱们看注家的解释,会发现很多病有轻重之说。麻黄汤证就是重,桂枝二麻黄一汤证就是轻,更重的还有大青龙汤证。怎么解释呢?与邪气轻重有关,只能这么解释。不过,他们对于寒邪在什么时候伤人为轻?什么时候伤人为重?就不了解了。我们现在学习《伤寒论》,"伤寒例"第9条就把这个道理解释出来了:什么叫重?单纯从寒气一个方面而言,十一月、十二月就是最重的,这就从理论上给我们一个启发。如果没有这个理论,我们对于伤寒有轻有重的原因,就知其然而不知其所以然,光知道有这么回事,什么原因说的就不是太清楚了。

其冬有非节之暖者,名为冬温。冬温之毒,与伤寒大异,冬温复有先后,更相重沓,亦有轻重,为治不同,证如后章。(10)

这一条论冬温和伤寒的不同。冬温和伤寒都是外感的病邪,但又有不同。什么叫冬温呢?"其冬有非节之暖者,名为冬温。"到了冬天了,应当寒啊,反倒热了,这样受了邪了,就叫冬温病。"冬温之毒,与伤寒大异。"冬温病和伤寒病不能同日而语,因为冬温之毒和伤寒之病是大大不同的。为什么呢?在张仲景看来,寒邪是最毒的,温病次之,因为寒邪是阴邪,最能伤人阳气,故寒邪最成杀厉之气,伤人最重,是所谓的寒毒。温热是热,虽然阳热也能伤阴,但是不如伤寒的寒毒伤阳严重。阳是生气,是自然界的生气。阴寒把生气给伤了,这是很厉害的。冬温虽然是温毒,但是它属于热,和伤寒的程度不一样,发病的情况也不一样。"冬温复有先后","先后"就是早晚,冬温有早发的,也有晚发的。冬天三个月应冷反温所致的冬温病,也可能早发,也可能晚发,这个无法说得太准,而伤寒就不然了。九月、十月就可以得伤寒,十一月、十二月得的就更严重了,一月、二月还沾点边,但是就比较轻了。可见两者在发病的时候就不一样。"更相重沓",就是说温病的发病规律和症状也和伤寒不一样。伤寒就是伤寒伤人,直截了当,温热病就比较复杂一点,有前后参差不齐的症状。"亦有轻重,为治不同",这个冬温病属于热性疾病,不但有先后之分,而且参差不齐,症状就有轻重不同,治疗也相应不同,亦有轻重。"证如后章",至于它的详情,现在先提一提,后边会详细讲。冬温和伤寒不同,虽然都是冬天的病,冬天伤寒是正令伤寒,冬天见了温病了,这叫冬温。两者一寒一温,一阴一阳,病势不同,轻重不同,前后不同,治疗不同。因此,大家不要以为冬天发的病都一样,寒是伤阳的,阳气是人身上生命之主,故寒邪是最重的;冬温是温热,温热伤人基本是伤阴的。

我们接着讲10条。成本跟赵本不一样:赵本是连起来的,成本是一条一条的。我们分开来讲,体会的时候要连贯起来,这样就比较好一点。前边二十五条大致是"伤寒例"的总论,主要是讲原则的,是指导各论的。第11条还在总论范围之内。

从立春节后,其中无暴大寒,又不冰雪,而有人壮热为病者,此属春时阳气,发于冬时伏寒,变为温病。(11)

这一条是辨伏邪为病。中医学讲节气。风寒暑湿燥火,天之六气,是有一定节气的,必须把节气掌握好,才知道是什么病。"从立春节后,其中无暴大寒,又不冰雪",从立春节以后,天气就温暖了,没有暴发性的强烈寒冷,自然界又没下雪,又没冰冻,说明气候是应时而至,季节还是比较正常的。"而有人壮热为病",但是有的患者就出现壮热。"壮热"就是大热的意思,热得很重,热得很壮,我们现在说是发高热。以发热为特征的疾病,这就是外感实邪的热病。这是什么道理呢?底下就解释了:"此属春时阳气",春天的阳气发动。我上次给大家讲过伏邪为病,一个是阳气发动,它里边的伏邪出来了,一个是又有诱因,新感引动伏邪为病。这一条说"此属春时阳气,发于冬时伏寒,变为温病",这个病不是即病的。即病的叫"伤寒",不即病的叫"伏邪",伏邪发就叫"变为温病"。冬时的伤寒经过几个月的伏藏以后,就变为温病了。这一条就是论伏邪的温病,它和季节、气候有点相悖,当医生的要注意这个问题。虽然是春天出现了壮热之病,但是这个壮热之病不是春天受的邪,而是"冬伤于寒,春必病温",是伏邪为病。

从春分以后至秋分节前,天有暴寒者,皆为时行寒疫也。三月四月,或有暴寒,其时阳气尚弱,为寒所折,病热犹轻;五月六月,阳气已盛,为寒所折,病热则重;七月八月,阳气已衰,为寒所折,病热亦微,其病与温及暑病相似,但治有殊耳。(12)

这一条是以寒疫为例,讲每一节气所受邪气有轻重之分。"伤寒""温病""寒疫""瘟疫",这是古代外感病的四个名称,是古人对外感病的分类。寒疫伤人,就像伤寒,也是有轻有重,而且与发病的时间还很有关系。十一月、十二月的都重,一月、二月的都轻。"从春分以后至秋分节前",这一段节气是温的。春分以后,秋分以前,属阳气用事,气候应该是温和的。在这样一个季节中,"天有暴寒者","暴"字有两个意思。这个季节不应该有寒,突然间寒冷了,这是非时之气,属于气候的至而不至、不至而至、至而太过、来气有余等。这是一层意思。另一层意思,天有暴寒,冷得很厉害。这个"暴"字既表示突然之变,也形容寒邪之甚。"皆为时行寒疫也",这和伏邪没什么关系,叫做寒疫。

接下来就说寒疫轻重和季节的关系。"三月四月,或有暴寒,其时阳气尚弱,为寒所折,病热犹轻",春分以后,比如三月、四月,这样的月份如有暴然之寒,因为阳气还不太盛,所以被寒邪所摧折。"折",可以当伤字讲,也可以当摧残讲。"病热犹轻",这个时候寒邪伤人以后,它要发热啊,但它就不是壮热了。为什么这样呢?因为三月、四月阳气尚弱,天地之间就是阴阳二气啊!它还有一点阴气的寒邪没退,这种寒邪来伤人就和五月、六月不同了。"五月六月,阳气已盛",五月、六月天已经很热了,阳气已经很盛了,这时候如果天地有暴寒,就叫违时,违背了时气。因此,这种气是一种暴戾之气,非其时而有其气。有出戏叫"六月雪",六月怎么能下雪呢?天地之气反常,这种寒疫的邪气明显是非常盛的。这时候"为寒所折,病热则重",就要发生壮热了。"七月八月,阳气已衰",七月、八月阴气就渐进了,这时候"为寒所折,病热亦微",它的病发热也就轻微了。

古代分四大症,瘟疫为其中之一。寒疫这种病就很明显了。明显在什么地方呢?就是在温热的季节出现了寒冷的气候,这样发病的就叫寒疫。"春温夏热秋清凉,冬气冷冽令之常,伤之四时皆正病,非时有气疫为殃。应冷反温冬温病,应温反冷寒疫伤。"按节令应该温暖了,反倒见了一些寒冷的气候,气候和节令相矛盾,这样的寒邪伤人就叫寒疫,是非其时而有其气。由此看来,古人观察自然气候、疾病的发病程度是非常之细的。实际上,"伤寒例"就是《内经》里边"运气""热论"这些篇的缩影。不过,它还有发展,有张仲景的个性,观察得比较仔细一些。

寒疫的这个病也会发热,其热有轻重的区别。"其病与温及暑病相似,但治有殊耳。"寒疫与"先夏至日为病温,后夏至日为病暑"的温病、暑病有相似之处,都以发热为主,但是治疗不同。这表现在两个方面:其一,寒疫伤阳,水来克火,和温病、暑病更易伤阴不同。其二,根据"伤寒例"的观点,温病、暑病往往都是伏邪为病,"冬伤于寒,春必病温",寒疫则是一个新感之病,是一个时行之病,故治疗是有不同的。由此看来,我们得要掌握二十四个节气。四时八节、二十四个节气,它是推算天地阴阳寒热运行的一个次序。什么时候热?什么时候凉?什么时候热得大?什么时候寒得大?什么时候热得轻?什么时候寒得轻?它是很准确的。掌握了这个知识了,你看他发病的轻重应该不应该?是本节气的病,还是非本节气的病?才能做到心中有数。这都是宝贝,同志们不要轻视。这种科学了不起,我们说中医是因时、因地、因人。什么是因时?这就是因时。春夏秋冬的外感都一个病吗?都一样治疗吗?都一个方子吗?学伤寒的都是一个麻黄汤,学温病的都是一个银翘散,就把春夏秋冬的外感病都治了,那能行吗?那是不能行的,因为春夏秋冬的阴阳不同,气候不同,风寒暑湿燥火,有六气之别。另外,有即病的伤寒,有伏邪的伤寒,这又不同。因此,西医可以拿一个阿司匹林也好,拿一个维生素C也好,春夏秋冬的感冒都能治,中医就不这样,得看什么季节的病，才用什么季节的药。这也叫辨证论治，辨时而治，因时、因地、因人嘛。现在还讲因时，下边就讲因地了。《内经》的成书已有两千多年了，张仲景距今也有一千七百多年了。在那个时代，已经有了这种高度辨证的科学分析，有了这样辉煌的科学成就，很了不起的。

十五日得一气，于四时之中，一时有六气，四六名为二十四气。(13)

然气候亦有应至仍不至，或有未应至而至者，或有至而太过者，皆成病气也。(14)

第13条论四时、二十四气。一年之中有春夏秋冬四时，还有二十四节气。这是一个正常气候。先把正常气候弄明白了，然后才能认识反常的。第14条论气候不正常，如"有应至仍不至，或有未应至而至"等等。这样子它都能发病，就是变成了一个气候失常的发病原因。因此，这两条要合在一起来讲。

"十五日得一气"，十五天叫做一气。十二个月分四时，就是三个月为一个季节，春天三个月，夏天三个月，秋天三个月，冬天三个月，这就叫四时，春夏秋冬的四时。"于四时之中，一时有六气"，因为一时是三个月，一个月是三十天，而十五日一个节气，三十天两个节气，所以一时就有六个节气嘛。"四六名为二十四气"，一个季节才有六气，那么四个季节就共有二十四气。因此，二十四气应该用春夏秋冬来加以离分，一个月两个气，三个月六个气，四时四六二十四气，就按着这个气来测验季节的气候等具体情况，包括测验自然界的寒冷情况。这就是个方法，什么叫气呢？四时的二十四气，时和气是相连的，"有其时必有其气"。《内经》上有句话："谨候其时，气可与期"，光讲气不讲时是不行的。春夏秋冬的哪个季节它才有什么气，春分、立春啊，它决不能到秋天去，只有在春天，是不是？雨水、谷雨啊，这些都是春天的，都是属阳的，这是正常的时气。

如果时是对的，春夏秋冬都有规律性，一年四季循环无端，春天完了是夏天、秋天、冬天，冬天完了又是春天，但有其时而无其气，甚至说气亏，气就不能够跟它的时相吻合，就是气不能与期。这个期是很有信用的，就像咱们今天五点在哪儿见面，非常有信用，非常之准确。有其时就有其气也是非常准确的，这叫天地之常。它到时候不正常，没有信用了，虽然这个时是对的，气是非的，这就得病了。这是有其时而无其气，这就叫气候不准确，它就要发病。怎么发病呢？要看看它的气候了。"然气候有应至而不至"，不外乎这么几个规律，应该到了，应该天地温和了，它还是凉，就是"至而不至"；"或有未应至而至者"，它还不应该来呢，这个气不应该来得这么快，它来得太快了；"或有至而太过者"，是应该它来，它来得太厉害了，有个质变的过程。一个月两个气，三个月六个气，六个气不同，却一下都来了，就是"至而太过"。这样就时与气不准确了。"皆为病气也"，就由正常的气候变成了病气了。"病气"，这里边要注个例子，不注个例子，大家不好明白，也不好掌握。说得很明白，二十四个节气，一个月里边分两个节气，一季里边有六气,四时里边四六二十四个节气,这都明白了。

"谨候其时,气可与期",从哪开头?怎么样来测验?我们要结合张仲景在《金匮要略》中的一段话去看:"问曰:有未至而至,有至而不至,有至而不去,有至而太过,何谓也?师曰:冬至之后,甲子夜半少阳起,少阳之时阳始生,天得温和。以未得甲子,天因温和,此为未至而至也;以得甲子,而天未温和,为至而不至也……"大家注意,候气候之法为什么从冬至开始呢?冬至是节啊!不是有八节吗?冬至之后再算,那个是甲子日,冬至之后第一个甲子日那天的夜半,你看时间告诉得很细,就是半夜十二点钟的时候,此时天还冷啊,但是地下已经是少阳之气就起来了。少阳起来了,阳气开始上升。少阳是三阳的一个小阳,故叫阳始生,阳气刚开始生长,它的势力并不大,但是已经能破除寒冰,露出了阳气的苗头。毛主席有句诗:"已是悬崖百丈冰,犹有花枝俏。"你看看在那个百丈冰里边,梅花开了,梅是先春啊!少阳之气不来,梅花能笑嘛?阳气盎然,少阳之气动了,就会在一派阴寒笼罩大地的"千里冰封,万里雪飘"时刻,有一阳来复之机,少阳来了,阳气始生。由于阳气来了,故节气、气候就变了,天得温和,这个时候天气就温和了。我们现在年轻人的这些学问就很少了,一般老人都明白点气候学,说冬至了,好了,天没有几天冷头了,天暖和了,这都是节气。他为什么这么说?他知道有节气。我们当医生明白这个节气,能够来测量气候的至而未至、不至而至,才能够知道它是非常之气。

不仅是我们医家,兵家也得要明白,这就很厉害了。大家常看戏,不是有"借东风吗"?看诸葛亮多厉害,他与曹操斗智。曹操83万人马,实际上他没有那么多,就是虚张声势。这时候情况就很严重,曹操给孙权写了封信,那意思就是叫他投降,孙权那个人也是挺能耐,就问他的大臣,降还是不降?文职官员说打不了,曹操是英雄,又有那么多人马,又有蔡瑁、张允,赶快投降。只有周瑜和鲁肃两个人是主战派,后来有一句话,就是这些人都投降了还是当官,但是主公你要投降了,你当个什么呢?就这一句话把孙权的心肝给抓住了,他拿出宝剑就对着桌子一个角,说以后谁要是叫我降的,与此同例。那就打吧,可也不行,人家人多,他们人少,所以就来个联盟,跟谁联呢?跟刘备。刘备那个时候也是穷得不得了,没有什么势力,虚张声势,就把诸葛亮派去了。最后,周瑜和诸葛亮两个人都看出了非得用火烧不可,打是打不过,就得用火烧战船,两人商量得挺好了,可是这个火得有风啊,那刮风有火就变成自己烧自己了,所以周瑜巡视大寨的时候一看风向,说完了,一着急自己就晕倒了。为什么呢?他光知道是用火攻,却忘了风的问题。他失算了,后来诸葛亮去探病,他说都督的病,我诸葛亮会看,我也是医生,给他写了个药方,说"欲破曹兵,需用火攻,万事俱备,只欠东风",这一句话说完了,周瑜一跃而起,他没有病,他是愁的,说"先生,这怎么办啊?""我有办法",这个时候,诸葛亮有点骗周瑜了,不跟他讲科学了,他知道他讲了,周瑜要杀他,他说"我能借东风,我学会了玄妙之法",在南屏山筑多高多高的台,挂上多少的旗,我到时候借东风,借什么东风啊?就是甲子日,所以你看人家唱"借东风",我算准了甲子日,东风必降,甲子日厉害啊!甲子日阳气生了,节气变了,它不就刮东风了吗?因此,当军事家必须要了解天文学,你看曹操他就不会,周瑜也不会,就诸葛亮会。后人说诸葛亮是人之龙也,学问大了。

我们作为医生的看戏,看故事,听历史,听了以后对我们都有启发,因为我们医学这个事离不开社会。你还能离开这些吗?甲子夜半的时候,阳气一始生了,三阳平地起,由少阳、阳明、太阳,它的阳气就起来了,一时比一时盛了,是这样的一个道理。根据这样的一个气候,张仲景就点出来了,得以"冬至之后,甲子夜半少阳起"做尺子,来测量气候来的是寒、是热、是温、是凉,是正常、太过,还是不及,并以此了解它是寒疫、是温病、还是暑病,等等。因此,第14条是非常重要的,不能轻视。第15和16条要合在一起讲。

但天地动静,阴阳鼓击者,各正一气耳。(15)

是以彼春之暖,为夏之暑;彼秋之忿,为冬之怒。(16)

是故冬至之后,一阳爻升,一阴爻降也;夏至之后,一阳气下,一阴气上也。(17)

上边的第14条讲气候有至而未至、不至而至、至而太过,等等,下边的第15条就讲气候了。气候由于四时,四时由于阴阳,而阴阳由于"天地动静"。四时的正气是由阴阳的鼓动而生的,四时就是春夏秋冬。实际上是"春夏为阳,秋冬为阴",由阴阳的鼓动而生的。这样的一个源流,这样的一个体系。天为动,地为静,都是相对的,实际上地也在动。天地的一动一静,就分出来阴阳的鼓动。大家看一看成无己的注:"《内经》曰:阴阳者,天地之道也,清阳为天,动而不息,浊阴为地,静而不移。天地阴阳之气,鼓击而生,春夏秋冬,寒热温凉,各正一气也。"说明四时阴阳非常重要,因为人就在四时阴阳中生活。四时阴阳就是天地阴阳,是天地的动静所产生的,才各正一气。也就是说,春夏秋冬,寒热温凉,它各有一个气,"春温夏热秋清凉,冬气冷冽令之常。"一个代表阳,一个代表阴,天地的动静,阴阳的鼓击而形成了寒热,寒热又分为四时。春是温的,夏是热的,秋是凉的,冬是寒的,是这么来的。什么叫"各正一气"呢?这个"正"就是代表它的正常,它的规律。春天不温行吗?夏天不热行吗?这个都叫正气,不叫邪气,也不叫疫气。

下边的第16条就说这个了。因为四时"各正一气",是鼓击的。春天的温就有开始阶段,有一个成长、发展阶段。"是以彼春之暖",就拿春天说吧,春天是暖和的。春气温和,温和叫暖。暖是属阳,天地暖和了,气候温和,"彼春之暖",这是阳气始升。"为夏之暑",由春天的温暖成长到夏天的暑热,这是阳气由开始到发展,由小到大。没有春之暖,哪有夏之暑呢?四时的规律由温到热,人受得了,万物也受得了。不过,阳气的发展不是一个突然的过程。突然的话,没有一个过渡的阶段,一下子就到了暑热,人就受不了,万物也受不了。像麦子、高粱这些谷物泛青了,它都得经过春天的温暖长叶,一点一点到了夏天,"春生夏长,秋收冬藏",故由春到夏是阳气发展的一个情况,由暖到热。阳气主升,在文辞上来说,就很和缓。"彼春之暖,为夏之暑。"阳极就生阴,量变到质变,天太热了,热过度了,阳气就衰了。这个时候,阳气就下降,阴气就上升了。这是事物的必然规律。

有一次,咱们中医学院编《内经》,我和任应秋任老去参加,还请了各兄弟院校的一些老师。编《内经》也得有辩论啊,得怎么编?例如"寒极生热,热极生寒"怎么说。任老现在已经去世了,这是很可惜的,他特别有学问,当时就说了:"那还用讲吗?极,就是在于它的极,极就是变化的条件。因为寒到了极了,它才能变化。"古人就说了,极就是变化的条件。你看就这一个字,大家就豁然开朗了。寒到了极了,它才能够生热啊!要是到了暑天了,暑天是热之极了吧,热极就生寒,寒的开始是秋,秋是凉啊,秋为始寒,寒之始也,然后才到了严冬啊!这就是为什么加了一个"彼秋之忿,为冬之怒"的缘故。四时只有气候的变化,没有感情的变化。忿和怒是人的情绪,忿是心里生气,付诸于行动了就是怒。这个季节怎么叫忿怒呢?就是形容,把季节人格化了。你得体会它的精神。为什么把秋冬人格化,还叫忿怒了呢?这我也是体会,也没有注家:一个是形容寒冷的两个阶段,与"彼春之暖,为夏之暑"的意思是一致的,秋天就凉了,冬天就寒了,就像人发怒似的,先有忿,而后才有怒,忿怒有初始的阶段,然后才有发作的阶段。这是一层意思。第二层意思,张仲景认为寒邪在六气之中伤人最厉害,这在开始就讲了,"以伤寒为毒者,以其最成杀厉之气也",这个"厉"字就是猛烈的意思,在这里为了刻画其特点,故要加上人的忿怒。忿怒了那多厉害呀!要是忿怒了,随手就可以摔东西,张手就可以打人,开口就可以说一些不逊之言。由于认为寒邪之伤人是与众不同的,是由秋的凉到冬的寒,故以"彼秋之忿,为冬之怒"说它的严厉之性。

"是故冬至之后,一阳爻升,一阴爻降也;夏至之后,一阳气下,一阴气上也。""是故"也是开头的启示。上边说由阳气微到阳气盛,阳气盛又变了阴了,由阴气微再到阴气盛。这不就是阴阳消长的情况吗?"是故",就是连着上边所说的这个缘故。"冬至之后",冬至节以后,寒到极了,寒到尽了,阴极阳就生了,所以说"一阳爻升"。在这个八卦里,有一个阳,有一个阴,因为阴阳就是八卦的本质,来表明阴阳的符号就叫做爻。一般来说,一个卦叫六爻,阳爻是一横(一),阴爻是两横(一一),必须排列六个才成卦。六个横就是乾卦,就是第一卦,"乾为天"。如果六个都是阴,这就是"坤为地"。一个是纯阳,一个是纯阴。阴阳有升浮来回的变化,有了变化,爻就会变,由阳爻可以变为阴爻,由阴爻也可以变为阳爻。下面就说阴阳变化的情况。到了冬至之后,一个阳爻升了,一个阴爻降了,一个阳爻要代替一个阴爻了；夏至之后，一个阳气下来了，一个阴气上来了，阴气来代替阳气了。大家注意，冬至和夏至这"二至"在八节里边是非常重要的，是阴阳变化的一个节气。

大家看一看成无己的注解："十月六爻皆阴"，八卦和十二个月要结合起来。到十月时候了，六个爻全是阴，所谓"坤卦为用"，就是坤为地。"阴极阳来"，因为坤卦都是阴了，阴到极了，阳气就来了，也就是阴极生阳了。"阳生于子"，阳气生于子时，冬至之日甲子夜半也是子时，就是一阳爻升。一个阳爻升起来，一个阴爻就降了。冬至以后，节气变了，变成"一阳爻升，一阴爻降，欲卦为复"，这个在八卦上来讲叫"地雷复"，就是"坤为地"变成了一个"地雷复"的卦。为什么叫这个名呢？"言阳气得复也。"因为卦象就是表明阴阳消长变化的，所以"地雷复"的"复"就是说阳气又恢复了。从卦象上来看，上边三个阴是地呀，下边一阳升了，两个阴最下边是一个阳，就是震卦。震为雷啊！就是地雷。阳气复了，就是地雷复。因为坤卦六爻皆阴，现在阳气刚刚开始来复，阴爻去了一个，阳爻升了一个，从这儿开始，阳爻还要来升，故就叫复。你看人家学《易经》的，谈话、看病、做事，说"好啊，你这叫一阳来复。"全阴之中有阳气来复多好。地雷复的卦是阳气来复了，有了希望了，有了阳气，这个病也要好了。卦象能够推测阴阳消长，这样的一个机理，人还看不见。根据卦和季节的阴阳变化，知道阳气来复了，这叫"一阳来复"。我们看一些古代的学说里边常有这样的情况，你要是不懂《易经》，就看不懂了，它有阳爻，有阴爻，阴气用事，就坤为地，阳气用事，就乾为天。因为阴阳有消长之机，所以它可以变化。不是有这样的话嘛："阴阳分四象，四象分八卦"，八卦八八六十四卦，这就变化无穷了，是这样的道理。有一个传说，现在也是事实了。电子计算机是英国人搞的，英国人就是根据《易经》的原理搞的，现在大家都承认了。

接下来再讲四月。"四月六爻皆阳，乾卦为用，阳极阴来。"因为阳到了极了，极就是变化的条件，所以阴就来了。"阴生于午"，大家注意这个子午线，阳气是生于子，阴气是生于午。咱不是都说正南正北就是子午线嘛，南就是代表阳，北就是代表阴，"圣人南面而立"。什么道理呢？因为"阳生于子"，这个子啊，子丑寅卯……十二地支是分阴阳的。它分五行的，地支是地之阴阳，天干是天之阴阳。这个子是属鼠的，鼠是属水的。也就是说，子是个阴寒，是属水的，主寒的。半夜子时寒到头了，才一阳升。欲问阳从何处来？它从寒处来，它从子，子主水，水是主寒的。体会"阴极阳来"，不是光是一个甲子，而是连一天的，半夜子时来生阳，"阳生于子"啊。夏天"阴生于午"，这个午是属火的。在北京就有这个知识，有端门，有午门，午门就是在南面，在太和殿的南边，南边是正南子午线，南边属火，午是属火的。阳气最盛就在午的时候，它的阴气就生了，为什么？"阳极阴来"。阳不到极，阴是不能来的，必须阳到了极了，阴才能够来。到了它最盛的时候,条件到了由盛变衰的时候,对立的一方就由衰变复了,这个道理是很真的。

我们就把这个"物极必反"的哲理应用到医学了。什么叫"物极必反"呢?实际上就是《易经》的理论。以我个人为例,我就知道到了四十多岁的时候,身体那个强壮啊,脸色红啊,身体也胖,看着很富态。强壮,实际上就是衰了。殊不知在强壮之中而有衰气之机。你从医生的角度观察,他说发胖了,他觉得很隆盛了,这时已开始走下坡路了。他要不那么胖,肚子不那么挺,就衰不了。我现在上三层楼,就得歇两气了,气不足了。"物极必反",就走向反面了。你知道这样的道理,能解决很多问题,比如当医生的用药时总用补药,补来补去,最后手脚都凉了,脉沉了,这补药越补越虚啊,走上反面了。要明白这个道理,阴阳的盛衰消长,你中有我,我中有你,把这个道理明白了,那就指导临床,指导看病。厥阴病"气上撞心,心中疼热,饥而不欲食,食则吐蛔",那么厉害,一阵冷一阵热,一阵手足厥冷,怎么回事?这都有《易经》之理:"阳极阴来","阳生于子","阴生于午"。"夏至之后,一阳气下,一阴气上,于卦为姤",有的"姤"写个提土旁,应该是女子旁,因为阴阳相接才谓之姤啊!到了夏至之后了,阳气下来了,算卦之理,都是从下往上数,没有从上往下数的。夏至,阳极了,阴气往上升,"于卦为姤"。什么叫"姤"呢?干为天,上边三横代表干为天,下边叫巽卦,这叫巽下断。巽为风,风是自然界的东西,因为阴阳是反映自然界的一些情况的。天风,故叫姤卦。为什么叫姤?阴阳合了,交了,所以叫姤,"天风姤"。这是《易经》之理。张仲景用《易经》的卦爻的阴阳消长来说明阴阳的升浮变化。

《内经》说得比较直白一点。成无己注:"《内经》曰:冬至四十五日,阳气微上,阴气微下;夏至四十五日,阴气微上,阳气微下。"这样的说法和《易经》八卦的天雷风……是一致的。它加个"微"啊!阳气微下,阴气微上,阴气微下,阳气微上。因为《易经》里六个爻才一个爻变化,所以是微啊!就是来回这么变化,阴阳消长,阴阳升浮。《易经》得要学啊!《易经》是五经之长,"读《易》见天心"。读书要是不学《易经》,你就没法明白天地自然之变化。这和我们医学的关系还很大,因为《易经》就是讲阴阳的,阴阳的来源和《易经》是很有关系的。我们都说《黄帝内经》的阴阳学说吸收了春秋战国时期的哲学,实际上跟《易经》很有关系的。五行是不是跟诗经有关系?也是有的。这些东西都是有根的,有历史的根源的。

最近我看了个病,一个老干部,六十三岁了,他还有房事,不是精,全是血,血精,声音也亮,眼睛也亮,脸色通红的,这就叫反常。你到六十多岁了,在八卦你行到哪一卦去了,你阳气还那么旺,那还得了,那是病态了。因此,我给他写了个脉案。我说:你这个是阳气有余,不要以为是身体太好了,以后结果是什么呢?血不化精,阳气亢盛,阴不制阳。第二次看,寸口脉弦,肝脉特别的旺盛,亢龙有悔,那就不行了,治不了了,我给开了大补阴丸,龟板这些药都上了。他和他老伴一起来的,我说:你得要淡泊,要不怎么行呢?六十三了,岁数在那了,八八六十四,就差一年了。今天讲这个,中医就要讲中医的理。为什么讲八八六十四岁呢?八八六十四卦走尽了,男为阳啊!男的跟女的不一样,女的是七七四十九,男的是八八六十四,它是有道理的。

斯则冬夏二至,阴阳合也;春秋二分,阴阳离也。(18)

阴阳交易,人变病焉。(19)

"斯则"是个连词,是古人写文章常用的连词。"斯则冬夏二至",要是只说"冬夏二至",它不好听,就突兀,要加个"斯则",话说出来就好听,连贯,文辞就得体。由此来看,以上讲什么夏啊、冬啊,以及阴阳的变化,是"冬夏二至,阴阳合也",它就属于阴阳相合。怎么叫阴阳相合?大家一看卦就明白了:在坤卦之中,纯阴无阳的时候,来了一个阳,叫"地雷复",那不就阴阳相合了;在纯阳无阴的时候,底下来了个阴,叫"天风姤","姤,阴阳交也",那不也就阴阳相合了。不合适反常的,它的卦才是起不来。我上次说过老年人和多病之人到了冬夏二至比较容易犯病,甚至有死亡的危险,这是有统计的,在医学杂志上发表的,什么原因?就是因为它合而未合,它来不了了。阴极生阳,阳极生阴,他阴极还是生阴,没有生阳,不就完了嘛。厥阴病里有很多死证,是因为阳气没来复。没来复,阳气不就完了嘛。

"春秋二分,阴阳离也",到了春分、秋分,属于阴阳离。"阴阳离"的这个"离"字就是分的意思。你看看成无己的注,他是很有学问的。成无己《注解伤寒论》的特点是要言不繁,话少而精,意思都到了,同时也显示了他的学问是很高的。大家看看这个注:"阳生于子,阴生于午,是阴阳相接,故曰合",因为阴阳相接了,互相联系了,阴里有了阳,所以结合了嘛。你想都不能够接近,怎么合呀?"阳退于酉,阴退于卯",酉是八月,到八月以后,阳气就不行了,就退了,阴气就上来了;卯是二月,到二月以后,天渐渐就热了,当令的阴气要退位于阳。这些都叫阴阳离,也就是阴阳相背了。这里就有一个"气至之谓至,气分之谓分",季节里边才有"二至二分"之说。从阴阳的结合而言,就为至;从阴阳盛衰让位而言,就叫离。这些都是阴阳的变化,阴阳的规律,是按节气而来的,是气候的客观规律。

从卦上说也好,从事实来说也好,从节气来说也好,都是一个阴阳盛衰消长分合这样的一个情况。正因为如此,才有"阴阳交易,人变病焉"。如果人能适应四时之阴阳,能与五脏之阴阳相统一,那就健康,就没病;不能适应四时阴阳的变异,不能适应寒热温凉,他为什么适应不了?脏腑的阴阳必定有虚实方面的不正常,"人变病焉",这个时候他就会有病了。"阴阳交易"是自然界的事,"人变病"是影响人的事。《素问·六微旨大论》说:"物,生其应也;气,脉其应也",万物都得受气候变化的影响,人的脉都得变化,人身上脏腑之气也得要变化,一旦"至而不至,不至而至,至而太过,至而不及",这个五运六气的变化就会"物,生其应也;气,脉其应也"。在气交之中,在天地阴阳动静变化之中,你还跑得了吗?跑不了,天地的变化就对你有影响。你如果没有办法来适应这个变化,那就得有病。《黄帝内经》开头不是讲治病的,《素问·四气调神大论》《素问·上古天真论》都是"法阴阳,顺四时"的,包括起居和情志之类,诸如"志闲而少欲,心安而不惧,形劳而不倦,气从以顺……被发缓行,以使志生,生而勿杀,予而勿夺",这说得多好!有了这样的一些事实,反过来再看中国医药学,才知道是个伟大的宝库。世界各国像这样的医学,这样的理论哪有啊!人与自然,人与阴阳的关系,说得这样的深刻,说得这样的明白,这是很少有的。这就是我们的一个科学的宝贝,我们得学啊,得继承,得知道这些,我们才能够治病,才能够防病。文辞到这个地方,文章写的多好!

第二课 伤寒例(20—29 条)

[温故知新]

上一次课讲的是"斯则冬夏二至,阴阳合也,春秋二分,阴阳离也。"成无己的注比较简练,意思说得很透彻:"阳生于子,阴生于午,是阴阳相接,故曰合。阳退于酉,阴退于卯,是阴阳相背,故曰离。《内经》曰:气至之谓至,气分之谓分,至则气同,分则气异。"酉就是八月,卯就是二月。四时之阴阳有一个离合的运动,到了冬至、夏至,阴阳相合了,到了春分、秋分,阴阳又相离了,也可以说是运动的规律,都是有机联系的。阴阳的交易就引出了下文:"阴阳交易,人变病焉。""交易"就是交换,阳交给阴,阴交给阳,阴阳之间相互的交易就叫阴阳相错。由于这个阴阳的交易,阴阳一相错,气候就发生变化,就有虚实盛衰的变化。人处在阴阳气交变化之中,就要受阴阳变化的影响。如果能适合阴阳的变化,就不生病,反之就会生病。病因有外因、内因、不内外因,三者是有机联系的。外因,比如四时之阴阳,风寒暑湿燥火的变化,就有六气的运动,就有上文所说的"至而未至"等,人就可能受这些邪气而得病。看起来这是外因的邪气,但也与人的内因有关系。人有能适应和不适应之区别,有能抗病和不能抗病的关系。因此,外因之伤人不要绝对化,和人的正气盛衰、脏腑寒热,和人的顺养,和四时阴阳都有关系。对于人与自然,与六气的关系不要机械看待,要辩证地看。下边就说明了这个问题。

此君子春夏养阳,秋冬养阴,顺天地之刚柔也。(20)

这一条紧接上一条。由于阴阳的交易、交错,气候的变化而使人生病。人在气交之中,要适应气交的变化,克服生病的机会,使他无病、防病、治病,这是当务之急,非常必要。"此君子",有接上文的意思,就是养生的君子,他意识到这样一个问题,就是人是受四时阴阳支配的,就应该要调和阴阳,顺应阴阳,做到"春夏养阳,秋冬养阴,顺天地之刚柔也"。四时就是一个阴,一个阳,春夏为阳,秋冬为阴。顺四时以养阴阳之根，春夏秋冬就是四时，就是阴阳的消长变化。因为阴阳不是孤立的，是相互联系，相互支持的。春生、夏长、秋收、冬藏，四时之中包含有一个生长、发展的规律。春夏宜养阳，养阳就是养阳气之根；秋冬宜养阴，养阴就是养阴气之根。有了根，就能使人体之阴阳与天地之阴阳相顺，不违背了，是这样的道理。

"春夏养阳"，春夏是给秋冬打基础的，要顺养阳气，使阳气不衰。春夏的阳气不丢失太多。秋冬是养藏之道，春夏养阳了，阳气不虚，故秋冬阳气就能闭藏。春夏的阳就为秋冬的养藏之道打下了基础。"秋冬养阴"，秋冬把阴养足了，到了春夏就是养生之道。四时之阴阳，都有互相制约，互相为利为用的情况。因此，人要"顺天地之刚柔"，刚柔就是阴阳，春夏要养阳，秋冬要养阴，这样就能防病，能够使身体健康，能使人在阴阳的变化中不受其害，有这样的好处。

现在来举个例子，伤寒为病，据"伤寒例"讲，伤寒最是毒疠之邪，它为病就有两点，一个是即病为伤寒，一个是藏于肌肤，变为温病。这些我们上边都学过了。这个就叫"冬伤于寒，春必病温"，就是伏邪，伏邪伤寒，《内经》上也有"冬不藏精，春必病温"。为什么呢？秋冬要养阴，要是秋冬这个季节不能藏精，人体的内环境的阴精缺乏了，就有阴虚阳盛的问题，人身自己就热化了。阴阳之根有点偏盛偏衰，阴精不足了，阳气就浮动，就有余。到了来年春夏阳气生长的时候，春夏为阳，内里的阳气又盛，再加上春夏的阳气，内里的阴精更加不足，这个时候有点新感的诱因，就容易发温病。

我上一课讲了人体固藏之理："冬时严寒，万类深藏，君子固密，则不伤于寒。"这个"固密"里边有两层意思：一个意思就是驱寒就温，无泄皮肤，冬天在屋子里边，很暖和，窗子很严实，不接触寒风；另一个意思就是固密阴精阳气，"秋冬养阴"，你得养藏啊，"冬三月，此谓闭藏。水冰地坼，无扰乎阳"，你得顺应养藏规律，若是冬天不固密，你的阴阳之根就不瓷实，就不巩固，到春夏的时候，阳气一上升，你就适应不了。因此，"君子固密"既针对外界的风寒，要避之有时，也针对自身的阴精阳气，要固本保精，这样才叫"春夏养阳，秋冬养阴"，才是顺天地之纲流，"使志若伏若匿，若有私意，若已有得"。自然界的气候能使人为病，为什么？"阴阳交易，人变病焉"，能不能躲避和预防呢？能。不过，得明白"和四时"，阴阳要顺应，不要逆，正气不要亏，要固密，这样人体才有抵抗力。这是说的"君子"，"君子"就是赞美之词，说明人有学问，有道德，顺应阴阳之气。

小人触冒，必婴暴疹。须知毒烈之气，留在何经，而发何病，详而取之。（21）

这一条是论不能顺四时阴阳以养生，必婴暴病之灾。这个"小人"是相对"君子"说的，就是不懂得养生，不懂得固密，不懂得顺四时之阴阳的人，他就"触冒"了，也就是"阴阳交易，人变病焉"。触冒四时的邪气，"必婴暴疹"。"必"就必然遭受，"婴"是婴儿的婴，应该有提手旁，假借通用了。"必婴暴疹"，必然要遭受很暴烈的疾病,就是不知道顺四时阴阳,不知道养阴阳之根,那就会触冒四时邪气,就要遭受很暴烈的病。这样来看,人必定要知道医学,才能顺四时阴阳。不知道医学,就"必婴暴疹"。"须知毒烈之气,留在何经,而发何病,详而取之。""须知毒烈之气",有广义的,有狭义的。广义上就是四时之气,四时为病的邪气,都叫时行的疫气,也就是毒烈之气了;狭义的就是伤寒,伤寒为毒,最为毒烈啊。外感的、四时的毒疫之气是一种毒烈之气。"留在何经,而发何病",留在哪个经,就会发哪经的病,应当"详而取之"。"详",就是要明白,当医生要明白。"而取之",而去进行治疗。这句话就为六经辨证打下了基础。

关于"留在何经",咱们以后就会讲三阴病、三阳病这些病。张仲景就讲何经,本来是讲经络,现在有人写文章,就不承认经络,一提起经络就觉得是错了。张仲景是讲太阳经,阳明经,这都是对的,不能说只有太阳病,没有太阳经。没有太阳经,太阳病去哪受病去,是不是?邪气留在何经,它应该发为何病。这个话有点启下文的意思。下边就讲了,太阳病、阳明病、少阳病,就是讲"何经"了。"详而取之","详"就是要详细,就是看的详细,看的明白,然后再去治疗,这在文气上下都是相连的。

是以春伤于风,夏必飧泄;夏伤于暑,春必病疟;秋伤于湿,冬必咳嗽;冬伤于寒,春必病温。此必然之道,可不审明之?(22)

这一条是论四时之邪伤人为病的规律,也包含有伏邪的意思。为什么呢?"春伤于风,夏必飧泄;夏伤于暑,春必病疟"不是即发的,都是到下一个时候才发病。因此,这一条有两层意思。这一句话是张仲景引《内经》的话,类似"至而未至,不至而至",都是《内经》的话。这里边有个字,要改一下:"夏伤于暑,春必病疟"。赵本中"春"是"秋",从文义上来看,"秋"是对的,夏伤于暑了,春天过去了,不能到来年春天,隔了那么长时间,是不可能的。同时,《内经》上也是"秋",不是"春"。因此,当作"夏伤于暑,秋必病疟"。

"是以春伤于风,夏必飧泄",春天伤于风,风是风木之邪,风木之邪在春天是正令,因为春天主风,春天是风气,肝木之气当令,而又受风木之邪所伤,这就叫"春伤于风",即病者就是受了风邪了,如果没有即病,就是没有当时发病,"夏必飧泄",风木之邪在人体要克脾土,春天的风木之邪亢盛,它没有发病,它必然来克脾土,伤脾。到了夏天,夏天是暑湿比较旺盛,脾已经被风木之邪所刑,脾本身就受病了。在这个情况下,就要发飧泄之病。"飧泄"就是腹泻,就是泻肚子,拉的是不消化的东西。这里边有五行相克的理论,风木之邪克了脾土,又到了夏天,湿热之邪比较盛,脾气不能运化湿邪,又加上风木之邪的损伤,消化水谷,运化水湿就成了问题,就变成了飧泄之病。"夏伤于暑,秋必病疟",暑是暑热,热中夹湿,也是当时没发病,到了秋天了,秋天是凉啊,内里有暑热,又受了秋凉之寒,内里的暑热之邪在于内,而秋天的寒凉之邪在于外,这样表里为病,往往就会出现疟疾，一阵冷一阵热，冷的时候寒战，热的时候热得很厉害，然后出汗。"秋伤于湿，冬必咳嗽"，秋天伤于湿了，湿气不化，湿气内留，可以化成痰，可以化成饮，到了冬天又受了点外寒之邪，而使肺气不利，内里有湿，外边有寒，湿能生痰，到冬天就必有咳嗽之变。"冬伤于寒，春必病温"，冬天伤了寒，寒气化热，随着人身上的阳气化热，到春天了，阳气一透发，它由寒变温，这是量变、质变的道理。

以上所说的"春伤于风"等等，风、暑、寒、湿，这都是六气。六气为病，有即病者，有不即病者。不即病的，按照四时阴阳的发病规律来看，就有"春伤于风，夏必飧泄；夏伤于暑，秋必病疟；秋伤于湿，冬必咳嗽；冬伤于寒，春必病温"，这是"必然之道"。"道"就是规律，发病的规律。当医生的一定要明白这些道理，要审查而明之。明白了，了解了，认识到了，那就不是治即病这一个病了，得要治它的伏气之邪。这里边很有学问。比如说，"春伤于风，夏必飧泄"，夏天受了湿邪了，春天是受了风邪，夏天又受了暑湿的干扰，发生飧泄了。我们当医生的不要净看暑湿，还要看到"春伤于风"，是不是风木之邪来克脾土来了。"夏伤于暑，秋必病疟"，不要只看秋天的病，还要看看是不是有夏天的暑邪问题。"冬伤于寒，春必病温"，不能够看即时的发病，光看见春温了，还得要看到"冬伤于寒"。

我在临床上有这个体会。我在一篇杂志上还发表过一篇文章，就是治温病的。温病是伤阴的，伤寒是伤阳的。温病伤阴能伤到什么程度呢？要是从即病之温病来说，这个人是受了温热之邪伤了阴，这个病轻，吃点药就好。要是"冬伤于寒，春必病温"的那个伤阴，那就很厉害了，不好治。我在大连治一个病人。生地、麦冬、玄参这些药，可以说论斤来计算，后来这个病治好了。大剂的生地、麦冬、玄参，这是温病的名方，叫增液汤。有时候加龟板，有时候加鳖甲，吃了好几斤，这病才好的。由此可见，伏邪的温病，伤阴伤得厉害；即病的温病，我们现在说是外感的一点温邪、湿邪，像口干、嗓子疼，吃一点药就好了，病情很轻。这个你得心里有数，它不是一个季节的病，它跨两个季节，春天和夏天，夏天和秋天，冬天和春天。当医生的要有这样一个眼光，有这样的理论指导，你才能够治伏邪之为病，而且用药的时候才能兼而有之，是不是这个道理？有时候祛寒，比如说冬天咳嗽，因为"秋伤于湿，冬必咳嗽"，寒还夹饮，还夹湿，光祛寒，不祛饮、不祛湿也不行。"春伤于风，夏必飧泄"，光健脾运湿不行，还得想办法疏木气，得用点李东垣的升阳益胃汤，加点防风、羌活之类的，把风气鼓动起来。这就是中医的一个理论，不要轻视，还要琢磨。四时的发病有季节性，春天和夏天的问题，夏天和秋天的问题，是互相联系的。这是一个必然的规律。当医生的需要审查明白，才能掌握这个必然的道理，才能掌握这个规律。

伤寒之病，逐日浅深，以施方治。(23)

这一条是论证伤寒以日期的浅深来施方论治。治伤寒要讲日期的。不论什么病都有一个时间问题，这要考虑到辨证治疗的范围以内。为什么这个书叫"伤寒例"呢？不能说不计较时间，那是不对的。

"伤寒之病，逐日浅深，以施方治。"什么叫"逐日浅深"呢？就是说当医生的，要排列一个日期。"逐日"就是排列一个日期，患者得病了，两天的、五天的、七天的、十二天的能一样吗？应该要依次排列日期，看看哪个深哪个浅。"伤寒一日，太阳受之"，这是浅。"伤寒七八日"，就很可能邪气入里了。因此，不论治什么病，要考虑时间，有时间浅深的这样一个观念。不过，这个东西不是死的，不等于时间就是绝对的，拿时间来跟病人对号，那也不行。同时，还得要辨证，要看看它的病证啊。过去，中医针对有些外科病讲个"紧七慢八"，有很多个病跟时间有关系的，在那个时间里边，那个病就好治，过了那个时间，病就不好治了。《金匮要略》讲："黄疸之病，当以十八日为期"，十八天当愈，十八天以后病就重了，"疸过十日而反剧，色若烟熏目暗青"，那病就不好治了。这是一种科学、客观的东西，因为时间意味着邪气在人体的深浅，抗邪的力量是强是弱。"以施方治"，要看看病的时间，是深是浅，日子少的病就浅，日子多的病就深，然后才使用这个方治疗。成无己引《黄帝内经》："未满三日者，可汗而已；其满三日者，可泄而已。"这也是讲究时间的问题。我们在临床看急性外感热病，要有一个时间的概念。我们现在在这个时候，容易出现两个极端。哪两个极端呢？有的把那个时间搞得太机械，"一太阳，二阳明，三少阳"，就像对号入座似的，容易产生那种感觉，肯定是不对的；有的不考虑时间因素，认为时间没有用。我们应该合理地考虑时间，要对时间和疾病有一个认识，然后再结合病情与证情来辨证，看他的情况，这是对的。

今世人伤寒，或始不早治，或治不对病，或日数久淹，困乃告医。医人又不依次第而治之，则不中病。皆宜临时消息制方，无不效也。今搜采仲景旧论，录其证候、诊脉、声色、对病真方有神验者，拟防世急也。（24）

这一条论伤寒失治、误治，并介绍张仲景医学的宗旨。一个是论伤寒的失治，一个是论伤寒的误治，从而引申出张仲景医学的宗旨。"今世人伤寒，或始不早治"，"始"是开始，开始要治就好了，如果不早治，这是失治了。应该治疗，他不治疗，这是病家负责。"或治不对病"，或者请医生看了，又没对病，这是误治了。"或日数久淹"，"日数"就是时间，就是得病以后日数很长久了，时间长了这个疾病就有点缠绵不治了。"困乃告医"，"困"可能有两个意思：一个是指病重了，一个是没办法了。各种办法都想了，没有办法了，很困难了，这时候才找医生。"医人又不依次第而治之"，"次第"就是先后，哪个在先，哪个在后，"次第"是讲法的，当医生治病得有方法，讲次第，讲先后，诸如先汗后下、先表后里，是先扶正后祛邪，还是先祛邪后扶正，这都有一套规律和方法的。医人又不能依照客观的先后来治疗，"则不中病"，故病人吃药了，也不中病。那该怎么办呢？"皆宜临时消息制方，无不效也"，"临时"是临疾病之时，"消息"就是我们今天说的信息、音讯，就是病情具体的情况。这个临时的信息是什么呢？比如说是邪正的消长、疾病的盈虚。正和邪存在一个对立的盈虚消长的问题：是邪气盛，正气虚啊？还是正气好，邪气退啊？根据临时的信息，了解到正邪的盈虚消长关系，然后来制定治疗的方法，就没有不见效的了。这段话包含有观察，有辨证，有了解情况的一些内容，然后才给他"制方"，才能"无不效也"。

"今搜采仲景旧论，录其证候、诊脉、声色，对病真方有神验者"，"搜采"是王叔和而非张仲景的口吻。中医是辨证论治的，每个病有各自的证候，证候是"问而知之"，脉是"切而知之"，声是"闻而知之"，色是"望而知之"。"录其证候、诊脉、声色"，就包括望闻问切之法。四诊之法其实就是辨证之法。辨证论治离不开望闻问切，"录其证候、诊脉、声色"就是辨证。对病的诊治，要有辨证之法，辨证之理，还得有治病的方。"对病真方"，加个"真"字是"验其确也"，是真正能治病的，不是假的。"有神验者"，"验"就是它的功效，就是吃了这个方子，就有应验，就好了病了；"神"就是很神，出乎人的意外，很管用，很能治病。"拟防世急也"，"拟"就是计划的意思。我搜采张仲景的旧论，录他的辨证论治，用他的治病的有效之方，而且还要神验的，干嘛呢？就是计划打算着以防备世急，世间的疾病的之急啊，要解决这个疾病的痛苦，"万病之急，无急于伤寒"嘛！从这个来看，王叔和是实事求是的。他整理了张仲景的《伤寒论》，谁告诉的？记住第24条就有了。这是王叔和的话，不是张仲景的话。这就是王叔和整理张仲景著作的铁证。现在《伤寒论》的学术里有很多争鸣的事情。争鸣是好事，但是有的地方把人搞得晕头转向，不知道谁是谁非，搞得迷迷糊糊。因此，这个事也要说一说。

不只一个人说，"伤寒例"不是张仲景的书，是王叔和打着张仲景的旗号加进来的，是王叔和的东西。如果有这样一个学术上的争论，你信还是不信？我就不信。原文说得很好，这个第24条讲"今搜采仲景旧论"，它不是王叔和的，它是"仲景旧论"嘛！什么是"旧论"？张仲景在前，王叔和在后，当然张仲景的书就叫"旧论"了。人家说的很明白嘛！你怎么说不是张仲景的呢？有人就说了：王叔和欺骗人，原文说的是"今搜采仲景旧论"，实际上不是"仲景旧论"，就是他个人的。你怎么知道？王叔和告诉你了？王叔和是当时的太医令，是一个大学问家，他有自己的作品《脉经》，会这样没有人格吗？现在连咱们也没有做那个卑鄙事的。因此，这是不可能的事情，这还是张仲景的书。不过，这本书是残余的、不完整的。王叔和收集的时候它就不完全了，是残缺的一个残品，故文字调整一点，加一点，减一点，也是正常的。至于张仲景的"旧论"，就是张仲景的"旧论"，不是王叔和的。对于这个问题，成无己说得很好，底下小注："仲景之书逮今千年而显用于世者，王叔和之力也。"这话提得多好！这是王叔和的贡献。没有王叔和，我们现在能看得到《伤寒论》吗？这个书早已经丢了，没有了。王叔和下了很大的功夫，才在兵火残余之中搜集成篇。我们应该念念不忘他的好处。可现在呢，净攻击人家,这就不对了。这个事情得要明,头脑得清醒,不能人云亦云。人云亦云,有时候就把真理埋没了,那是不对的。

又土地温凉,高下不同;物性刚柔,餐居亦异。是黄帝兴四方之问,岐伯举四治之能,以训后贤,开其未悟者。临病之工,宜须两审也。(25)

古文我们都得学啊!不光学医啊,还得学文啊!你看行文的文势多好啊!又简洁,又明了,说的还很全面。这一条是讲"两审"。"临病之工,宜须两审也",审什么呢?一个是审时,审四时阴阳;一个是审地,审东南西北,审四方。审时,审地,然后再审病。

这一条的审地之说是由《素问》来的。《伤寒论》的原序不是讲"撰用《素问》《九卷》"吗?《素问》有一篇"异法方宜论",开始有几句话:"黄帝问曰:医之治病也,一病而治各不同,皆愈何也? 岐伯对曰:地势使然也。"治病还得结合地势,要有地方性。不仅四时有温凉寒热,"又土地温凉,高下不同",而"物性刚柔,餐居亦异",万物之性有刚有柔,四方之民的生活也不一样。"餐"就是饮食,"居"就是居处,"亦异"指也不一样。"是黄帝兴四方之问,岐伯举四治之能,以训后贤,开其未悟者。临病之工,宜须两审也。""黄帝兴四方之问"就是东方之民、南方之民、北方之民、西方之民。"岐伯举四治之能"就是东方以砭石,西方以毒药,北方以灸芮,南方以微针。大家看一看《素问·异法方宜论》,张仲景把这一段的精神举出来,他的意思在什么地方呢?"临病之工","工"就是医生,不是有上工、中工、下工之说吗?"宜须两审",应当要审时,同时要审地,要审他的居处,是南方人还是北方人? 这是很有意义的,当医生的不能审地,就不能审时,因为刚才那些记载大致上在黄河流域,古代叫"中州",就是现在的河南了。所谓"中州",就是居在东南西北之中了。张仲景就是中州之人。

有一年,我坐飞机去昆明,下了飞机坐上车,还挺好,可是一到招待所,我的病就来了,总感觉短气。因为我自己有心脏病,所以就叫我的学生说:"我给你钱,你帮我买红人参去",就把红人参也买了,用开水泡上,喝了以后就好一点儿,但是过了一会儿,又开始短气。后来一了解,昆明海拔高,比北京高多了,海拔高了就会缺氧,老大夫就受不了了。不止我一个人,还有一个老大夫也是这样子。我这病情在北京就好一些,在昆明就短气,是"地势使然也",它的地势就是那样。还有地方热。我今年暑假去了一趟杭州,那个地方太热了,虽然夏天都热,但是也不像杭州那么热,热得我都有点害怕了,我总在屋里待着,屋里有空调,外头太热了。因此,四时的阴阳要结合四方,它是不一样的,你到了北方,它就寒冷,你光有审时,不审地,就片面了,"临病之工,宜须两审也"。比如说用麻黄汤,在北京用得比较少,在甘肃、东北的吉林、长春、哈尔滨这些地方用得就很多,因为那些地方伤寒病就多,"身疼,腰痛,骨节疼痛,恶风,无汗而喘","脉浮紧"等麻黄汤证那是真有啊!吃别的都不行,非得吃麻黄汤不可。我们一个小分队有一年到了甘肃,都带着些中西医结合的药,下去巡回治疗。一个女护士早晨起来要注射,一个里头的药都冻成小冰块了,那怎么注射?先得用手焐着,等化开了。那个地方真冷啊!每个人都得穿个羊皮袍子。那个地方就有伤寒,用麻黄汤的机会就是多。那是寒毒之气,杀厉之气嘛!如果到海南岛了,那气候怎么比啊?寒就不是杀厉之气,麻黄汤用的机会就比较少。由此可见,要因时,要因地,要有四方之治,这样当医生才有一个整体的观念。

我们前面讲了二十五条,现在总结一下。这二十五条讲了什么呢?论四时的正气,春温、夏热、秋凉、冬寒;预防伤寒之法:"君子固密,则不伤于寒";既病的伤寒和伏气的伤寒,伏气伤寒与温热病的因果关系;时行之气、非时行之气,以及占验气候之法;寒邪伤人,因寒之轻重而有微甚之变;四时之病和四方之病的关系,主要是这几个方面的内容。这二十五条有重要意义,可以指导下文。例如:"凡伤于寒,则为病热,热虽甚,不死。若两感于寒而病者,必死。"往下这些条文都是受前二十五条的指导。因此,我们可以把它叫做"伤寒例"的总论,下边就是讲各论,分经、太阳病、阳明病,等等,就是具体讲病了。上边偏于理论,下边偏于事实,由理论指导实践。是不是这样一个文章结构?我体会有这样的意思,希望大家思考一下我的提议是不是正确,因为注家也没这么说。我看了很多注家,没有提到这样的问题。我也反复体会,认为前二十五条是有总论的性质,是指导以下各论的。

凡伤于寒,则为病热,热虽甚,不死。(26)
若两感于寒而病者,必死。(27)

这两条是辨伤寒的生死。它是有根由的,根由就在《素问·热论》,故有"张仲景引热论之文"。发热是发于阳,属于阳证,阳主生,阴主死。因此,即使有的发热很重,你不要害怕,不会死人的,为什么?因为它是病于阳。"凡伤于寒,则为病热",寒邪伤阳,阳气起而抗争,故出现发热。"热虽甚,不死",烧得很厉害,烦躁,但是也不至于死,为什么呢?因为发热是发于阳,阳浅阴深,阳证一般来说很少死证,古人就说"阳主生"。成无己引用《针经》说:"多热者易已,多寒者难已,是热虽甚,不死。"伤寒病热,热虽然甚,但不能死人,因为它是阳证,发于阳,阳气有抵抗,气血充盈,有战斗力,阳主外,主表,这个不至于死人,那么什么病死人呢?"若两感于寒而病者,必死。""伤于寒"是一经之为病,比如说在太阳经,或者是阳明经;"若两感于寒"就是表里为病,阴阳为病,脏腑皆病,比如说太阳和少阴,这是阴阳表里的,太阳少阴都感于寒邪而发病,那这个病就危险了,因为它挂一个里啊,不是单纯的"病发于阳"啊,它又"病发于阴"了,阴阳皆病。"两感于寒病者,必死"的详细内容见第36条。下边有个第36条的太阳和少阴,阳明和太阴,少阳和厥阴,两感为病,两感伤寒,阴阳表里为病,说得就比较全面了,到时候再进行分析。总之,第26条和27条主要讨论伤寒热病的生死:病发于阳而在一经者,虽然发热很厉害,这人死不了;若两感于寒,阳经、阴经表里为病,这个就危险了,这是临床判断预后的支持。

尺寸俱浮者,太阳受病也,当一二日发。以其脉上连风府,故头项痛,腰脊强。(28)

以下讲六经受邪为病的一些具体情况,包括生理、病理、证候等,共有六条。第一个就是太阳病。"尺寸俱浮者,太阳受病也","尺寸俱浮"就是寸关尺三部脉都浮,这是太阳经受病。"当一二日发",就是外感一两天就发病了。"以其脉上连风府",太阳经脉是足太阳膀胱经,它的脉是上连于风府。"故头项痛,腰脊强","经脉者,所以行血气而营阴阳",邪客经脉,经脉的气血不利了,故头项疼痛,腰脊也强。头项痛、腰脊强,就是太阳经脉不利的反映,太阳经脉受邪的反映。

关于这一条,要分析这样几个问题。张仲景在六经辨证前边有个"伤寒例","例"有准则的意思,也有规范的意思,就得以此为法。"伤寒例"是在六经为病的前边,太阳病篇就讲"太阳之为病,脉浮,头项强痛而恶寒"。现在有些人在这个地方纠缠不清,他不知道前边有"伤寒例"。即使他知道有"伤寒例",也不承认是张仲景写的。他总是把这书当成伪书,这些说法使我们的学习都受到了影响。"伤寒例"是一个规法,现在你撇开它,不重视它,你来讲"太阳之为病……""阳明之为病……",就没有准则了,故应该以它为准。根据这样的意思来看,太阳病就不用说"太阳经之为病"了,因为"伤寒例"已经说了"以其脉上连风府,故头项痛,腰脊强",《伤寒论》就不用再说了。前边已经有这样一个范例了,下边还写它干嘛? 现在有些同志提出"六经非经论",说张仲景的《伤寒论》就没有太阳经,只有太阳病,六经都是你们这些注家强加给张仲景的。这不对,因为"伤寒例"已经讲了,在太阳病篇他就不讲了。

读"伤寒例",对于我们学习《伤寒论》中的六经"之为病"很有好处,有澄清是非,明确方向的作用,可以把中国的传统医学捡起来了,否则就支离破碎不成一个东西了。《伤寒论》是讲六经的,"六经为病尽伤寒",要有经脉、脏腑、营卫、气血的内容,没有是不行的。正是因为有了这些内容,才决定了六经辨证的生理、病理特点。何以见得? 我们说:"太阳主表,为一身之外藩,总六经而统荣卫",风寒之邪客表就是太阳病。太阳为什么主表? 这不仅和太阳经有关,也和太阳经、太阳腑、太阳的表里、太阳经脉的络属有关。太阳经"上连风府",就是它的经脉循行之处,也就是它的生理。"头项痛,腰脊强",正是它的病理变化所在之处。"经脉者,所以行气血而营阴阳",足太阳膀胱经络脑,下项,夹脊,抵腰,循膂,络肾,连于肾,下属膀胱,一旦通行气血的经脉不利了,就会有"头项痛,腰脊强"。这句话是张仲景引于"热论"的,要和"热论"合起来看。"热论"是这样说的:"巨阳者,诸阳之属也,其脉连于风府,故为诸阳主气也。"这里不叫"太阳"叫"巨阳",

有时还叫"大阳",说明太阳经的阳气在三阳经里是最大的。大到什么程度呢？它是诸阳之所属,是诸阳的主气。它的阳气盛大,故能够主表。阳不巨,阳不大,不能够主表。人体表的面积多大啊！只有太阳经的阳气才当之无愧。

太阳为诸阳主气,与其经脉连风府是有关的,因为风府是督脉上的穴位,而督脉是为一身之总督。人身上的阴阳二气,在奇经八脉里就由两个脉统辖,一个叫督脉,一个叫任脉,督脉是管阳的,任脉是管阴的。督脉为阳气之总督。关于督脉的作用,在医学里头说得很少,没有说得很完全的。对于太阳、阳明这些十二经脉说得很多,奇经说得很少,为什么呢？因为中医学和中国的道教,就是黄老之学很有渊源,很有关系。道教里头有一些延寿长年的术数之法,这在《内经》里就可以见其端倪:"上古之人,其知道者,法于阴阳,和于术数","上古有真人者,提挈天地,把握阴阳",这些都超出医学了。在医学领域中,哪个大夫,"四大名医"也好,张仲景也好,能够"游行千里之间,视听八达之外"吗？没有那么大本事。《黄帝内经》很不好讲,里面时隐时现有道家思想,这个应该承认。什么叫"恬淡虚无"？"志闲而少欲,心安而不惧,形劳而不倦,气从以顺",气怎么顺？是讲呼吸的。怎么呼？怎么吸？心先要静,要入静,入静是要有功夫的:第一是"恬",第二是"淡",第三是"虚",第四是"无"。到了"无"了,才能够"真气从之",才能够"精神内守",故其中有一些内功的境界。这样凡是属于道教的一些能够解脱生死的知识,现在都避而不谈了,即使讲一讲,也就是一点而已。上边有一个盖儿,都把真理藏住了,不大讲了,把医学的这一方面,就是治治病,调整阴阳,调整脏腑,调整经脉气血,把这样的一些治病之法给说出来了。这是我个人的体会,《内经》里包括道学,包括黄老之术。

在奇经八脉里,首先要把任、督二脉接起来,接起来阴阳就贯通了。"本来督任一身中,寻得仙源有路通",现在练周天搬运功,得上下转起来,任督二脉接起来了,人的身体就健康了。因此,虽然不怎么说督脉,但是它客观存在。督脉是阳气之总督嘛！太阳经脉上连风府,和督脉结合了。风府是督脉之穴,督脉之气也到这个地方。人们练周天功,要透三关,从尾闾、夹脊上去到巅顶,这还很不容易呢！闯过这三关,才能够任督相通啊！太阳之脉之所以谓"巨阳"者,它能与督脉相合,借助督脉的力量,才能为诸阳主气。既然督脉是全身之总督,为什么太阳又是诸阳之主呢？那不自相矛盾吗？实际上,两者的关系类似于心包络和心,"包络代心而用事",人身上太阳之经脉有一部分就是督脉的活动,要不为什么《伤寒论》中有"先刺风池、风府,却与桂枝汤则愈"？太阳经脉主表不是一条脉的问题。在这个地方,连柯韵伯都糊涂了:这一条经脉怎么能主周身之表呢？不可能的事情啊！他就用《素问·皮部论》来画块,太阳经就是一块,就是板块学说,不是讲经了,经就是一条线。他就不知道太阳之经和督脉联系,而能够吸收督阳之气,作为它的后盾,作为它的源泉,也就是这么一句话:"巨阳者,诸阳之属也,其脉连于风府,故为诸阳主气也。"说得多清楚。它不说"连于风府",而说"连于脑",行不行啊?为什么非得提风府不可?那就是叫"眼",是画龙点睛之笔,就点到风府了。有经有穴,才有气之出入,井荥输经合,人的穴道是有生理作用的,不是看病扎针的时候才有穴道。穴道是人身上的生理,有病的时候扎那个地方就起到治病的作用。总而言之,《内经》就为太阳主表提供了理论基础:因为太阳之脉连于督脉,而督脉为诸阳之总督,掌管周身之阳气,故太阳才主表,是大阳、巨阳。这是在上边的一支。

下边还有一支,络脑,下项,夹脊,抵腰,循膂,络肾。它还到于肾脏,故肾与膀胱相表里。这就是经脉络属啊!肾是什么呢?肾为阴阳之根,肾里的阳气是真阳,故少阴的阳气与足太阳膀胱经的阳气是相合的,不可分的,足太阳膀胱经要借助少阴肾阳之气的气化,才能够抵抗风寒,才能够总统营卫。如果少阴的阳气虚了,膀胱之气就凉。膀胱之气一凉,营卫之气就衰了,故太阳病是阳病,就有太阳的表证如发热、恶寒、体痛、呕逆等。也有出现了欲寐、下利、脉沉等少阴证候的,为什么呢?因为太阳和少阴是表里的,肾与膀胱是相联系的,"实则太阳,虚则少阴",这是以它的阳气盛衰为前提。少阴阳气一旦虚了,在表之邪气就"飞渡少阴"。"飞渡少阴",这是尤在泾在《伤寒贯珠集》上说的,"飞渡"就是指过渡得像飞那么快,就到了少阴了。这样来看,太阳经脉借助督脉,借助少阴的阳气,作为它的支持者,这才是"得天者独厚",才能够总六经而统营卫,而为一身之外藩,否则就不好理解了。《医宗金鉴》说的太阳经很厉害:"太阳主表,为一身之外藩,总六经而统荣卫。"太阳一个腑气,怎么有那么大的本事啊?有那么大的力量啊?它有个支持者——督脉之阳,肾中的阳气。它们支持太阳之经,支持太阳的阳气,太阳才有这个作用。

关于太阳传于少阴,太阳少阴之为病,"实则太阳,虚则少阴",请看看书。要看一点儿注。太阳和少阴的关系问题,请看一看柯韵伯的论点。柯韵伯这个人写文章,叫你看起来都很解气,他说的话虎虎有生气,叫你越看越乐意看。再看看尤在泾的《伤寒贯珠集》。"以其脉上连风府,故头项痛,腰脊强",要结合"热论"这一篇来看,不仅解决了"头项痛,腰脊强"的经脉为病问题,而且也解决了太阳主表的问题。为什么太阳为诸阳主气?为什么它叫"巨阳"?膀胱怎么有这么大劲儿啊?"膀胱者,州都之官,津液藏焉,气化则能出矣。"它的气化作用要借助肾阳啊。比如说,我在临床看过一个病,这个人小肚子胀,尿得很少,下肢发沉,甚至小腿发肿,舌头挺大。这时候开个五苓散,五苓散中有桂枝,能够通阳气,吃着吃着就好了,尿也多了,肿也消了,小便也利了,这不就好了吗?如果小便不利,也是下肢发酸、发沉、发肿,舌头也挺大,还伴有周身恶寒怕冷,再吃五苓散就不行了,就得用真武汤,非加上附子不可,为什么呢?桂枝通阳,就那么一点力量,通膀胱之阳可以,通心胸之阳也可以,真到了少阴阳虚,它能行吗?必须要加附子,加上附子就是真武汤,阳虚有水嘛,"生姜芍茯数皆三,二两白术一附探,便短咳频兼腹痛,驱寒镇水与君谈"。一个恶寒就说明少阴病出现了。这是第二个意思。

第三个意思就是,我们为什么要强调经络学说?现在研究伤寒的一些人就否定经络。这个事要正确对待,因为我们没有经络学说,在临床上就没法辨证了。张仲景的辨证论治没有客观依据了,还怎么辨证啊?比如"太阳之为病,脉浮,头项强痛而恶寒。"这是张仲景在前人基础上又有所发展。这一条讲"尺寸俱浮者,太阳受病也","热论"也说"故头项痛,腰脊强",而《伤寒论》中多了个"恶寒",这个"恶寒"就是张仲景的发挥了。阳明病又不一样了,"尺寸俱长者,阳明受病也,当二三日发。以其脉夹鼻络于目,故身热、目疼、鼻干、不得卧",阳明病就是额头疼,它是在前边,不是在后边,显然包含有经络辨证在里面。这样的内容就很多了,再如少阳病出现胸胁疼。由于它的经络的络属的所在之处,在发病的时候就有反应。根据经络的反应,就知道病在阳经还是阴经,就有辨证的依据了,这是非常的重要的。为什么要提"一二日发"呢?因为"伤寒之病,逐日浅深,以施方治。"所以"一二日发"说明病浅,这叫开始为病。人体表部太阳之气开始受邪,"伤寒一日,太阳受之",故"以其脉上连风府,故头项痛,腰脊强"谓之表病。"浮脉为阳表病居,迟风数热紧寒拘",浮脉主表,因为阳气抗邪于外,营卫向外,所以脉而浮起,脉是"举之有余,按之不足",是轻浮的,"浮脉皮脉",还在肉皮上就摸到这个脉了,知道邪气在表啊。这就是平脉辨证,平脉是浮脉,辨证是"头项痛,腰脊强",然后就知道是太阳受病,故六经要有经络。《伤寒论》太阳病篇还是讲的,比如"针足阳明,使经不传则愈",那也是讲经。不过,现在有一些研究学者就不承认这。我们要承认经,这有好处,不丢失中医的特色。这是太阳受邪,要和后边的太阳病要发生联系,要和"热论"发生联系,从中看出张仲景继承发展的具体情况。

尺寸俱长者,阳明受病也,当二三日发。以其脉夹鼻络于目,故身热,目疼,鼻干,不得卧。(29)

这一条是说的阳明病。它的说法和《伤寒论》上说的阳明病就不大一样。《伤寒论》太阳病篇的第48条说:"二阳并病,太阳初得病时,发其汗,汗先出不彻,因转属阳明,续自微汗出。"从中还能看出"伤寒例"所言的阳明经证:"以其脉夹鼻络于目,故身热,目疼,鼻干,不得卧。"阳明经行于前,太阳经行于后啊!"胃足阳明交鼻起,下循鼻外入上齿,还出挟口绕承浆,颐后大迎颊车里。"阳明经行于面,"以其脉夹鼻络于目,故身热,目疼,鼻干,不得卧。"这是阳明经受邪的一个特点。《伤寒论》说:"阳明之为病,胃家实是也。""胃家实"是讲阳明腑证,本条是讲阳明经证。阳明的经络受邪,阳明是二阳合明,阳气隆盛,阳热之气较盛,即便是经证,也会有目疼、鼻干、身热等偏于热的特点。"不得卧",就是坐卧不稳,含有烦躁之意。《医宗金鉴》认为,针对阳明经证,当用葛根汤治疗:"葛根浮长表阳明","脉长"就是"尺寸俱长者,阳明受病也"。经不是腑,经在外,故脉见浮长,脉浮而长大。"表阳明",是说阳明经表之证。"缘缘面赤额头疼","缘缘面赤"是脸上连绵不断地发红,"额头疼"是因为阳明行于面。"发热恶寒而无汗",也发烧,也恶寒,身上不出汗。"目疼鼻干卧不宁",眼睛也疼,鼻子也发干,"卧"就是躺下睡眠,"卧不宁"就是躺不下,又烦躁不安。这个就是葛根汤证,就是阳明的经证,经脉不利了,受邪了。需要注意的是,阳明受邪以后,即使是经脉之证,也会出现一些阳热的情况。

我们在临床上见到阳明经证,用治阳明病的方子来治疗,往往能取得很好的疗效。我说两个例子。第一个,有一种病叫"燎面",脸上发烧,就像火烧的一样那么热,脸也红,脸也热,怎么治啊?怎么治也治不好。有医生一看:"哦,这是燎面病,火烤脸。""不错,我这病就像火烤那么难受,热啊!"这是阳明有热,因为阳明经脉行于面。阳明胃腑有热,影响它的经脉,经脉之热不除,就会出现燎面病。给开一个调味承气汤,大黄、芒硝、炙甘草,再加上黄连、犀角(水牛角代),五味药,吃着吃着就好了。燎面病为什么用调味承气汤呢?因为阳明胃热影响到经脉,经脉到脸上了,就像阳明火热的牙疼似的,疼得很厉害,吃点大黄泻泻肚子,牙就不疼了,道理是一样的。医生知道脏腑经络,就知道阳明主面:"胃足阳明交鼻起,下循鼻外入上齿,还出挟口绕承浆,颐后大迎颊车里。"

第二个医案是我个人的。我在京西矿区看病,有一个女同志口噤不能开,张不开嘴,面条得一根儿一根儿的往里头送,苦恼得厉害,张不开嘴,怎么吃饭啊?她看病的医院有个上级医院,就是积水潭医院。她到积水潭医院一看,诊断为"下颌关节炎",治了半天,还是张不开嘴。我们当时在那儿开门办学,她就找我去了。我一看,张不开嘴啊,颊车张不开了,这是阳明经的病。颊车这个地方发紧,一看脉弦而长。弦主风,风邪郁于阳明。我重用葛根,开了20克左右葛根,葛根清经中之热;又加上石膏,石膏清胃的气分之热;再加上丹皮、白芍,还有点儿玉竹,也就是六七味药。吃了药,嘴就逐渐张开了,能吃东西了。后来我们回北京了,还去回访一次,病没有犯过,完全好了。为什么颊车紧急要用葛根到七八钱呢?因为葛根入阳明经,"葛根浮长表阳明",能治"项背强几几",能缓解筋脉拘紧,再加上石膏清热,葛根透阳明经络之邪,行津液,再加上丹皮、白芍,这病就好了。

上述两个医案,燎面病也好,口噤不开也好,都是根据经络学说来辨证,也能辨出来时六经为病。因此,六经辨证既可用于伤寒病,也可用于杂病啊!经络学说不能废,要重视这个问题。六经为病和脏腑经络是分不开的,"伤寒例"的六经为病都有经络。除了太阳是寒邪致病之外,底下的阳明、少阳等都是热邪为病,这就给我们以后学习太阳病篇、阳明病篇的六经辨证提供了一个规法和准则,这样才能反映张仲景"撰用《素问》《九卷》"。他是继承了古代的《素问》《难经》《阴阳大论》等著作的学术思想。

第三课 伤寒例（30—42 条）

[温故知新]

上一次课是各论的开始,讲了四条,都是具体的六经辨证。辨什么证呢?辨伤寒,有关内容是和"热论"相一致的,有几个特点:其一,它是讲经络为病;其二,除了太阳病以外,都是讲的热证。比如说六经辨证是有热证,有寒证,有虚证,有实证,而"热论"只有热证、实证,没有虚证、寒证,故"伤寒例"采取了"热论"的内容,也是只有热证、实证。伤寒在表的时候,很难说是热证,但往里尤其是到了三阴经的病,那就基本都是热证。

我们学这个有什么好处呢? 大家要明确一个问题,张仲景写了《伤寒杂病论》,他描述的太阳病、阳明病等也是六经辨证,而在这儿讲的是"伤寒例",这里头没讲杂病。《伤寒杂病论》的六经是分司诸病,分管诸病,说它是伤寒也好,说它是杂病也好,它的面广,阴阳、寒热、表里、虚实这八纲都具备。"伤寒例"的伤寒仅仅是讲外感,它和六经辨证的意义有些不同。张仲景既论伤寒,又论杂病,他在前边加个"伤寒例",就把六经辨证所不能包括的一些问题在这里交代清楚了,再写六经辨证就由他个人发挥了,就不受限制了,是这么一个写作体例。根据这样的前提,我们学《伤寒论》外感热病的这一方面,还必须学"伤寒例"。否则,只看到"太阳之为病……",那样会很局限,很不全面。这是一点,而且还容易产生问题。比如说,我过去在没学"伤寒例"之前,就有这样的想法:《伤寒论》的六经辨证仅仅是辨风寒,没有什么温热,"太阳病,发热而渴,不恶寒者,为温病。若发汗已,身灼热者,名风温。风温为病,脉阴阳俱浮,自汗出……"只有这第 6 条,很不全面,跟中风、伤寒来做比较,差得很远。我就得出这样一个结论:《伤寒论》的六经辨证是辨风寒的,对于温热也没有出过什么方子,也没有系统的论述。不只是我一个人,凡是学《伤寒论》的都很容易产生这种思想。如果开篇到卷二看到"伤寒例"了,你就明白了:张仲景把外感的伤寒"今夫热病者,皆伤寒之类也"这些问题都在"伤寒例"里交代了,就来补充六经辨证的不足,这样就全了。什么叫温热啊? 什么叫温毒啊? 那就是广义伤寒了,就包括很多温热病在里边,比较丰富多彩了。因此,必须要学"伤寒例",不学"伤寒例"是很大的缺陷,有一些学伤寒的人认为"伤寒例"不是张仲景的书,就不学了,这是一种偏见,应当纠正。

《伤寒论》的十卷二十二篇,现在我们全国的中医院校都不讲。作为张仲景的学生,我们是继承发扬仲景学说的,就认为这是个损失,应该要讲,还不能对着本科生讲,本科生没有那么多课时,故要办个班。办个班就是撒一把种子,它开花结果在各地,使仲景学说继续发扬光大。第二就是,纠正在伤寒学说里的一种人为的错误观念。是什么呢?就是"辨脉法""平脉法""伤寒例"这些不是张仲景的,而是王叔和塞进来的。这个观点就给明朝所谓的革新派制造舆论了,仲景学说就变得越来越窄了,就受到一定的障碍和影响了,因为大家都这么说啊。像喻嘉言,笔杆子硬着呢,说得简直是活灵活现,你一读他的《尚论》,不得不信;像方有执,都是大家。他们是"错简派"嘛!这个学说要是延续下去,《伤寒论》原来是十六卷,后来残余的经过整理变成十卷,十卷还有四卷不讲,只剩下六卷了,这不是数量越来越少了吗?仲景学说就不能够流行了,在世了。为了纠偏,我们要请来全国的伤寒同道,把这件事给大家讲一讲,以理服人,让大家推广,不是王叔和硬塞的,这实实在在是张仲景的著作。这两种想法还是很有意义的,因为我们是念书的人啊,是搞中医学的,搞古典医学的。作为一个从事古典医籍研究者,什么是他最快乐的事情?他志愿当中最能使他满足的是什么?就是"道",就是仲景学说得传下去。

尺寸俱弦者,少阳受病也,当三四日发。以其脉循胁络于耳,故胸胁痛而耳聋。此三经皆受病,未入于府者,可汗而已。(30)

上一次课主要是讲各论,包括六经发病的具体表现。今天讲少阳,"尺寸俱弦者,少阳受病也,当三四日发。以其脉循胁络于耳,故胸胁痛而耳聋。"第23条讲"伤寒之病,逐日浅深,以施方治",现在就体现了前边的话了。"逐日浅深",六经的日期排列开了。"一二日""二三日""三四日",这不是由浅入深了吗?由于时间的推移,邪气伤人就是由浅入深了,就发展啊,传变啊。三四天的发病,"尺寸俱弦者,少阳受病也",这是"伤寒例"的特点,脉放在前边,"尺寸俱浮者,太阳受病也""尺寸俱长者,阳明受病也""尺寸俱弦者,少阳受病也",这就叫平脉辨证之法,也叫把脉诊病之法。少阳脉就见弦脉,这是引经据典,就回答了。为什么少阳脉弦?因为少阳旺于春令,少阳通于春气,春脉弦,故少阳脉弦。这就把问题回答清楚了。为什么要写"尺寸俱弦者"呢?一个字都不能忽略。如果脉只有寸脉弦,尺脉不弦,关脉也不弦,这个是少阳病吗?必须尺寸俱弦,这个不能忽略,也就是说《伤寒论》的"脉阴阳俱紧者",阴阳就是寸尺,寸尺俱紧。临证之时要把这个问题记住了,不是一个单独的尺脉弦就是少阳病,也不是一个单独的寸脉弦就是少阳病,必须寸关尺三脉俱弦,这才是少阳病。比如尺脉弦,寸脉微,那是胸痹病。尺寸俱弦,才有诊断上的意义,才可以诊断为少阳病。

少阳病的发作时间应该在感冒以后的三四日。邪气伤了少阳之经,因为经络在外,脏腑在里啊。"以其脉循胁络于耳,故胸胁痛而耳聋。"为什么少阳病会出现胸胁苦满?少阳病有几个主症,也就是小柴胡汤证:往来寒热、胸胁满、脉弦、目眩、耳聋、口苦、嘿嘿不欲食、心烦、喜呕。少阳病有十个症,这十个症里有胸胁疼痛和耳朵聋,这是少阳的经脉不利了,因为少阳经脉行于侧。三阳经脉之中,太阳行于后,阳明行于前,少阳行于侧,就是夹界之地,太阳阳明的夹缝,故胸胁痛而耳聋,这是它的经脉受邪了。

我们学了《伤寒论》了,学了"伤寒例"了,一个是太阳病"头项痛,腰脊强",一个是阳明病"脉夹鼻络于目,故身热,目痛,鼻干,不得卧",一个是少阳病"胸胁痛而耳聋"。这个要记住。什么叫辨证啊?辨证就是把古人给我们总结的证候记住了,不就会辨证了吗?一说少阳病"胸胁痛而耳聋",这一半儿难受。把这个记住了,来一个病人,也是这样的,一摸脉是弦的,这是少阳病。怎么知道是少阳病啊?"伤寒例"上就是这么说的,那就可以用小柴胡汤了。

一个东北的木材公司的一个书记在鬓角这个地方长了一些黄水疮,怎么治也不好,后来到北京来了,就给介绍来找我看了,就这么点病,就是用柴胡剂,一加柴胡,几天就好了。柴胡、黄芩、青黛、连翘,清热解毒的,必须加柴胡,不加柴胡就没有效,你看这事怪不怪?为什么用柴胡呢?因为经脉的这个地方有反应啊!他吃了一百多剂药了,中医、西医的药单子拿了一大沓子。没有以经辨证那是不行的,不要把这些事情看做儿戏,中医都不相信自己个儿了,现在中医不信经脉,这事一听让人觉得很奇怪,中医不信经脉信什么?就是因为经脉,人才成为整体啊!才有脏腑表里关系啊!这个没有了,中医的基础理论就废了。我们讲的少阳病、阳明病,实际上运用的就是经络学说,经脉为病!因此,应该看看《灵枢·经脉第十》:"人始生,先成精,精成而脑髓生,骨为干,脉为营,筋为刚,肉为墙,皮肤坚而毛发长,谷入于胃,脉道以通,血气乃行。"然后就是说手太阴肺脉、足阳明经、手阳明大肠经,等等。看看十二经脉从哪儿到哪儿,又得什么病。这个是很有好处的。这是基本功。

耳聋用小柴胡汤治好的有没有啊?大有人在。我在东直门的时候,有一个病人耳朵聋,怎么治也治不好,一摸脉是弦的,怎么办呢?"往来寒热胸胁满,脉弦目眩而耳聋。"耳聋就是少阳病啊,开小柴胡汤,吃了三剂,后来又吃了五六剂药,耳朵就不聋了,你说怪不怪?还有个眩晕,"少阳之为病,口苦,咽干,目眩也。"脉弦、口苦、头目眩晕,什么方法都不行,就得用小柴胡汤。你用菊花、蒺藜都不行,非得上柴胡不可,一把钥匙开一把锁。这个要把它记住,记住了在临床就会看病,就会平脉辨证。

以上说的是三阳经之病,足太阳膀胱、足阳明胃、足少阳胆。"此三经皆受病,未入于府者,可汗而已。"前边是讲辨证,后边是讲治法。"此三经皆受病",太阳、阳明、少阳都受病了,已经到了三四天了。"未入于府者",邪气还在经中,太阳是在头项,阳明络于鼻,少阳胸胁痛而耳聋。经络受邪,未入腑者,还没有传入到它的腑,因为经和腑是相连的,现在还只在经,还没传到腑里去。这是用药治疗的一个区别点：因为邪气还没入腑，所以"可汗而已"。"已"的意思是治好了。接下来要讲："此三经皆受病，已入于府，可下而已。"三阴经病是可下，三阳经病是可汗，怎么理解古人的意思？三阳病的"可汗而已"，是用麻黄汤，还是用桂枝汤啊？还是用什么汤发汗啊？三阴病的"可下而已"，是用大承气汤啊，还是用小承气汤啊？怎么回事呢？谈谈我个人看法：首先，要分清楚经络病和脏腑病，故"未入于府者"是一个治法的鉴别点。因为病在于经，还没到腑，这个时候治疗得从外而解，"汗"就是代表这个。没入里，病在经络呢，就按照表这一方面给他治疗，病就好了。但是，这并不等于三经的病都是一个治法，都发汗能行吗？太阳病发汗可以，阳明病在经的也可以，用葛根汤，少阳病的时候就不可以发汗了。"少阳三禁要详明，汗谵吐下悸而惊，甚则吐下利不止，水浆不入命难生。"少阳病能发汗吗？一发汗就谵语。理解古人的文字不能死于句下，"可汗而已"就是都发汗吗？三阳经的病哪能都用发汗呢？三阴经的病哪能都用下法呢？因此，"可汗而已"的意义在于，治疗三阳经病在于外，没入腑的就从外治，从外把经络邪气驱解出去就行了。也就是说，它和治脏腑之病是不同的，脏腑是治其里，经络是治其外，这样来体会，意思就完整了。古人也不至于那么荒唐啊！都发汗，都吃麻黄汤，那不行。这是三阳经病。三阳经的病要是病邪不解，就会由阳入阴，由腑入脏，故下边就讲三阴病。

尺寸俱沉细者，太阴受病也，当四五日发。以其脉布胃中、络于嗌，故腹满而嗌干。(31)

"伤寒例"就补充了《伤寒论》六经病篇辨证的不足。学这个"伤寒例"，要和《伤寒论》的六经辨证对照来看，这样收获要大一些。大家都知道，在《伤寒论》六经辨证中，三阴病一般都是寒证，"太阴之为病，腹满而吐，食不下，自利益甚，时腹自痛，若下之，必胸下结硬。"这是中焦脾胃的虚寒证。这一条"尺寸俱沉细者，太阴受病也"，"腹满而嗌干"，这是热证。不但如此，那个说的是脏证，"以其脏有寒故也"，脾脏有寒啊，故上边吐，下边腹泻。太阴的经病有没有啊？没有。"伤寒例"又补充了太阴经的经热证。一个是脏寒，一个是经热，这个就要互相对比和补充了。三阴的热病一般都是化热，比如寒邪化热，越治三阴，热还越重，因为化热的程度越发加重了，故热象比较突出，是这样一个意思。如果三阳为表证，三阴就为里证。虽然里证是指它的脏而言的，太阴是脾啊，脾是属于脏啊，足太阴脾的经络与三阳的经络相比，它是阴脏的经络，也意味着在里了。阴经的经络和阳经的经络是不同的，一个是联系腑，一个是联系脏。太阴的经络"布胃中、络于嗌"，"嗌"就是咽喉，"布胃中"可以病腹满，"络于嗌"可以嗓子发干。腹满和嗓子发干都是有热的结果。没有寒，没有吐利，它的经络向里了，这是太阴病的热邪影响它的经络而出现了腹满嗌干的症状。要和太阴脾寒证作对比，一个是热，一个是寒，一个是在于脏，一个是在于经。

尺寸俱沉者,少阴受病也,当五六日发。以其脉贯肾络于肺,系舌本,故口燥舌干而渴。(32)

少阴病的证情,在六经辨证里还有点反映,比如"口燥舌干而渴"在少阴病篇有相应的内容。少阴病篇有个"三急下",里边有个"口燥咽干",是燥热伤到少阴的肾水了,和本条的论述有一些相同之处。"以其脉贯肾络于肺,系舌本",足少阴肾的经脉贯通于肾,上络于肺,系于舌本,还出于喉咙,故少阴病篇有一些嗓子病,而猪肤汤、苦酒汤、甘草汤、甘草桔梗汤都是治嗓子的。"口燥舌干而渴",由于少阴的经中之热伤了阴分,就出现口燥舌干、喉咙干、口渴的症状。大家注意,在临床上有少阴病腹泻,即少阴下利,开始是寒利,拉来拉去,"寒随利减,阴随利伤",拉出火来了,嗓子难受,心烦。张仲景很绝,用个猪肤汤。

这个猪肤汤,大家都知道了。我讲一个新近的故事。我在河南南阳开会,郑州有个中医研究所的所长张老,我们关系不错,是好朋友,就在一起聊天。我们两个老大夫就聊到少阴病的猪肤汤了。张老跟我说:渡舟,这猪肤汤非常管用!我问:怎么管用啊?他说了他的一个医案。有两个开火车的人,一个是正司机,一个是副司机,他们夏天开火车,高温难耐,因为火车开着,达到了很高的温度。这种情况很容易发生,司机一个跟头就虚脱了,赶快就得急救。这种情况在铁路上屡次发生,一点办法都没有,出了事才抢救,怎么想办法预防这种事呢?后来,铁路上的领导就找张老去了,因为他是中医研究所的研究员啊,让他给想个办法。这也太怕人了,在高温之下,一个跟头摔倒了,就跟中暑似的,人就休克了。因为听他说一出大汗人就摔倒了,又是在天热的时候开着火车,火车头高温,张老就给他们想了个办法,就是用猪肤汤,熬完猪皮以后把汤搁到冰箱里冷却了,做成冻子,还在里头搁点冰糖,为了好吃啊,然后用刀分成块儿,告诉他们,天热的时候,别的不用喝,过一个小时含一块儿,把它吃了。他也没告诉是什么药,做好了才拿到车上去,说领导给我们研究了一个方子,这回我们开车不用怕了,这些工人到一小时就吃一块儿,还挺好吃的,又香又甜,那是猪皮冻儿嘛,从那以后没有一个发生晕倒的事情。大家想想这个道理,人在大热天一出汗,阳气一上,阴气一散,阳气往上一攻,人就晕厥了,一个小时吃这么一块儿猪皮冻儿,这东西可以敛津液,滋阴液,就把这问题解决了,后来还得到表扬了。由此可见,《伤寒论》里的方子,只要你一动脑筋,在里边研究出点东西来,大有作为。少阴病伤阴了,就是口燥咽干,还嗓子疼,猪肤汤的效果是很好的。猪肤汤里搁点儿蜂蜜、米粉,把它做成膏儿。

尺寸俱微缓者,厥阴受病也,当六七日发。以其脉循阴器络于肝,故烦满而囊缩。(33)

此三经皆受病,已入于府,可下而已。(34)

"尺寸俱微缓者,厥阴受病也,当六七日发。以其脉循阴器络于肝,故烦满而囊缩。"厥阴是最末一经了,"两阴交尽,名曰厥阴""两阳相合,名曰阳明"。厥阴是阴的极尽了,三阴病的热证,只有厥阴病的热证热得厉害,热得严重。怎么体现啊? 有两个,一个是"脉微缓者","缓者"就是脉迟缓。为什么呢? "寒则紧",脉要是有寒就紧,要是有热,脉就缓。"热则脉缓,寒则脉紧",因为寒为阴邪,寒性收敛,故脉搏紧张有力;热是弛张的,故脉搏就缓。伤寒大青龙汤证有两条,上一条是"中风脉浮紧",下一条是"伤寒脉浮缓,身不疼但重,乍有轻时,无少阴证者,大青龙汤主之。"为什么脉浮缓? 就是因为化热了。大青龙汤证是不汗出而烦躁,闭郁之邪要化热,化热的时候脉就由紧变缓了。在《伤寒论》中,这种情况很多。"脉微弱者,此无阳也",都是紧脉变成缓脉了。"有寒则紧,有热则缓","缓者,缓重也",热得厉害脉就见缓。同时,还有"烦满",精神上的烦满,"囊缩"主要见于男性,因为厥阴肝脉是环绕阴器及少腹挟胃,"挟胃属肝络胆逢"嘛! 经脉热,经脉拘急而"囊缩",女性呢? 女性表现为乳房向里头收缩,男性是阴囊往里头缩。热的人心烦而满,下边的阴囊还往里缩,你说这个病厉害不厉害? 这个病是很厉害的,比少阴病、太阴病都厉害。厥阴病是三阴之末,它的热气很重,重到使经脉都拘急了,热气在里边出不来,都烦满了。"舌卷"常与"囊缩"并见,提示危重的病情。若想辨别是热是寒,需要看舌苔。如果是舌头干燥,甚至舌苔变成了黑燥苔,那就是热的表现。如果是黑滑苔,并伴有津液,那就是寒的表现。寒性收引,可以出现"舌卷囊缩",即上边舌头卷,下边阴囊缩。这又有寒热之分,辨别寒热则是观察舌苔是燥还是滑,燥即属热,滑即属寒。

"此三经皆受病,已入于府,可下而已。""府"可当脏字体会,古人是脏腑通用,有时候以脏代腑,有时候以腑代脏。太阴是脾,少阴是肾,厥阴是肝,若三阴经皆受病,则已入于脏了。在经是"可汗而已",要治其外,如果再入于腑了,就不是在经了,而是在内,故"可下而已",就不能用汗法了,要用下法。"可下"就是治其里的意思。要是治里证,即是治它里面的热,而不是治它外面的经证。汗、下两法,指代表里,"可汗"是治其表,"可下"是治其里。三阳经病是治从外,三阴经病是治从里,这是不同的。关于治愈的方法,"热论"里面说过这么几句话:"治之各通其脏脉,病日衰已矣",脏气需通达,不要闭塞,通其脏,通其脉,使病邪日衰而可愈矣。

以上说的是六经的为病。六经的为病是一种外邪伤了脏腑经络,一般都侧重于热邪,和《伤寒论》的六经辨证稍有出入,故应当互相对比,互相体会,以补其不足,这也是学习"伤寒例"的基本精神。六经的为病都是一个经一个经的为病。上面讲过:"凡伤于寒,则为病热,热虽甚,不死。若两感于寒而病者,必死。"这个一经的为病,即便热得很厉害,一般不能致死。如果是两感于寒而病者,必将致死。文章先把一经的为病,包括太阳、阳明、少阳、太阴、少阴、厥阴按顺序讲完,随后再讲两经的为病,就是两感为病。

若两感于寒者,一日太阳受之,即与少阴俱病,则头痛口干,烦满而渴。二日

阳明受之,即与太阴俱病,则腹满身热,不欲食,谵语。三日少阳受之,即与厥阴俱病,则耳聋囊缩而厥,水浆不入,不知人者,六日死。(35)

若三阴三阳、五藏六府皆受病,则荣卫不行,藏府不通,则死矣。(36)

这一大条是论伤寒之邪而阴阳表里两经俱病的危证。一经为病"热虽甚,不死",两经为病就是"若两感于寒者",说明病重了,就有很大的危险了。病重的理由是阴阳表里脏腑皆受病。这意味着邪气盛,正气受损的就严重了。辨证的方法是:"一日太阳受之,即与少阴俱病,则头痛口干,烦满而渴。"就是说将太阳的病证和少阴的病证加在一起了。太阳病证是头痛项强,少阴病证是口干烦满而渴,即嗓子发干。这两经之病在同一个时间而发作,才可知道它是两感伤寒。两感就是两经之病,就是表里阴阳为病。太阳和少阴为表里,阳明和太阴为表里,少阳和厥阴表里。因为这个脏腑是相合的,有阴就有阳,有脏就得有腑,通过经脉的络属,就形成了表里的关系。太阳膀胱之经络于肾,少阴肾经络于膀胱,太阳和少阴形成了表里的关系。综其观之,六经辨证既有三阳三阴的辨证方法,也有阴阳同时发病的辨证方法。两感为病就是阴阳表里为病,会出现了两经为病。

"二日阳明受之,即与太阴俱病",因为阳明与太阴为表里,脏腑相连,经络相通,故"腹满身热,不欲食,谵语",阳明病伴有周身热的症状,腹满是太阴病,谵语是阳明病,不欲食既是阳明,也是太阴,显然是阳明和太阴的脾胃脏腑同时为病。"三日少阳受之,即与厥阴俱病",少阳病是"耳聋",厥阴病是"囊缩","而厥"就是手足厥冷了。全都受病,荣卫就损;荣卫俱损,脏腑不通;"脏腑不通,则死矣"。四十一页最末一行有成无己的注:"谓三日六经俱病",才三日,时间比较短,可"六经俱病"了,"荣卫之气不得行于内外,府藏之气不得通于上下,至六日府藏之气俱尽,荣卫之气俱绝",就是六脏六腑之气都尽了,荣卫之气断绝了,就会致死,这需要经过六天的过程。

关于两感的病,"伤寒例"和《伤寒论》的六经辨证有些出入。就拿太阳来说,太阳和少阴两感在六经辨证里的机会多一些,头痛发热是太阳病,"脉反沉者",脉沉是少阴脉。太阳病而见少阴脉,这里头也有两感的意思。另一个是指的寒邪而言,故用麻黄附子细辛汤和麻黄附子甘草汤。温经散寒之法,既温少阴,也解太阳。这是六经辨证的太少为病,也有两感的意思,它是偏于寒邪的。"伤寒例"的两感都是热邪。"一日太阳受之,即与少阴俱病,则头痛口干,烦满而渴",这是热;"二日阳明受之,即与太阴俱病,则腹满身热,不欲食,谵语",这还是热;"三日少阳受之,即与厥阴俱病,则耳聋囊缩而厥,水浆不入","耳聋囊缩"还是有热,热极了,这个"厥"不是寒冷之厥。热气太甚了,"阴阳气不相顺接便为厥",故还是以热证为主。这就和《伤寒论》六经辨证的太阳少阴两感为病是不同的,后者以寒证为主,用麻黄附子细辛汤和麻黄附子甘草汤来治。

两感为病,就是在一个时间里,阴阳的两经为病,也表明了古人对此病的重视。《伤寒论》中的两感为病主要是太少阴阳表里为病。金元时期,李东垣的老师叫张洁古,他有一个大羌活汤,就是用"两感于寒"的。治伤寒病的两感,就是治阴阳表里为病的。关于他这个方子,虽然现在看来有点不得体的地方,但是由于很受人重视,就传了下来。张洁古的大羌活汤里有几味药:第一个是二防,就是防风配防己;第二个是二术,就是苍术和白术;第三个是二活,就是羌活和独活;第四个是二黄,就是黄芩和黄连;再加上生地、知母、川芎、甘草。大羌活汤有两重功效:去风寒之邪和清内里之热。因为还加了养阴之药如生地、知母,故这个方子也是治两感为病的。从现在的眼光来看,尤其是受了叶天士《温热论》、吴鞠通《温病条辨》的思想影响,这个方子还是有缺陷的,就是它没能够脱离开清朝以前治温病的范畴。在温病学派没形成以前,医家们都是用一些辛温之药,再加上一堆苦寒之药,和一点清凉之药,作为治温热病的法门,如刘河间的防风通圣散、双解散等。张洁古也不例外,他的大羌活汤还没能够脱离这样一个轨迹。到了叶天士、吴鞠通,才使用菊花、桑叶、双花、连翘。在金元时代来说,大羌活汤有可取之处,但是到了清朝,随着温病学说的崛起,回头再看看这个方子,就会感觉到利弊皆有。将它作为一个案例来讲,也是为了表明古代对此病的重视。

其不两感于寒,更不传经,不加异气者,至七日太阳病衰,头痛少愈也;八日阳明病衰,身热少歇也;九日少阳病衰,耳聋微闻也;十日太阴病衰,腹减如故,则思饮食;十一日少阴病衰,渴止舌干,已而嚏也;十二日厥阴病衰,囊纵,少腹微下,大气皆去,病人精神爽慧也。(37)

张仲景写"伤寒例"很有层次和章法,由浅入深,叫人读之而不乱,而且还很好记。这一条还是接上文第36条。第36条告诉我们,两感病虽有危险性,但并不是都致死。若治疗不及时,出现了"水浆不入"、"不知人者",才是危险的征兆。如果不是两感,即第37条接上文,"其不两感于寒",也"更不传经",杂志上发表的文章中不乏"伤寒没有传经,伤寒哪有传经啊,传经都是你们后世给当注加上的"的言论,但作者对伤寒没有传经也拿不准,他没有读到"伤寒例"。"伤寒例"说得很明白:"更不传经"。因为他不承认经,自然会说不传经,于是把人的思想弄乱了。"太阳病,头痛至七日以上自愈者,以行其经尽故也,若欲做再经者,针足阳明,使经不传则愈。"这些不都是传经吗?第37条"更不传经",就是告诉我们有传经的。伤寒学术百花齐放,百家争鸣。张仲景明确说过有传经,邪气是由外而内发展的,是有次第的。我们前面学过:"伤寒之病,逐日加深,以施方治",是由浅入深,能排出日期来的,"一二日""三四日""五六日"。这个并不绝对,但也有这样一个可能,两个方面都要照顾到。传经是必然的,故不学"伤寒例"会闹出很多无谓之争。它不两感于寒,不传经,也"不加异气者",也没有另一种邪气所伤,只是因为得了一种感冒病,一种伤寒。如果又受了一种邪,那就是又受了一种异气。"异"就不是一种气了,是两种邪气,在后面还将讲到。

如此一来，"至七日太阳病衰，头痛少愈也"，这就是《伤寒论》的"太阳病，头痛至七日以上自愈者，以行其经尽故也，若欲做再经者，针足阳明，使经不传则愈"，这个就吻合了。太阳病的病期到七日衰，是因为七日是个来复期，叫"七日来复"。"来复"这个话可能出自《易经》。因此，中医不论是内科，还是外科，在治病的时候往往都以七日为一个阶段。正气来复，邪气退却，故"头痛少愈也"。这个不用治疗，头痛就轻了。上面说的太阳病"以其脉上连风府，故头项痛"，也有可能七天以后来复，病又好了。"八日阳明病衰，身热少歇也"，"歇"就是休息、歇止的意思，即发热不往上头涨，有点往下退，不发展了，就是见好了。举个例子，发热的病人家里都非常着急，一到下午就发热，又是 39℃、39.5℃了，第二天下午再看一看，还是 39.5℃，但是没烧上去，再一天又减下去一点，这就是说邪气有点退却了，"身热少歇"。"九日少阳病衰，耳聋微闻也"，即微微能听见东西，不太聋了，这是由于它的经气通了，邪气就要退了，是好现象。

"十日太阴病衰，腹减如故"，肚子不胀满了，恢复正常了，"则思饮食"，就愿意吃东西了。"十一日少阴病衰，渴止舌干，已而嚏也"，"渴止"就是不爱喝水了，有别于之前口燥舌干而渴的症状，但是舌还干。因为"舌干"和"耳聋微闻"都是病邪退却，不是一下子就好了，他好了十分之六，还有一点病，不是完全恢复了，虽然渴止了，但是舌头还有点干；虽然是耳朵聋了，他现在又微微听进点了，这是病渐好了，有了好的苗头，故"已而嚏也"。"已而"当"随即"讲，就是随即就打喷嚏了。这之前的少阴病不衰，就没有喷嚏可言。口干、口渴，随着邪气衰了，渴也止了，说明津液阴气有点恢复了。虽然他舌还干，没有完全都好，但是随着他就要打喷嚏，出现了阳气通达的现象。"嚏者人气也"，天上叫打雷，人这叫喷嚏。喷嚏不能慢慢地打，要像雷一样，这是暴气像阳，雷气也，故喷嚏是属阳的。这就是说少阳之气通畅了，由下往上通畅了。以前是被热邪闭郁住了，现在病好了，邪气退了，阳出邪退。打喷嚏能够治病，有很多病打个喷嚏就好了。过去北京有老道开了个"常春堂"，用避温散往鼻子里拧，因为里面有冰片，使它很刺激，病人打两个喷嚏，自然就把温邪给避了。老中医过去到别人家看病，因为害怕传染，进门时会先在鼻子上头抹点这些。有的病人鼻子总发干，打两个喷嚏，鼻子里流水了，阳气就通了，病随之就好了。"十二日厥阴病衰，囊纵"，以前是"囊缩"，"缩"和"纵"不一样，"纵"是放纵，也就是缓和了，不那么拘谨了，"少腹微下"，小肚子的紧张微微地下垂了，就是不那么剧烈了。三阴三阳六经之邪都有点减轻了，"大气皆去"，最大的那么个邪气都去了，故"病人精神爽慧也"，身体也轻了，人也就精神了，病就是好了。

第 37 条是承上文而言的，病中有重的，有轻的，也有好的。判断病人是否痊愈，需要知道疾病加重、预后不良，以及往好的方面发展等情况。往好的方面发展，是正气恢复，邪气退却。要有个时间的观念，看看他的症状有没有一点减轻，如"耳聋微闻"、"渴止舌干"等等。观察出病要好的苗头,才能知道他病愈。这个是很重要的,做医生的做到胸中有数,知道病是轻是重,是要好还是没好,要头清眼亮、胸有成竹,然后才能够给人家决断疾病。因此,好的医生可以先知。所谓先知,就是能够看它的苗头,了解它顺逆的情况。

若过十三日以上不间,寸尺陷者,大危。(38)

这一条还是接上文第37条。第37条说"十二日厥阴病衰,囊纵,少腹微下,大病皆去",这一条说"若过十三日以上",已经到了十三日以上,若病证不减,而且病还发作,不间断也不见好,也没出现耳聋微闻、口渴已止、腹满已减的现象,还是继续发展。也就是说,十三日以上,相同的病继续下来了,中间没有渐轻渐好的阶段,就叫"不间"。病仍不间断,这就说明那个人的邪气很盛。这只是一个初步的看法,具体还要切脉。"寸尺陷者",尺脉和寸脉陷下,就是脉沉。脉若摸着都有些困难,沉陷不起,便是"大危"。张仲景的文章写得很有意思,以上他写的这些病,有"尺寸俱浮""尺寸俱长""尺寸俱弦",也有"尺寸俱沉",比如说少阴病。"尺寸俱沉细,太阴受病也;尺寸俱沉,少阴受病也;尺寸俱微缓,厥阴受病也",只有三阴病才见沉脉。尺寸脉沉陷不起,说明已经很沉了,是病郁于阴了,是在脏了。病没有郁于经,在于三阴,再结合十三日以上"不间"来看,病就很危险了。

由此可以推论,治疗外感热病,十二天是一个分水岭。若十二天以内病见好了,包括治疗后见好了,这个病都是好治的。若过十三日以上,病不但没好,还依旧向前发展,而且伴以脉沉,这样的情况无论治疗与否,都是很危险的。我们要学以致用,平脉辨证,掌握外感热病的辨别,知道它的生死、顺逆、预后,做到胸中有数。如果外感热病过了十二天以后还是照常很厉害,毫无减轻,病就不太好治,但具体还得平脉。出现邪气盛而郁于脏十二天不见好,正气处在被邪气所降服的阶段,便看不到正气的抵抗力。人的病全仗抵抗力和抗邪机能,当看不出抗邪机能了,病就很危险了。

若更感异气,变为他病者,当依后坏病证而治之。若脉阴阳俱盛,重感于寒者,变为温疟。(39)

阳脉浮滑,阴脉濡弱者,更遇于风,变为风温。(40)

阳脉洪数,阴脉实大者,更遇温热,变为温毒,温毒为病最重也。(41)

阳脉濡弱,阴脉弦紧者,更遇温气,变为温疫。以此冬伤于寒,发为温病,脉之变证,方治如说。(42)

"若更感异气",异气就是两种邪,异气为病也是有前后次序的,即以前受了一种邪,后来又受了一种外邪。异气和两感不同,两感是同时发生,像"一日太阳受之,即与少阴俱病",是同时发病的。成无己的注写得很清楚,异气病就是"异气者,为先病未已,又感别异之气,两邪相合,变为他病"。异气病如果变为他病,

"当依后坏病证而治之"，因为它不是一个单一的病，而是感受了另一种邪气的病。在这种情况下，要是还单一地治风、治寒、治暑、治湿就不行了，应该要考虑以前的旧病和现在又感异气的坏病两个方面的问题。前面的病和后面的病形成的这种坏病必定要有一个病名，比如风温、温毒、温疟等，就需要按照这个来治。

上文说明两个道理，一个是什么叫异气病变为他病。一个是治疗的原则，是要考虑两方面的问题。后面举出一例，"若脉阴阳俱盛，重感于寒者，变为温疟"，脉跳得很有劲，"经曰：脉盛身寒，得之伤寒"，前病热未已，而又再感于寒，故见此脉。前面得的是热病，后来感的是寒病，相当于寒热相搏。一个人见有两种邪，一种寒邪，一种热邪，互相搏结，就"变为温疟"，温疟即热疟。关于温疟，"伤寒例"中提出了原则，温疟是一个异气之病，它不是两感，也不是单经的发病，叫做伤寒，或者叫做热病，它是以前有一种邪气，又"更感异气，变为他病"而来的。为了使大家对温疟有所理解，引用清朝太医院吴谦总结其特点而成的一个歌诀体，这是在"伤寒心法要诀"后面附的。他分别对温疟、风温、温毒进行了总结，同时对"伤寒例"有所补充，并提出了治法，这也是它的可贵之处。

现在讲析一下温疟的后世材料。"温疟得之冬中风，寒气藏于骨髓中"，先有邪，后感于异气，"至春邪气不能发，遇暑烁髓消肌形，或因用力腠发泄，邪汗同出故热生，衰则气复寒后作，证同温热治相同"，就是说明温疟的原委：冬天中了风寒，邪气伏藏了，寒气藏于骨髓里，到了春天，邪气没发出来，发了就叫春温了，或者叫做风温，到了暑天，夏天的热很热，"烁髓消肌形"，遇暑而发，或者用力出汗，腠理发泄，邪汗也一起出来了，故以发热为主，等发热这个劲过去以后，正气恢复了，还有一阵恶寒。热多而寒少，叫做温疟；但热不寒，叫做瘅疟。温疟也是热疟，"温者热也"，但还有点恶寒。这个证也属于温热，治法也与温热病治法相同。邪气与汗同出，出在阴虚而阳盛，以致温疟热比较多。这时的发疟是由阳气盛所致，患者周身热，伴有出汗。如此一阵，阳气又衰了，随后气又回去了，而不是向外蒸发，这个时候就会气郁。阳虚而阴盛，这个时候由阳盛变成阳虚了，也就是恶寒，周身觉得冷。因此，在温疟发疟的时候，患者会感觉到一阵冷一阵热。《医宗金鉴·伤寒心法要诀》对此说得就更清楚，也更具体一些。治疗上就依照温病，需要用一些辛凉药。温疟是一个证候名，以发热多而恶寒少为特点，就像发疟一样，往往发作于夏天，病因是冬天伤了风寒，伏邪未作，藏于骨髓之中，春天也没发，到了夏天才发作，是先热而后寒，热的时候出汗。阳脉、阴脉，是指寸脉、尺脉。"若脉阴阳俱盛"，就是寸脉、尺脉都盛，脉跳得有力气。

"阳脉浮滑，阴脉濡弱者，更遇于风，变为风温"，也是一个道理，也是先有热，先受温热，后而又受了风邪了，故寸脉是浮滑的，尺脉是濡弱的。这个异气为病是"更遇于风"，风加温，就叫风温。中风之脉，阳浮而滑，阴濡而弱，风来乘热，故变为风温,也是两个邪,不是一个邪。伤寒中有个风温:"太阳病,发热而渴,不恶寒者,为温病。若发汗已,身灼热者,为风温。风温为病,脉阴阳俱浮,自汗出,身重,多眠睡,鼻息必鼾,语言难出。若被下者,小便不利,直视失溲。若被火者,微发黄色,剧则如惊痫,时瘛疭,若火熏之。一逆尚引日,再逆促命期。"这里面有很大的争议,即风温是误治的坏病,还是独立的病名?有很多人把风温当作太阳病误治的一个坏病,其实应该是一个病名。"伤寒例"说得很清楚,风温是一个病名,才有"更遇于风,变为风温"。根据清朝人的总结,冬伤于寒,不即病者,即当时没发病,来年复感春寒,就叫温病;复感春风,就叫风温。冬天有伏邪,到第二年的春天又被春天的风邪所伤,又感了异邪,这就是风温。关于风温的症状,与《伤寒论》中说得差不多。风温有汗,故不可发汗,误汗则助火邪,身热如火,语言难出,身重多眠,鼻息必鼾。风温的脉是阴阳俱浮,故不可下之,误下则会热陷膀胱,劫其阴液,则直视失溲,小便少也。风温热盛,若误以火熏蒸强汗,火旺津亡,则发黄色,时瘛疭,惊痫也。也就是说,风温是温热病,既不可以发汗,也不可以泻下,更不可以用火针等火疗的方法,忌汗、忌下、忌火。从病理来说,它是伏邪为病,冬伤于寒,春天的时候又被风邪所诱发,故叫风温病。在清朝乾隆时期,吴谦等人总结风温为病的时候,在治疗当中有两个方子,一个是葳蕤汤,一个是桂枝人参白虎汤。轻的用葳蕤汤,重的用白虎人参汤加桂枝。葳蕤汤里面有白薇、麻黄、玉竹、葳蕤,一方面养阴,一方面发散温热邪气。现在来看,这个方子的热药还是稍微多了一点,不如白虎汤更理想。在清朝时,温病学说还没能被大家重视,故太医院的太医们开的方子比较老。

这是寒邪化热,春天遇了风了,变为风温。一个是变为温疟,一个是变为风温。这些病都是前面有旧病,有一个伏邪,后面又有一个新病,有诱发。它都是两种邪气,这样在治疗当中就和一般的感冒病是不同的。病理不同,一个最大特点就是寒以化热,都有伤阴的一面。但是,当时的理法方药还没有完全脱离这样一些思想,总要加一点麻黄、桂枝、羌活、防风来散这个外邪,再加上点凉药如石膏、玉竹、生地来滋阴,还没能完全脱离这样一个方剂特色。等到了温病学派把麻黄、防风、羌活弃用,完全使用双花、连翘、菊花、桑枝、薄荷等代替,完成了一个完全的变革。因此,"伤寒心法要诀"的方法还都局限在那个历史阶段。在我二十多岁时,老师教给我们一个方法,就是防风通圣散和六一散。具体用法是,买纱布包,一两一个把它包好了,等着开方的时候,就是防风通圣散两包。等真正用银翘散了、桑菊饮了,脱离防风、羌活了,后人才慢慢实现了过渡。东北那边的大夫往往还没脱离开防风通圣散表里两解的,既有点凉药,又有点热药。医学是一步一步发展来的,现在看清朝以前的方子,就和现在的《温病条辨》《温热经纬》等不太一样。不同的原因是,他们那个时候还留了个尾巴,没完全用辛凉的药物。

第四课　伤寒例条文（43—60条）

[温故知新]

　　上一节课讲的是异气为病。异气和伏邪是有区别的，不能相混。伤寒受邪而未发，伏藏于皮腠之间，到时而发者，就谓之伏邪为病。异气呢，则要"更感异气，变为他病者"，这一点在成无己的注中有清晰的体现："异气者，为先病未已，又感别异之气也。"当时受了一个邪，或者是风，或者是寒，"未已"而"又感别异之气"，即没有好，又感受了一种不同的邪气，两邪相合，变为他病。这两个邪不同，一个是原有的邪气，一个是新感的邪气，两个邪气相合发的一种病，或叫温疟，或叫风温，或叫温毒，或叫瘟疫。第39条，重感于寒，变为温疟。第40条，重感于风，变为风温。第41条，重感于热，变为温毒。第42条，重感于温气，就变为温疫。四个异气为病，书里也只有证候、脉症，而没有具体的治疗方法。这也许是因为书的残缺不全，也许是当初张仲景就没写，我们现在要用后世的一些治疗方法补充一下。

　　温病学派提出了一个最完整、最新的治疗方法。补充的内容包括两方面：一个是温病学说对这些病都有一定的治疗方法，来补充"伤寒例"之不及；另外一个是清朝到了乾隆年间，《医宗金鉴》中对这些病有一些治法。不过，从现在来看，这些治法和方子老旧了些，不如温病学说新颖。应该了解清朝乾隆年间太医院对这几种温病的治疗方法、主张、学术见解是什么。比如说，瘟疫病带有传染性，互相染易，名曰瘟疫，长幼皆病，是一种不正的邪气。它的治疗方法有两个前提：一个是要分轻，一个是要分重。症状轻的要用刘完素的一个名方双解散来治疗。双解散就是防风通圣散加六一散，"双解通圣合六一，四时温热正伤寒，两许为剂葱姜豉，汗下兼行表里宜"。这反映了温病学术的发展和变革阶段，也是温病学说的一个前奏。具体而言，刘河间提出：《伤寒论》中的药物如麻黄、桂枝偏于热，治温热病是不行的。因此，他发明了一些有名的药方，一个是防风通圣散，一个是凉膈散，一个是桂苓甘露饮。有二三十个方子是凉药，就是凉药加上防风、荆芥、连翘、薄荷、羌活，实则在凉药里加上解表的药。不过，虽然他用石膏、滑石、黄芩、黄连、栀子这些凉药，但是用的解表药又是辛温的药，加上防风、羌活、独活之类的辛温药，这样组一个方。这就是温病学说的前身，是由伤寒的辛温之药治风寒外感，然后往治温病的方向发展的。

　　刘河间治温病的方法有一定的进步意义，他知道有温热之邪，光用温药是不行的，得用如石膏之类的凉药和苦寒的药。不足之处在于，他使用了羌活、独活、防风等辛温的药物，和后来的温病学说摒弃温热成分，完全使用双花、连翘、菊花、桑叶、薄荷等辛凉的药物相比,还是有点保守和落后。不过,在那个时代,这些方子用于治疗温病还起了一些作用。我们现在有了温病学说的知识,这些方子就自然被淘汰了。《医宗金鉴》治瘟疫就主张了两个方法,一个是轻的,一个是重的。轻的就用刘完素的双解散,汗下兼行,清表里之邪热。重的就用二圣救苦丸。二圣救苦丸是李东垣的方子,这个方子是皂角、大黄两味药,是一个治瘟疫的方法。治温病,凡是无汗的温热病,就用刘河间的双解散。双解散就是防风通圣加六一散,这叫河间两解之法。凡是有汗的温热病,就立了两招:一个叫清法,一个叫下法。如果热盛大便不干燥的,就用清法。清法就是用白虎汤、石膏剂,以石膏为主药的。如果热盛大便秘结的,就用下法。下法就是承气汤一类的方子。

第三是治风温。《伤寒论》第6条所描述的"风温",在清朝就已经是一个独立病名了,这一点在"伤寒例"中也有充分反映。有的注家把第6条当成是坏病,这是错误的。"风温源自感春风",就是有热,又受了风邪。治疗风温病,因为有汗出,脉是阴阳俱浮的,身重多眠睡,有伤阴的倾向,就用两个方子。一个用于刚开始的,还没有受到火、汗和下的误治,就用《千金方》的葳蕤汤,白薇、玉竹,还有点麻黄,就像现在所说的滋阴解表法。如果经过一些误治,伤了阴了,脉也虚了,一按就没有劲了,身虽然是热,但汗还是较多,就主张使用人参白虎汤加桂枝。白虎汤加人参是人参白虎,加桂枝是桂枝白虎,现在两个方子合在一起了,故叫桂枝人参白虎汤。治疗温疟,没有出很好的方子。张仲景说,这个病按着温病治就可以了,即没有汗的也可以用双解散,有汗的用清法。温毒的治疗方法也同于温热和温病。温毒本身比一般的温病要重,"证同温热热尤然",温毒的邪热更盛,更重。虽然可以按温热病来治,但是用药的剂量要大一点。清朝时期,由于温病学说还没能推广,太医院的太医们治疗温热病的方法,实际用的是刘河间的双解散。经过逐渐发展,后来才有银翘散、桑菊饮、薄荷、豆豉、桑叶、桑枝这些解表药物的运用。

上文列举的几种病证叫异气为病。异气为病就是先有一个邪气还没有好,又感受了一种别异之气,也许是风,也许是寒,也许是温,从而发病。古人根据发病的证候,就给它起名为"温疟""风温""温病""温毒"等。这些病证有它的证候特点,但是没有提出治疗方法,我们需要参看清朝的太医院,即《医宗金鉴》的治疗方法,再结合温病学说的治疗方法,来补足"伤寒例"的不足之处。下面就说伤寒的外感病治疗要及时。

凡人有疾,不时即治,隐忍冀差,以成痼疾。(43)

小儿女子,益以滋甚。(44)

时气不和,便当早言,寻其邪由,及在腠理,以时治之,罕有不愈者。(45)

患人忍之,数日乃说,邪气入藏,则难可制。此为家有患,备虑之要。(46)

因为这几条的意思是相辅相成的,所以理解它,学习它,需要有一个全局的观点。"凡人有疾,不时即治",就是你有了病,或是感觉得了病,尤其是外感病,外感传变非常之迅速,要"即治",不能够耽搁,一耽搁就容易造成疾病的内传。第43条就是说明这样一个道理,你要不及时给患者治疗,或者说是他"隐忍冀差",即有病在身上不说,忍耐着,不告诉别人,把它隐藏起来了。古人有云"讳疾忌医",不找医生,也不跟别人讲。"隐"就是隐藏着,隐瞒也。"忍"就是忍耐,自己忍耐病痛。"冀"就是希望,希望它能自愈。就因为这样子不及时治疗,这个病是好不了的,"以成痼疾"。"痼疾"就是指积久难治之病。本来是很容易治的病,由于他"隐忍冀差",使邪气内传,变成了一个积久难治的痼疾。"痼"有时间长的意思。疾病又难治了,才叫做"痼疾"。总之,第43条是论失治。失治就是失去了治疗的机会,从而成为痼疾,"养病如养虎",有病了就要及时的治疗。这一条不光谈治病的问题,也包含有预防的思想,因为早治病,邪气就不向内传了。邪气不向内传了,在治疗当中就有一个预防的思想。

以上说的是"凡人有疾","凡人"就是指大家,但凡是人,不论是谁,底下就提出了"小儿女子,益以滋甚"。这个"益"是进一步、增加的意思,"滋甚"是更严重的意思。"小儿女子,益以滋甚",小儿和女子病情的加重更厉害,比一般的人有过之而无不及了。这种现象的原因是,小儿发育未全,抵抗力不好。如果不及早治疗,小儿并没有"隐忍冀差"的思想,更加危险。妇女这一点,要从历史唯物主义来看,现在的妇女身体都还比较好,在封建社会的后汉时期,除了练武术的女子,其他身体都不太好,而且女子在生理上比男子多好几种原因,"男妇两科同一治,所异调经崩带症,嗣育胎前并产后,前阴乳疾不相同",这九样和男性是不同的。也就是说,女性比男性多得九种病,而且每个月都有月事,也更容易得病,身体也不太好。概括来讲,小儿和女子的气血相对不足,抵抗力也比较差。如果不及时治病,他们得病以后,比其他人的病情加重得更厉害,发展得更迅速。这个"滋"有滋蔓、向四外发展的意思。"益以滋甚",越发的使病邪加重,使病邪发展了。因此,"凡人有疾"和"小儿女子"这两条应该要结合起来体会。

"时气不和",就是四时之气不正常。"春温夏热秋清凉,冬气冷冽令之常"。四时之气不是那么调和了,就容易发病。这种发病都是"非时有气亦为殃",属于时令病之类的。在这个时候受了外感,"便当早言",更应当早说了。"便当早言",就是及早就医。"寻其邪由,及在腠理,以时治之,罕有不愈者",找了医生,医生寻查他得病的因由,就是病因。"寻其邪由",从哪来的?"及在腠理",他刚发病,外感的时气之邪在腠理,也就是表邪啊,病在于表,"以时治之",这里有两个意思:第一层意思是说不要耽误时间,是说发现这个病了,在于皮毛腠理,就按时而治之,让患者发汗,并为其驱邪,这叫"以时治之";第二层意思就是说它是个时气不和的病,要按邪气来具体看是风、是寒、是暑、是温,是什么邪,也叫"以时治之"。

如果邪气在于皮毛腠理,要"以时治之",就得给他发汗,"善治者治皮毛"。因为邪在皮毛腠理,汗而发之,邪气就解了。邪气一解,病就好了,邪气就不能够往里传了,使其在表而解。比如说感冒病,发点汗治感冒,这医生有什么了不起的?不然,这是"善治者治皮毛",就是"寻其邪由"。邪气所积,客于皮毛腠理的时候,你能够"以时治之",给他解表发汗,这就叫"汗不厌早",发汗是越早越好。邪气在表,你别让它传到里边,赶快给他发汗,"罕有不愈者",很少有不好的。要不给他发汗,不是"以时治之",他能够"罕有不愈者"吗?那就像是第43条所说"不时即治",不当的时候给他治疗了,则邪气不服,就要发展,"益以滋甚"。它的一个发展就是由表入里,那就不好治了。第45条明确提示,医生要审查辨证,如果邪气客于肌腠,那"汗不厌早",及时地给他发汗,越早给他发汗越好,病就好了。这就是"善治者治皮毛",既能够把病治好了,也杜绝了邪气由表入里的机会。这是很好的,一汗而愈,要体会这个精神。这是有战略思想的,并不是一个战术,因为你在它的体表阶段就解决问题了,邪气就不会发展了,它无能为力了,是不是啊?这不是有战略意义嘛?说"罕有不愈者"啊,"罕"是很少有啊,这样子很少有不好的。言语之中告诉我们,治疗要及时,发汗要早,病就好了。

如果不是这样,"患人忍之",有病的人忍了,忍着有病不说,浑身难受,头疼发热,他就是不说,也不找医生,"数日乃说",过了好几天,扛不住了,这才说。也可能这个时候,他的家人也看出来了,"你怎么的了?你说呀!""不怎么的。""你不怎么的,你脸那么红呀?哎呀,头怎么那么烫啊!你还不说,你是不是感冒啦?"这才说。大家可能怀疑还有这样的人。现在经济条件好了,人都富有了,卫生条件好了,似乎不太好理解这种情况。后汉时期的人,患病的原因是多种多样的,也不怨他这个人脾气拧,他之所以不说,可能和经济条件、家庭地位等各种原因有关,要从这些方面来想。"邪气入藏,则难可制","邪气入藏"就是入里了,倒并不一定说是一下子入了五脏了,只是强调不再入腠理了,入了脏腑了,入了里边了。"则难可制",到了里边了,就是正衰而邪盛了,邪气难以制服了。这个必须知道,这是一个常识,要明白这个道理,有病要早说早治,邪气在皮毛腠理的时候就应发汗,一发汗,病就好了。如果有病不说,忍着,数日以后才说,邪气入里了,"则难可制",邪气就难以制服了。

"此为家有患,备虑之要。""家有患",谁家里没有病人呢。如果说家里有病人了,"备虑之要","备"就是预先考虑这些问题。有病是先治好,还是后治好?我们要先治,要考虑这些问题。先治是主动的,费时费力很少,解决问题很大。时间如果长了,邪气入脏了,"则难可制"了。这个对于患者,对于有病人的这一家来讲,就是一个"备虑之要",是很要紧的一个问题。要有这个常识,不要稀里糊涂的。在《伤寒论》和《金匮要略》里都有这样的思想,《内经》上也有这样的描述。

凡作汤药,不可避晨夜,觉病须臾,即宜便治,不等早晚,则易愈矣。(47)

如或差迟,病即传变,虽欲除治,必难为力。(48)

服药不如方法,纵意违师,不须治之。(49)

这几条是说治病了。"凡作汤药,不可避晨夜",治病已经要用汤药了,那就宜急不宜缓。大家可能会想,你这不是白说嘛? 吃汤药当然是宜急不宜缓了。这不一样,有的人就算药已经买来了,搁在桌子上,他不熬,"歇会吧,待会儿再说",过了好几个钟头才去熬药,把药熬好了,搁在桌子上,"待会儿再吃,待会儿再说",很多一些事,拖拖拉拉,使这个药不能够及时治病。这个事情是常有的,故我们读这一条还是很有意义的,尤其是当医生的。因为当医生的有一个权力叫医嘱权,得告诉患者怎么做,这是当医生的一个神圣职责,做别的行当的都不行。别的行当的能行吗? 一说话你就听,你也不可能这样子,只有当医生的说的话才行。"你听着啊,你吃这个药的时候可不能够吃肥肉,忌荤的","是",他没有问题,"这药回去了马上就煎,马上就吃","是","听不听得住?""是,听住了",当医生的就有这个权力。别的行当不行,你说我是一个卖菜的服务员,"你回去后把这菜赶快洗,洗了你得做",行不? 人家不能听你这一套的。当医生的有这个神圣职责,他是为病人着想,有医嘱权呐。这对于我们医生也是一个启发,要很好地把医嘱做好了,要及时地叫病人吃药。"凡作汤药",这句话针对医生和患者两方面的人,尤其强调医生要有医嘱。"不可避晨夜",就是在早晚这个时间,人最容易急惰,但不可以躲避这个早晚,因为吃药是为了治病,哪能说我早晨就不做了? 我晚上就不做了? 非得白天,这个不能这样做。什么时候把药抓好了,就赶快什么时候就吃,不要因为说是"已经晚了",或者说"这早晨了,就别吃了,停一停吧",这不行,要"不可避晨夜",应该早晨吃就早晨吃,应该晚上吃就晚上吃,不要怕麻烦。

"觉病须臾","须臾"就是时间很短,这患者感觉有病了,时间还很短。"即宜便治",就应该进行治疗了。上边指的是熬药、吃药"不可避晨夜",下边指的是看医生。这患者要是看医生,"觉病须臾,即宜便治,不等早晚,则易愈矣"。这段话一方面说的是患者,你感觉有病了,你赶快地,但是有点距离,有点时间呐,哪能说是一有病马上就找医生啊? 稍微的"觉病须臾",你"即宜便治",赶快就应该找医生去治去,也不要等早晚呐,说一看晚了,"别去了,等明天再说吧",明天也许就死了,是不是啊? 谁知道得什么病啊。那你可以赶快治啊,这样才易愈。另一个方面说的是医生。我们要体会啊,当医生给人治病,只要是听说人家有病了,来请大夫来了,我们就"即宜便治",赶快给人去看去,别磨磨蹭蹭的。磨磨蹭蹭的,那就不好了,要"不等早晚",不要分什么早晚! 当医生的你是性命所关,这个行当就是一个治病救人的嘛。

"则易愈矣"，"易"也指两个方面，医生要主动，病人也要主动。当医生的要讲医德。医德是什么呢？就是要给人家方便，给病人解除痛苦。因职业的关系，当医生的要同情病人，要时时刻刻有一个病的发展、病的早晚、病的好治不好治的这样一个科学分析，不要贻误病情、病机。有些病得急救，大夫早去一个小时，这个病人就活了，晚去一个小时，这个病人就死了。这样的教训是很多的。当医生的真得处处、时时、刻刻为病人着想。

第48条就有一点总结的意思了："如或差迟，病即传变，虽欲除治，必难为力。"你要"差迟"了，就是治不及时，吃药不及时，病邪就传变了。成无己这个注很好："传有常也，变无常也。"我们经常说"传变了"，"六经传变"。"传""变"是两种意思："传"是有常，有它一定的规律，为循经而传，这叫传；"变"是变化无常的。分析这个传变，成无己的注非常之好，他把一些对于传经的不正确解释进行了纠正。一个"差迟"，"病即传变"，病邪就传变了，它不是传，它就是变。变为不常之变，如阳证变阴证、实证变虚证，等等。总而言之，是往坏里变，往里边传。

"虽欲除治，必难为力"，它已经传变了，就是一个难治之病，已经不容易了。《神农本草经》曰："病势已成，可得半愈。病势已过，命将难全。"对医生而言，治病的时间观念是非常重要的。《伤寒论》原文强调病了几日了，这个时间描述也有重要意义。能掌握住时间，及时地治疗，病就好了。错过了时间，治疗就困难了，甚至可以造成死亡。治病要有一个时间的观念，尤其是对于外感热病，这个时间观念就更强了。古人说："走马看伤寒"，马跑得多快呀，那伤寒病的传变，就像马跑得那么快，今天是这样，明天就那样，上午这个病是这样，下午就说胡话了，传变得非常之快！时间的观念非常重要，抢在时间前面了，能够转危为安，从死亡边缘上把他拉回来。时间一过，正气一衰，邪气一盛，完了，死了。因此，不能够"差迟"，治病如救火，不能别人家着火了，你还慢慢腾腾的。这就是对医生的建议，不能把这个病给耽误了。

事情都是一分为二的，也有医生治疗得挺好，没耽误，他的病人不合作，故下一句就指出来了："服药不如方法，纵意违师，不须治之"。就是说他不遵医嘱，服药就不效了。"服药不如方法"，吃药的时候，他不按照服药的方法，吃药叫他出汗，吃药叫他忌口，吃药叫他头一次吃多少，第二次吃多少，一剂药作几回吃，这些都叫"法"。比如桂枝汤的煎服法："以水七升，微火煮取三升，去滓，适寒温，服一升。服已，须臾啜热稀粥一升余，以助药力，温覆令一时许，遍身漐漐，微似有汗者益佳，不可令如水流漓"，这些都是"法"，都是告诉患者怎样吃药，怎样发汗的一些方法。有的患者不如法，他不听这一套，不听医生的话。"纵意违师"，放纵他的心意，我爱怎么的，就怎么的，我就违背你这个医师，你说了不算，我说了算，这个样子的话，"不须治之"，你怎么办呢。

现在来看，还应当劝一劝，做做思想工作。古年间，遇到如此患者，就不需给他治。这是不是还应当再说一说啊！古人和现代人总是不一样的啊！比如说，我曾看过好几个长期舌苔腻的小孩，这些小孩都挺机灵的，说话都挺好的，一看脉都挺滑的，舌苔都挺腻的。怎么的呢？他们都是有点伤食，伤食了里头有热，里头有热就容易外感，可见杂病和伤寒往往都是勾着的。你给他治疗，就得在内里头消导消食，一消导，外感的邪气就无援了，病自然而然地就好了。北京"四大名医"之一的汪逢春爱用保和丸，他的道理就在这个地方。我给这些小孩也开类似的方子，用上点三仙、陈皮、连翘、竹叶，清热带泄，吃了他就能好。结果，有个小孩吃了一回不好，又吃了回还不好，总领来看。怎么就不好呢？舌苔怎么下不去呢？家长说了："哎呀，我们米米啊，怎么着也不吃药，非得先吃一块巧克力，然后吃完药，再来块巧克力，才能吃完。"两块这么大的巧克力，那小孩本来就有热，即使用竹叶、薄荷、芦根，那也不行了。内里有湿热，两块巧克力像肥肉似的，那怎么能行呢？那没有办法，一点效都没有，他不忌口。

类似的情况有很多。比如，不让他生气，他偏生气，吃药总不见好。有时候大夫就不知道，他家里的事，你怎么知道？你给他看的，说是开的什么小柴胡、大柴胡，疏肝理气的，他回家就生气，吃着药呢，还和爱人大吵了一架，那你怎么能给他治好？没法治好，下次又来了，还胸闷。你就纳闷：柴胡怎么就解决不了这个胸闷呢？没法解决，他总生气。因此，这些事情，得给他说开了，要不然这病好不了。再比如，男性的肾阴虚，你告诉他："你身体不好，你得要注意！"他不听话，那你怎么办？即使药用得再好，六味地黄丸、大滋阴丸，什么也不行。因此，这时候得合作，病人和大夫得合作。

这个"服药不如法"，还有"纵意违师"，他放纵他的意识，满不在乎，那你怎么办，"不须治之"，那你就无能为力了吗？咱得劝一劝，说一说，有的病人也会听话。总而言之，当医生治病，带有一定社会性，要考虑诸多问题，七情啊，六欲啊，外感啊，六淫啊，这些东西很复杂，也可以说是一言难尽。当医生的人除了望闻问切，还得有一些社会的知识，才能够见微而知著，才能了解他的一切情况啊！《内经》上也讲："……临病人问所便。黄帝曰：便病人奈何？"得要了解患者的生活情况、经济情况。什么都得了解，才能治病。《内经》上专门描述了富贵后而贫贱了得什么病。为什么讲这个呢？这个是科学。

凡伤寒之病，多从风寒得之。(50)

始表中风寒，入里则不消矣。(51)

未有温覆而当不消散者。(52)

不在证治，拟欲攻之，犹当先解表，乃可下之。(53)

若表已解，而内不消，非大满，犹生寒热，则病不除。(54)

若表已解，而内不消，大满大实，坚有燥屎，自可除下之，虽四五日，不能为祸也。(55)

若不宜下,而便攻之,内虚热入,协热遂利,烦躁诸变,不可胜数,轻者困笃,重者必死矣。(56)

从第50条到第56条,这个文气都是连贯的,重点是说伤寒之病的治法、治则,以及伤寒之邪表里为病的先表后里法则。如果不按照这个法则,不是先表后里,下之太早了,就可能发生一些变证,甚至出现死亡。上边说表有邪要发汗,"汗不厌早",这里又说里有邪要泻下,"下不厌迟",泻下的药要晚一点用比较好。表邪没罢,慌慌张张地去用泻下之药,容易出毛病。在应用的时候一定要看准,必须等这个表邪入里了,才能下。

"凡风寒之病,多从风寒得之","凡风寒之病"的提法有两点意思:一点就是狭义的伤寒,狭义的伤寒不就"从风寒得之"嘛。风寒之邪伤人了,他就伤寒呐。广义伤寒更广泛一些,古人是把一切热病、温病都叫做伤寒,即发者为伤寒,不即发者,至春为温病,至夏为暑病。因此,狭义伤寒也好,广义伤寒也好,它的发病之源是"多从风寒得之",这是表邪。

"始表中风寒,入里则不消矣","始"就是开始,开始的时候是表中了风寒了。"表"是个部位,体表被风寒所伤叫"中风寒",这个是好治的,邪气轻浅,发发汗,一出汗就好了。"入里则不消矣",等着邪气由表入里了则"不消矣",这个"消"当散字讲,邪气盛而凝结了,它就不消散。成无己注:"始自皮肤,入于经络,传于藏府是也。"由皮肤到经络到脏腑,入里就无法消散了。这样来看,入了里了,这个病就重了。为什么呢?"入里则不消矣"。我们不能够让邪气入里,邪气入里就是一个很大的失败,在表的这个阶段,就把它消灭了,这才是治疗的上策。

"未有温覆而当不消散者",为什么能够入里呢? 就是说还应先解表啊,表解了它就不入里了,故第52条温覆解表。"当"就是正当、正确,"温覆"就是吃了药后,盖上被子保温,有发汗的意思。药后温覆是正确的发汗方法。如果没有这样做,表邪就不消散的。原文是双重否定变肯定,更突出温覆解表的重要性。只要是给他吃了药,发汗之法都非常正确的话,就不会出现邪气不消散的情况,它一定要消散。"始表中风寒,入里则不消散矣",《伤寒论》的文章都有些意在言外,就是于无字处求之,"未有温覆而当不消散者",换言之,他发汗,他温覆而不当,桂枝汤啊,麻黄汤啊,它都讲温覆啊,温覆才出汗呐,温覆就有一个正确的,有一个不正确的,有温覆的,还有不温覆的,就有可能不出汗,或者出汗出得不得法,他的邪气怎么能消散呢?邪气不能够消散了,它就往里来了。

"入里则不消矣",等到讲太阳病篇的时候,就是反反复复地说这个发汗。发得得法的,发汗不得法的,甚至说是吃桂枝汤发汗有得法的,有不得法的,是不是啊? 服桂枝汤大汗出,那就不得法;不出汗,那也不得法。汗出多了不行,不出汗也不行,故"温覆而当"是很不容易的。恰到好处,絷絷汗出,病就好了。前面讲了发汗之法呀,是不是啊?"时气不和,便当早言,寻其邪由,及在腠理,以时治之,罕有不愈者。"发汗有方法的问题,不是说是叫他发汗,就发汗了,这讲"温覆而当",发汗有法。必须温覆,温覆还要正确,不能盖得太热了,也不能盖得太凉了,必须要恰好在于"温"。这样子他才出汗,汗出了以后邪气就消了。这要从两个方面来体会,不要看一条线,要看两面,有一个温覆而当,就有一个温覆而不当。不当他能出汗吗? 邪气能够消散吗? 是不是? 要从两个方面来看问题。

"不在证治,拟欲攻之",张仲景主张辨证论治。要是不根据辨证论治的法则,"拟"是计划的意思,就打算就用攻下,这是不行的。"犹当先解表,乃可下之",它有表邪,还得先解表邪,表解已而里证在的,"乃可下之"。这就是说表里同病,要是用攻下,应当"先解表,乃可下之"。这样才符合辨证论治的法则。因为邪在表,表邪还没解,即使它里邪成了,也还有表邪。要是先泻下,不先解表,一泻下,那在表之邪随着泻下的情况,就入里了。这就是你导致的表邪入里。泻下之后,不但不能够解决里边的问题,而且把表邪引导到里边来了。这怎么可以呀? 这是一点。第二点,凡是表有邪的,表邪还不解,里边还有邪的这种情况,往往是里实证还没达到十成的可下程度。也就是说,不但他有表邪,你不可以下,而且里邪也不是固结的,是否达到可下的程度呢,这也很难说。表邪未解的,你要攻里,那是错误的。表邪未解,你就攻里了,引贼破家,引表邪而内入。另外,你要是先泻下了,也伤着正气了。这是不可取的。从辨证论治的法则来看,凡是打算要攻里的,应当看看它有没有表邪。如果有表邪,就应当先解表,表解已,才可以下之,才可以治里。这是一个原则。张仲景的时代治病都是这个原则。在六经辨证里,这个原则体现得更明显了。"伤寒例"也讲出来了。这是一层意思,先治表,后治里。

"若表已解",倘若是说这个表邪已经解除了,"而内不消",就是里证不消,还有里证没去,是不是就当泻下呀? 刚才说的外证解,"乃可下之",现在表已解了,内里头还有病,内里邪气还不消散,是不是就可以泻下了? 下边说是"非大满,犹生寒热,则病不除",就是刚才说的里边那个实啊,它也不见得都是实,里是有点邪气,是不是大满呢? 这就涉及里实程度的问题。里边的实,我们说是肠胃结实。肠胃的屎是不是炼结成实了? 是不是"大满"了?"满"就是代表实,因为实热在满。如果不是"大满",这个邪气还没炼结成实,就给他泻下,这就下之过早,下之过早了,它就有结果,什么结果呢? 就是里虚而邪不除。里边虚了,邪气还不除,故"犹生寒热,则病不除",它还可以有寒热之变,说明没有把这个寒热一下子都去掉。这一条意思就入微了。上边一条是有表邪,有里邪,先解表,后治里,这是一层意思;这一条是表解已,而内不消,是不是都可以下呀? 你还要看它是不是成实了,是不是成了"肠胃燥结,大满成实",如果大满成实,你可以泻下,泻下了,病就好了,因为下得有针对性,针对它的实。"实","表里寒热虚实"的"实",它实在是个实邪。要不是大满的实邪,它还没成实,热的程度还没有到燥热的程度,还不够,如果下之过早,那就一定会伤脾胃之气。伤了脾胃之气,病就不除,还能够发生寒和热。为什么呢?因为"汗不厌早,下不厌迟",泻下得悠着点来。如果太早了,它还没成实,就下之,就带来后果了。这是第二层意思。张仲景的文章写得好,步步为营,很有层次。一层一层的,耐人寻味。

"若表已解,而内不消,大满大实,坚有燥屎,自可除下之,虽四五日,不能为祸也。"这才说正确的泻下。上面说是下得太早了,"非大满,犹生寒热"。"若表已解,而内不消,大满大实","大满大实"就是针对"非大满"而言的,"坚有燥屎","坚"就是坚硬,就是大便硬,已经有了干燥的屎块了。"痞、满、燥、坚",这不都有了嘛!到这样的程度了,"自可除下之"。"虽四五日,不能为祸",虽然稍微耽误了那么几天,三四天、四五天,也不能为祸呀!这个同样有战略思想。发汗的时候越早越好,为什么呢?堵其邪不往里传,"善治者治皮毛",发汗要快一点。泻下这个事,我们讲三阳篇,阳明病有"三急下证",那是个特殊的情况。通过以上几条,"伤寒例"是说泻下要注意几个问题。第一,有表邪,有里邪,表里俱病,这个时候就得先解表,后治里,不要下之过早,否则表邪入里,那麻烦了。第二,没有表邪了,完全是里邪了,是不是就应该马上用泻下了呢?这也不行。不是大满,也不要泻下,否则就不是去的邪气,而是下的正气。正气受损了,脾胃受伤了,病不但不好,还有寒热之变。第三,表已经解了,内里邪气还不消,出现了"大满大实,坚有燥屎",自然是可除下之了。底下说"虽四五日,不能为祸也",虽然是有四天、五天的,也不要着急,还是强调下的时候要慎重,"下不厌迟"。

古人这两句话:"汗不厌早,下不延迟",在哪里体现的?就是在这个"伤寒例"中体现的。这就从理论上提出了临床辨证的一个指导思想。遇见里证了,阳明热结即里实证,要用三承气了,就应当考虑这三条!一个是还有没有表邪?表证到底解没解?这人还有恶寒,"有一分恶寒,便有一分表证",甚至脉还是浮的,而脉浮是太阳病的纲脉,"太阳之为病,脉浮,头项强痛而恶寒"。他有恶寒,还有脉浮,甚至还有头疼,这都要分析清楚,是不是表邪解了?表不解不能下。好了,表邪解了,光有里了,里气是不是完全成实了?阳明病是不是成实了?没成实,虽然是有里病,也不能下。这里有点指导思想,有点理论指导,让我们在临床上有法可依,有证可辨。为什么把《伤寒论》叫"理法方药兼备的体系",带个"法"呢?什么叫"法"?"法"是法则,国家有法律,当医生的治病有法则,甚至也可以说是法律,喻嘉言的有本书不是叫《医门法律》吗?就是这样就对,那样就不对,那样做就犯法了,是很严肃的。这在《伤寒论》中体现得非常深刻,397法、113方,只有张仲景这样有法有方,"理法方药",别的医书差一点,没有这么严谨。

"若不宜下",若不应当用泻下,"而便攻之",当医生的就用攻下了。这叫误下,误下就带来后果了,带来什么后果呢?一个是邪陷入里,因为误下以后内虚了,在表之热就进去了,"内虚热入"。这个泻下以后,表邪不解,使这个表邪入里,我们用四个字来概括,叫"内虚热入",一腹泻,肠胃之气受误下的损伤,内里就虚了,在表之邪就入了。在表之邪一入,"协热遂利","协者同也",就是协同这个表热,他就腹泻了。这是说误下之后有种种变证,其中有协热利的,就是协同表热而下利。将来讲葛根黄连黄芩汤,就是用于热性的协热利,而寒性的协热利,需要用桂枝人参汤,也就是理中汤加桂枝。这两个方证都是误下之后,"内虚热入",协同表热而发生寒性或热性的协热利。这是一种病变。也可以出现"烦躁",误下之后,邪气入里,因故烦躁。烦躁有寒有热,寒性的是阴寒独盛、阴阳相搏的烦躁。显然,这些证候都是举例。总而言之,内虚热入以后,或者得协热利,或者得烦躁,"诸变,不可胜数",这个很多了。

"轻者困笃,重者必死矣","笃"就是重的意思,"困"就是很难治,轻的病就变重了,就不好治了;如果是重的呢,那就"必死矣"。成无己注:"下之不当,病轻者证犹变易而难治",这个证若是变易了,就难治了,"又矧重者乎",这个"矧"当况字讲,要是病重的呢?重的就死了。误下之后,不要以为是个小事,这是个大错误。错误到什么程度啊?一个是轻的能使病严重,使病人"困笃",一个是重的就"必死矣"。《伤寒论》中有没有这个?有。比如说大陷胸汤证下之太早,那就死了。

"若不宜下,而便攻之",这里头涉及的问题是很大的,不是个小问题,误下的变证有四种情况,有的是病重了,有的就死了,故当医生的要很严肃地对待这些问题,能把握汗、下两关。太阳病篇是讲汗法的,汗法多一些,有可汗不可汗之辨;阳明病篇是讲下法的,有可下不可下之辨。来来回回就这么几条,来来回回地说,这样磨啊磨啊,磨人的思维,就像磨刀子、磨剪子似的,非得磨快了,把人的思维磨得锐利了,到临床一看就知道了,达到辨证论治的要求。当医生的能把汗、下两法掌握好了,科学地运用,对这个大夫就得翘大拇指头,很不容易的。这些都是我们中医学的科学成果,很不容易的。

有一年,北大创建医学院,设置了中医课,有一百多个学时的中医课,请中医学院的老师给他们讲,学校就派我去了。西医院校第一次上中医课,那时候用什么讲义呢?就是《中医学概论》。那个时候大力推行中医政策,西医学习中医呀,故我在那儿一讲课,教授们很多,老头们都秃顶,就在前面坐着听。后来就讲到了这个可汗不可汗,这堂课讲完下课了,前面坐的都是教授,都来跟我握手。他们说,过去没学过中医学,中医学太好了,这个发汗太科学了,真了不起!西医虽然也有发汗之法,但远不及中医的应用严谨。"尺脉迟者不可发汗","脉微者不可发汗","淋家不可发汗","脉浮紧者"不可用桂枝汤发汗,还有发汗太多,水流不止,会出现什么情况,有很多这样的文章,也很有意思,要知道这就是科学。

什么叫分析呀?辨证论治,辨就是分析。对于一个问题,分析得像头发丝那么细了,思维能力结合临床实践,水平达到了如此高峰,得通过多少病例?这不是科学是什么？要体会这个精神。读古人的书，要知道古人的心意，他为什么这么讲，这么写？他有他的思想性，他说的是什么？是干什么的？为什么？总要带这样的问题去深入研究。上边说的是一个汗，一个下，下面就总结了。

夫阳盛阴虚，汗之则死，下之则愈；阳虚阴盛，汗之则愈，下之则死。(57)

夫如是，则神丹安可以误发？甘遂何可以妄攻？(58)

虚盛之治，相背千里，吉凶之机，应若影响，岂容易哉！况桂枝下咽，阳盛即毙；承气入胃，阴盛以亡。(59)

死生之要，在乎须臾，视身之尽，不暇计日。(60)

"夫阳盛阴虚"，这个"夫"是个发语词，"阳盛"就是说这个人体内的阳热之邪太盛。阳一盛就伤阴，阴就虚了。也可以这么说，里边的阳热盛，表就没有病。总的来说，阳热盛，再阴虚，这个时候应当泻下，"汗之则死，下之则愈"，你要给他发汗，发汗就伤津液呀！阳热本来就盛了，阴分本来就虚了，你再给他发汗，又伤津液，阳邪就更盛，阴气就更虚，"汗之则死，下之则愈"。"阳虚阴盛"，"阳"是指卫阳，卫阳被风寒之邪所伤，叫"阳虚阴盛"，故"汗之则愈，下之则死"。因为他表有邪呀，一发汗病就好了，下之则使邪气入里了。这两条用这个阴阳、虚盛来说这个汗下的正常和非常。"阳盛阴虚"是指里热盛，故"下之则愈，汗之则死"；"阳虚阴盛"是指表受风寒，故"汗之则愈，下之则死"。这说明汗、下要有针对性。针对性强，恰如其分，这个病都可以好，要是汗下相背，不应当汗而汗，不应当下而下，阳盛了，你给他发汗，阴盛了，你给他泻下，这就是违背了，不但治不好病，而且带来不良后果。也就是说，汗、下是针对表里疾病而言的，一定要用准。"阳盛阴虚"应该泻下，不应该发汗；"阳虚阴盛"应该发汗，不应该泻下。如果违背这样一个治疗原则，那就发生危险了。

"夫如是"，像这样，因为是一个条文，整个的文字嘛，"则神丹安可以误发？""神丹"就是后汉时期的一种成药，属于丸药一类的，是发汗药。这个药可能是当时很出名的一种成药，故叫"神丹"，神丹妙药嘛。治这个外感病，发汗大半是很好的。如果像刚才所说的"阳盛阴虚，汗之则死，下之则愈"，即使是神丹这种发汗药也不可以误发，误吃了也能够死人，吃错了就危险了。"甘遂何可以妄攻？"甘遂是泻下药，怎么可以随意地攻下呢？"虚盛之治，相背千里"，以虚为盛，以盛为虚，拿虚证当实证治，虚证当实证治，这种治疗相背千里，是错误的。"吉凶之机，应若影响"，治疗有吉有凶了，汗下对了就吉，汗下失误了就凶，"应"是显应的意思，必定要在证候上、疾病上反映出来，好像是影子跟着人似的，这是很客观的，绝不能含糊。"岂容易哉"，这个问题哪是容易的事情呢？我刚才给大家说汗下之法。能掌握汗下之法，这个医生很高明，很不容易。"神丹安可以误发，甘遂何可以妄攻"呢？"虚盛之治"是接上文，阳虚阴盛，阳盛阴虚，这个要是错了，"相背千里"。"吉凶之机，应若影响，岂容易哉"，这就是张仲景写文章的四言句，是他的写作风格,前面也有很多这种条文。这是用当时的成药作个比喻,一个叫"神丹",一个叫"甘遂"。

下边就说汤药了。"况桂枝下咽,阳盛即毙",桂枝是发汗的热药呀,如果这个人阳热盛,桂枝喝下去了,就是"夫阳盛阴虚,汗之则死"呀。他是阳明病,阳明燥热很盛的,本来就阴虚了,再给他吃桂枝汤,他受得了吗?这个大家不要小瞧,"毙者毙命也"。为什么后世的大夫都不大敢用麻黄汤、桂枝汤,视之为虎狼之药呀?张仲景是一个实事求是的人,虽然他用桂枝汤、麻黄汤,但也在这里提出来了桂枝汤的不好用。关于桂枝汤,里头阳气盛了不可用,少阴阳气虚了也不可用。因此,不要认为桂枝汤滋阴和阳,调和营卫,调和气血,调和脾胃,这个方子很好,"群方之冠",如果用错了,"阳盛则毙"啊!也就是"阳盛阴虚,汗之则死"。我们伤寒教研室以前有位老主任,叫陈慎吾。陈老就给我们讲,他有一个朋友,不是学医的,就是爱看医书,有文化底子,学问挺大的。这人只看《伤寒论》,别的书还看不进去,就学会了桂枝汤。当他的孙子出麻疹出不来的时候,他赶快把桂枝汤买来,煮了就吃,吃了以后,这孩子烦躁极了,就用两个手挠墙,把墙都挠得一道一道的,后来就死了。这是什么呢,"阳盛则毙"呀!疹毒是个热东西,太热了、太凉了都不行,桂枝是个辛温的药,疹毒的热性一下憋住了。"承气入胃,阴盛以亡",承气是苦寒泻下之药,病已经到胃里了,里边阴寒太盛,给他吃承气汤,"阴盛以亡"啊!总之,论汗下之误,"桂枝下咽,阳盛即毙"就是误汗,"承气入胃,阴盛以亡"就是误下。用汗下之误才能引出汗下之"法",故这个汗下非得讲"法"不可,滥用是不行的,那就性命关天了。

"死生之要,在乎须臾,视身之尽,不暇计日",从上边来看,"神丹"和"甘遂"是成药,"桂枝"和"承气"是汤药,一旦被误用,"死生之要,在乎须臾",很短的时间,就有死生的问题,"视身"就是看着人家的身体,"尽"就是完了,死亡了,"不暇计日"就是没有工夫说清楚几天死,很快就完了。这就是说明误治的后果严重,不要轻视这个问题。要讲"法",要讲辨证论治。只有通过这个汗下之"法",有了辨证论治的指导,才能够避免这些错误,才能够知道什么是阳盛,什么是阴盛,什么是可汗,什么是可下,否则造成了错误的后果,就后悔莫及!

今天讲了一个汗法,讲了一个下法,讲了一个汗下的错误。这是非常重要的,不要掉以轻心,不要等闲视之。从错误之中引出正确之法,这是很有意义的。

第五课 伤寒例(61—75条)

[温故知新]

汗、下两法是驱邪外出的治疗方法,一个是治表邪,一个是治里邪。为什么

"伤寒例"只提到汗、下两法,而没提多更多的治疗方法呢?这还是受《素问·热论》这个渊源的影响。"病在三阳,可汗而已;病在三阴,可下而已",是"热论"这个治疗体系提出的一个方法,在太阳病、阳明病、少阳病、太阴病、少阴病、厥阴病的六经辨证当中还会加以阐述。"伤寒例",主要是强调伤寒病的诊治原则,不可能把所有的治疗方法都写进去。这个汗、下两法,看着是挺简单的,其实做起来还很不容易。"先解表,乃可下之",这是一个原则。表已经解了,里证存在,这时候要用下法,也得看里证的轻重,"非大满,犹生寒热,则病不除",即使里有病,还没到"大满"的程度,这个时候要用泻下,下之过早,也是不可以的。后文指出:"大满大实,坚有燥屎,自可除下之,虽四五日,不能为祸也。"张仲景对于下法是非常谨慎的,宁可耽搁点时间,也不要发生下之太早的这样一个错误。如果不这样去做,第56条就提到:"若不宜下,而便攻之,内虚热入,协热遂利,烦躁诸变,不可胜数,轻者困笃,重者必死矣。"后果非常严重。这还不算,下面还举了两个例子,一个是"神丹"和"甘遂",一个是"桂枝"和"承气":"夫如是,则神丹安可以误发?甘遂何可以妄攻?虚盛之治,相背千里,吉凶之机,应若影响,岂容易哉!况桂枝下咽,阳盛即毙;承气入胃,阴盛以亡。"丸药、汤药、发汗的、泻下的,举出这样的例子,来说明汗下之法的应用必须谨慎。这是上一次课的主要精神。

读古人的书,理解古人之意,指导我们的临床,指导我们用汗下之法。在发汗的问题上,早一点用也无妨,因为它是表证,"汗不厌早","其在表者,汗而发之",治得还要快一点,一旦慢了,邪气就要由表入里了,就传经了,就传变了。用下法的时候要审慎,要辨出里证的轻重缓急,然后再斟酌用泻下的药物,故阳明病篇有五个下法,大承气汤、小承气汤、调胃承气汤、麻子仁丸、猪胆汁灌、蜜煎导,都是针对大便下不来而用的,仅是程度有不同。这样来提高认识,提高水平,在临床上才不至于发生像书里所说的那样一些错误。治伤寒热病,一个汗,一个下,一个治表,一个治里,两大法门,这里头很有学问,不是那样容易的。要能够把汗下两法掌握好,恰如其分,进行正确的使用,对于热病就比较主动。

此阴阳虚实之交错,其候至微,发汗吐下之相反,其祸至速。而医术浅狭,懵然不知病源,为治乃误,使病者殒没,自谓其分。至令冤魂塞于冥路,死尸盈于旷野,仁者鉴此,岂不痛欤?凡两感病俱作,治有先后,发表攻里,本自不同。而执迷妄意者,乃云神丹、甘遂合而饮之,且解其表,又除其里。言巧似是,其理实违。夫智者之举错也,常审以慎;愚者之动作也,必果而速。安危之变,岂可诡哉!世上之士,但务彼翕习之荣,而莫见此倾危之败,惟明者居然能护其本,近取诸身,夫何远之有焉?(61)

这一条总的精神是论治病用汗法、下法、吐法要谨慎。这些治法很猛烈,一旦误用,就会发生一些不良的后果。因此,这一条是对以上条文的大总结,叮咛、嘱咐、告诫医生:千万不要孟浪,不要以人命为儿戏,这会造成不良的结局。

"此阴阳虚实之交错",人在天地之间生存和生活,天地就是阴阳,天为阳,地为阴,阳为实,阴为虚,它们是上下交错的,"交"就是交通,"错"就是交错。从训诂学来讲,两方面的东西合在一起,这叫"交";在交的时候不可能都是恰如其分,有的偏一点、歪一点,就叫"错"。"东西曰交,南北曰错",东边和西边,南边和北边,这两个方向气也好,雾也好,互相交了,它们交得不是那么恰如其分,可能歪一点,斜一点,这叫"错"。"交错",其实就是上下相交的意思。"其候至微",由上下相交所致的证候非常微细,当医生的要了解阴阳的变化,虚实的变化。这种理论是从气来讲的,气候变化都很微细。"发汗吐下之相反",用药治疗,发汗也好,涌吐也好,泻下也好,一旦相反了,就不能中病啊!病在表而治其里,不发汗,反泻下,这不是相反啦?"邪在上者,吐而越之",病在下而用吐,是不是也相反啦?因此,"发汗吐下"是针对疾病的部位而言的,也是针对"阴阳虚实之交错"的时行之邪而言的。用得不得当,相反了,相背了,不应当发汗的发汗了,不应当泻下的泻下了,不应当涌吐的涌吐了,和疾病相违背了,"其祸至速","至者甚也",很快就带来了祸害,出现问题了。

"而医术浅狭,懵然不知病源","狭者窄也",当医生的医术很浅,也很窄,知识面既不深,又不广,显然是不行的。这个医术要渊博啊!"懵"有两个意思,一个是不明白,另一个是无知。由于无知,对病的来源就不明白,这个样子去治病,"为治乃误",他的治疗必定犯错,"使病者殒没",这一错误不要紧,病人倒霉,"殒没"就是死亡了。当医生的还不知道是自己把人给治死的,"自谓其分",庸医杀人,还不知道自己的"医术浅狭",不知道是自己误治而造成的。"至令冤魂塞于冥路,死尸盈于旷野",这是一个对子句,文章的对偶。这个要从历史唯物主义来看待了,古人以为有冤魂,人被医生治死了,就叫"冤魂"。"冤魂塞于冥路,死尸盈于旷野",这样的不是一个人、两个人,很多了。"仁者鉴此",这个"鉴"当察看讲,有仁德之心的医生要看见这些事情,"岂不痛欤",哪能不悲痛呢?他这个话跟张仲景的原序是吻合的:"建安纪年以来,犹未十稔,其死亡者三分有二,伤寒十居其七,感往昔之沦丧,伤横夭之莫救",这个口气如出一辙。张仲景在原序当中带有批判的口吻。批判什么呢?批判庸医杀人。"庸医杀人不用刀",一剂药、两剂药,人就完了。同时,张仲景也从医道、医德出发,以极其严肃的口吻,告诫我们当医生的:你要很好地学习,"以广其所知",提高你的技术,才不发生这些问题呀!这个话语重心长。我们要"勤求博采",提高我们的水平,避免发生"冤魂塞于冥路,死尸盈于旷野"的悲惨局面。这是这一大段。

"凡两感病俱作",伤寒的两感涉及阴阳表里,是阴阳为病,表里为病:或者太阳和少阴为病,或者阳明和太阴为病,或者少阳和厥阴为病。这个病就很重了,有专门的治疗方法。另外,又有一种两感,是先有表证,后有里证。这种情况和一起发病的两感不同。按照《伤寒论》的六经辨证来看,这种两感就有一点像这个并病似的：太阳阳明并病、太阳少阳并病，"一经之病未了，一经之病又起"。"凡两感病俱作，治有先后"，从这个文气、口吻来看，不是指阴阳表里俱病的两感病，而是指一经之病未完，而另一经之病又起，有一个病在前，一个病在后，病有在表，也有在里的这样一个两感病。针对这种情况，"治有先后"。"发表攻里，本自不同"，应该先治其表，后治其里，是不是啦？前面不有原则嘛？表不解，哪能治里呢？"表解已，乃可攻里"。

"而执迷妄意者"，这又是指一种医生啦，不懂得"治有先后"，"发表攻里"，他执迷不悟，"妄"是不实的，假的，他的思维方法是虚妄的。他以为是什么呢？"乃云神丹、甘遂合而饮之，且解其表，又除其里"，"神丹"是发汗的成药，"甘遂"是泻下的成药，这两个药合在一起，给这个病人吃，他还有道理呀，"且解其表，又除其里"，发汗解他的表，泻下又除去里邪，"言巧似是"，他说得挺好听啊，像是那么回事，"其理实违"，对于医理来讲是违背了。应当是先解表，后治里啊！你自己会出点子，其实是不对的。这是第二个意思，就说这个医生不懂得医理，不懂得治疗的层次，错而不自知。治病是有层次的，就像是解绳似的，这个疙瘩要一点一点的解，才把它解开，不能两个绳头总那么扯，越扯那个扣越紧啊！治病有层次，有方法，有原则。先治表，后治里，这就是原则，也是一个治病的方法。

张仲景这个话是确有所指啊，说明后汉时期可能有这样的人，居然会说"神丹、甘遂合而饮之"。没有这个事，张仲景"言不虚发"，写书的时候会编上吗？我想是确有其事，确有其人。古代人和现代人治病必然不同，应当看到这个问题。作为"医圣"，一个医学大家，张仲景是当时的佼佼者，不是一般之辈啊！在其后的一千七百年间，我们中医学的发展也是很大的，又出了"金元四大家"，又出了温病学派。陈修园作的《医学三字经》就很说明问题："医之始，本岐黄，灵枢作，素问详，难经出，更洋洋，越汉季，有南阳，六经辨，圣道彰，伤寒著，金匮藏，垂方法，立津梁"，南阳就是张仲景，等到后边了，就是李东垣了，"重脾胃，温燥行，升清气"，又到了刘河间、朱丹溪，"丹溪出"，"杂病法"，说明医学越来越发展，越多人悟出了更多的东西，代表作才越多。在汉朝的时候，医生的水平还不太高明，在治病上出现问题的还大有人在。因此，张仲景才举这些例，是不是啦？

我们现在来看：哎呀，这些事挺不可理解似的，他为什么不发表，为什么就攻里呢？我们看这个事像是不可能似的，可在当时就是这回事。这得有点历史唯物主义观点，那个时候就这样。我们现在发汗，哪儿会用古年间的方法？在地上掘个坑，用火烧，把那土都烧得很热很热的，然后里头铺上一张席子，把水这么一洒，热土坑里一蒸，人趁着那些热气，往里头一躺，上面再盖上，就在那儿焖汗。古人就那个法啊！现在有几个人用那个法啊？你用那个法了，病人也不干啊！不就是感冒吗？那我们就开方了，开个麻黄汤或者荆防之类。古代人的类似法子很多，有的现在还用。比如说"烧针令其汗"，我就经历过这个事。烧针是一种物理疗法,看着都吓人了。我小时候得了一种病,腿上长了一个又大又红肿的疖子,现在还留了很大的一个疮疤。当时怎么治也不好,后来介绍的一个大夫一看,说能治,得用火针。火针就火针吧,我那个时候已经知道事了,还记得火针挺长,还挺粗的,就在火上烧,只朝我来。哎呦!给我吓的。拿个针都害怕,何况加火呢?我当时抱着我的母亲,眼睛不敢看,就觉得"哧哧"一下子,也不疼,就扎进去了,开了个口,就往外挤脓,"哗哗啦啦"的,脓就往外淌出来了。为什么《伤寒论》提这个火针呢?"针处被寒,核起而赤者,必发奔豚",《金匮要略》说这个奔豚病是"皆从惊恐得之",他是连怕带吓,加上针口又受了寒了,"肾在志为恐"啊!气才往上头来,可见奔豚病和恐惧有关系。现在就不同了,你让大夫扎,他都不敢扎。古年间为了治病嘛,就会用一些原始的疗法,往往比较简单,也比较单纯。

现在就是讲对仗了。前面说迷妄之人、孟浪之人,后面就要说明白人了,"夫智者之举错也","智者"就是有知识、有智慧的人,"错"是假借字,我认为是"措"字。"举措"是什么呢?就是高明医生的辨证施治啊!"常审以慎","常者经常也","审"就是审查,他绝不是孟浪、狂妄、大意的,在审查疾病的时候非常谨慎,不会说出"神丹、甘遂合而饮之"的话来。这就要求他经常观察、研究疾病。"愚者之动作也,必果而速","果"就是果断,"速"就是很快,就这么干,就这么来,而且还挺快,没有一个分析的过程。医学上的细心观察与缜密研究是举足轻重的,小心翼翼是当医生治病必须训练出来的个性。看病可以快,但前提要看对。我现在问大家,当医生的应该用什么态度来给人治病啊?大刀阔斧,那忒帅了,发汗就发汗,泻下就泻下,有时候就会出问题,为什么呢?应诊之时不够小心,缺乏仔细观察,缺乏认真研究,这是不行的。反过来说,当医生的总是举棋不定,这也是不行的。麻黄用二钱好啊,还是用一钱好啊?用热药又怕上火,用凉药又怕受寒。前怕狼,后怕虎,这样的医生能看好病吗?比如说,有一个医话里面讲,叶天士的母亲有了病了,他看了半天,感觉是白虎汤证,但毕竟是他的母亲,又唯恐白虎汤过凉,故举棋不定,下不了决心,还自言自语说:"要是他人母,我必用白虎汤。"他有个邻居也是学医的,听见了这话,心说:"叶先生给他妈看病,白虎汤不敢下,但是他诊断出来了。"他第二天去叶家串门:"看看大娘怎么样。怎么这病还没好,我去看看。叶老,这是白虎汤证啊,我给开白虎汤。"这一说,吃了就好了。叶天士对这个大夫就很恭敬:"你可真高明!"邻居笑着说:"高明什么呢?我在这边都听见了,都是你说的。"

我再说一个真实的事情。文革以前,我们伤寒教研室有个老大夫叫陈慎吾。陈老的母亲80多岁了,得了痢疾。这痢疾就是不好了!陈老一看,这是大柴胡汤证,应该用大黄,但毕竟是80多岁的老太太了,大柴胡汤就是不敢下。主症是下利,而大柴胡汤里头有半个承气汤啊!有枳实,有大黄啊!这方子敢用吗?就是不敢啊!方子已经开了,就是不敢去抓。怎么办呢?没有办法了。他儿子就说了:"这样的话,是不是找个人帮着看一看?"找谁呢? 他一想:"找你胡伯伯去。"这个人就是胡希恕,东直门医院的老大夫,经方派,他和陈老是老朋友了,经常在一起下围棋的,现在也已经过世了。胡老来了一看:"这是大柴胡证。《伤寒论》中有一条,就讲大柴胡汤治下利。"把药抓回来煮了,吃了就好了。"要是他人母,必用大柴胡",也是这个道理。遇到自家人的病,陈老就胆小了,踌躇了。这一踌躇不要紧,方子就不敢用啦!

当医生的胆大妄为或者优柔寡断,这都成问题了。孙思邈就看出问题了,在《千金要方》里对医生提出几句要求:"胆欲大而心欲小,行欲方而智欲圆。""胆大"和"心小"要结合起来,"心小"之中有"胆大","胆大"之中有"心小",这就对了。当医生的要有胆有识,要有调查研究的态度、实事求是的精神。没有这个,怎么能够了解病情呢? 我是东北人,那个时候在营口学医,当地有个很大的药店叫"济生堂"。东北的大夫都挂牌坐堂。济生堂里头坐堂的大夫就很多了,其中有一位姓蔺的大夫是山东人,跟我们老师是朋友,我称呼他师伯。他经常给我讲:"你学大夫,学过望闻问切吗?"我说:"老师教给我,我忘记了。我听病人说的。"心里想:"闻什么闻?"他说:"病人说的当然要听了! 听也要听仔细了,尤其是锅台边上说的话。"我愣了:"听锅台边什么话?"他说:"你一听就知道啦! 比如说,这病人两天没吃饭了,请这个大夫来了,这病可是挺重,昨天晚上还出了一身汗。你这不都听见了嘛。"东北人找大夫看病有个规矩,那边都烧的炕,把大夫请进去了,炕上只能坐一个老太太,或者一个陪着大夫的人,家里其他人都得出去。在他们看来,大夫都是很神圣的,不敢露面。地方小,往哪去呢? 就在锅台边上,外面有门帘。

这个事听着挺有趣味的吧。当医生的要调查研究,要了解情况,才能辨证论治。没有第一手的材料,怎么给人看病啊?《内经》上说,"临病人问所便。"什么叫"便"呐? 比如说,病人体虚,生活习惯就有其特点啊! 这个你应该要知道,要调查研究,客观了解病人的一些反应。病人也好,家属也好,他们都会提供一些材料,我们要把这些材料梳成辫子,然后综合分析,这才是辨证论治啊! 材料的内容是多方面的。通过它们,才能够了解这个病人的病情啊! 这些问题就看这个医生是不是负责任了,和医德修养有着密切关系。真的急病人之所急,痛病人之所痛,跟病人一个心,就真的替他使劲,才能够做到这一些。古人讲"大夫有割股之心",为了不让病人受病痛折磨,恨不得把自己的大腿肉拿一块给他吃。这是医德呀! 具备医德,你才能够做到辨证论治。否则的话,那是不可能的事情。

"安危之变,岂可诡哉!"一个"安",一个"危",由安而变危,由危而变"安",都是安危的变化。"诡"有两个意思:第一个是欺骗人,如"诡诈"。你给人治病,好了就是好了,坏了就是坏了,这能够骗得了谁啊! 高明的医生把病治好了,病家就很感激啊! 孟浪的医生两剂药、三剂药,就把病治坏了,病家也知道,能够瞒得了谁啊？第二个是当"违反"讲，医生治病是要讲医理的，应当发汗就发汗，应当泻下就泻下，是有治疗规律的，这样才能把病治好啊！这个道理不能够违反。违反了，这个病就坏了。这两个意思都可以。"岂可诡哉！"这个瞒得了谁啊？能够违背这样一个治疗法则吗？

"世上之士，但务彼翕习之荣，而莫见此倾危之败。""世上之士"，社会上的读书人，知识分子，"但务彼翕习之荣，而莫见此倾危之败"，"翕习之荣"就是荣华富贵，就是为名为利，也就是原序上说的"孜孜汲汲，唯名利是务，崇饰其末，忽弃其本，华其外而悴其内。皮之不存，毛将安附焉？""而莫见此倾危之败"，看不到人有病了以后很快就会发生危险了，也就是原序上的"赍百年之寿命，持至贵之重器，委付凡医，恣其所措，咄嗟呜呼！厥身已毙，神明消灭，变为异物，幽潜重泉，徒为啼泣。"这一段话的意思更深远了。在张仲景看来，知识分子要研究医学，"上以疗君亲之疾，下以救贫贱之厄，中以保身长全"，如果你不懂治病养生之法，有病看不到"倾危之败"，连自己的身体都保不住，那就是一个很糊涂，很愚蠢的人。不要总是"孜孜汲汲，唯名利是务"，光为名为利了，"忘躯徇物"，"躯"就是身体，忘记身体，追求物欲，就是"华其外而悴其内。皮之不存，毛将安附焉？"可见，这段话里头包含了张仲景对于知识分子的批评和规劝。你为什么不研究一点医学呢？如果你有病了，把身体托付给一个普通医生，而他又不高明，那你顷刻之间就有死亡的危险。

"惟明者居然能护其本，近取诸身，夫何远之有焉？"唯独有知识的明白人（贤者）能够护他的根本，也就是他的身体，因为他知道医学，知道养生，"近取诸身"，掌握一些性命之类的学问，"法于阴阳，合于术数"，这样对于治病之道、辨证论治之理，也就能够懂得了，不是遥远的事情了。只有重视医学，提高个人的水平，才能达到"上以疗君亲之疾，下以救贫贱之厄，中以保身长全，以养其生"。这一大段话虽然分成了几个层次，归根到底，还是要求知识分子重视医学，重视人的性命之学，明白养生却病之法，不仅是给别人治病，而且要保全自己的身体，"近取诸身"嘛！有一些知识分子，认识不到这一点，眼里只有"翕习之荣"，没有"倾危之败"，就是一个傻人。

不难发现，这一大段话和张仲景的《伤寒论》原序遥相呼应。不过，有的学者如元代吴澄就认为原序不是张仲景所作，其依据是《伤寒论》的文辞非常古奥，而原序的语言却比较华丽，可能是后人编的。我就不同意他这个观点。虽然我是学医的，不是学文的，算是班门弄斧吧，也讲讲自己的看法。从这个"伤寒例"的文章来看，它和原序有不谋而合之处，蛛丝马迹很多，有着内在联系。就拿第61条来说，就和《伤寒论》原序的精神完全一致。提到知识分子问题，"世上之士，但务彼翕习之荣，而莫见此倾危之败"与原序的"孜孜汲汲，唯名利是务，华其外而悴其内，皮之不存，毛将安附焉？"的意思一样。日本的学者承认原序是张仲景写的,但只承认一半。哪一半呢?就是"撰用《素问》、《九卷》、《八十一难》、《阴阳大论》、《胎胪药录》,并《平脉辨证》,为《伤寒杂病论》,合十六卷,虽未能尽愈诸病,庶可以见病知源,若能寻余所集,思过半矣。"这一段以下的内容都是后人添加的:"夫天布五行,以运万类,人禀五常,以有五藏,经络府俞,阴阳会通,玄冥幽微,变化难极,自非才高识妙,岂能探其理致哉!上古有神农、黄帝、岐伯、伯高、雷公、少俞、少师、仲文,中世有长桑、扁鹊,汉有公乘阳庆及仓公,下此以往,未之闻也。观今之医,不念思求经旨,以演其所知,各承家技,终始顺旧。省疾问病,务在口给,相对斯须,便处汤药。按寸不及尺,握手不及足;人迎趺阳,三部不参;动数发息,不满五十。短期未知决诊,九候曾无仿佛;明堂阙庭,尽不见察,所谓窥管而已。夫欲视死别生,实为难矣。孔子云:生而知之者上,学则亚之。多闻博识,知之次也。余宿尚方术,请事斯语。"我也不同意这个观点。为什么呢?我想大家学了"平脉法"、"辨脉法"以后,你们也不同意了。后边这几句话说得很好啊,是不是?"不念思求经旨,以演其所知,各承家技,终始顺旧。省疾问病,务在口给,相对斯须,便处汤药。按寸不及尺,握手不及足;人迎趺阳,三部不参;动数发息,不满五十。"这和"平脉法"、"辨脉法"的看法是遥相呼应的,是张仲景的话。

读《伤寒论》,要不读"平脉法"、"辨脉法"、"伤寒例"这三篇,就对原序的蛛丝马迹、来龙去脉不明白。光看原序,就没有这样的分析。读了这三篇,知识面就广了,就有了发言权。我认为的原序的思想已经包括在了这三篇中。第61条这一大段很有意思,很有思想性,既批判庸医,也很严肃地指出当医生的要审慎,不要孟浪,人命关天,要从人民来出发,最后还告诫知识界不要只追求名利、地位、荣华、富贵,要讲一点性命之学,讲一点卫生学。要不这样,顷刻之间就败了。

凡发汗温服汤药,其方虽言日三服,若病剧不解,当促其间,可半日中尽三服。若与病相阻,即便有所觉。病重者,一日一夜,当晬时观之,如服一剂,病证犹在,故当复作本汤服之。至有不肯汗出,服三剂乃解。若汗不出者,死病也。(62)

这一条是论温服汤药和发汗之法。张仲景的方剂都有"法"的指导。这个"法"有两层意思,一层意思是带有原则性,一层意思是治病的方法。原则性和方法是不可分的。也就是说,在一个原则的前提之下,指导这种治疗的方法。比如说,发汗是个方法的问题,吃药了,出汗了,表证就好了。同样,八法都是方法的问题。不过,发汗有一个基本的原则,就是这一条所讲到的。

"凡发汗温服汤药",有表证了,就要用发汗之法,故吃这个汤药,既不能冷服,也不能太热,要温服。"其方虽言日三服",这就是一个需要研究的课题了,有两个可能。一个可能是王叔和续说张仲景,以王叔和的口吻来说:张仲景的"发汗温服汤药"的那个方子啊,虽然是说一天服用三次药……因为这个书是经过王叔和的整理撰次的啊,所以里头有王叔和的一些话。第二个可能是张仲景的话。

因为在张仲景的方子里,桂枝汤啊,大小青龙汤啊,都是来源于古《汤液经法》,所以他就拿这些方子如桂枝汤举例:《汤液经法》虽然说是一天吃三次……"其方虽言日三服",显而易见,是有一个人来说另一个人的方子的。

"若病剧不解,当促其间",如果这个病重,老不好,"促"就是催促,"间"就是间隔,比如说这个药一天吃三次,桂枝汤不就是"日三服"吗?"以水七升,煮取三升,温服一升,日三服",吃这个药的目的是什么呢?是出汗呐。桂枝汤是解肌祛风的呀,吃了药以后他不出汗,"病剧不解"。他为什么不出汗呢?因为表邪太剧了。这样的话,服药"当促其间",就不必拉得相等,下一次吃药可以提前一点。我举个例子,早晨起来,六点钟吃第一服,如果是四个小时吃一次药,第二服应当放在十点钟,吃了第一服以后不出汗,说明病重。我感觉这个话完全是桂枝汤方后注的翻版。那么,第二次吃药还要隔四个小时吗?你提前一点,两小时后就可以再吃一次,给它增加一点药力。"可半日中尽三服",可以在半天里头把三服药都吃完。"若与病相阻,即便有所觉",如果这个药和病互相阻碍,有一些不合适的地方,他就有所觉察,能够及时发现和处理问题了。

"重病者",就是病重的人,"一日一夜",要是发汗,不但白天要吃,晚上也要吃,"当晬时观之",白天是 12 个小时,晚上也是 12 个小时,合起来是 24 个小时,这叫"周时",也叫"晬时",就是一个整天了,一个对头的时间,满 24 个小时要进行观察,古年间叫 12 个时辰,子丑寅卯,辰巳午未,申酉戌亥。12 个时辰走完了,又到了对头的时间了,这叫"晬时"。今天早晨六点吃桂枝汤,白天也吃,晚上也吃,到了第二天的六点了,对头了,时间已经是一周,这叫"晬时"。观察什么呢?就是观察他出汗不出汗呐。并不是你给他吃了桂枝汤就万事大吉了。有的人吃了桂枝汤,"温覆令一时许,遍身漐漐,微似有汗",这病就好了。有的人吃了桂枝汤,即使又喝了热稀粥,他也不出汗,这就提示病重、病剧,药的力量顶不上。他不出汗怎么办呢?可以"促其间",提前给他吃,缩短他的服药间隔,如把四个小时改成两个小时,使后边的药和前边的药力互相衔接。要是严重了,"可半日中尽三服",晚上也接着服,满了 12 个时辰以后再观察,看他出汗不出汗。"如服一剂,病证犹在,故当复作本汤服之",吃了一剂药以后,也就是三服了,他这病还在,那怎么办呢?"复作本汤",再来一剂吧,"复者,重复也",再抓一遍桂枝汤给他吃。"至有不肯汗出","至者到也",也有这样一些不肯汗出的,"服三剂乃解",服了三剂桂枝汤才出汗。"若汗不出者,死病也",如果吃了桂枝汤,始终汗不出的,说明表邪太盛了,汗不出则邪气不散。正气没有抗邪的力量,正虚邪盛,故汗不出。这个病就不好治了,甚至说是死病,危险了。

学习这一条,要和太阳病篇第 12 条的桂枝汤证互相参看一下。桂枝汤证的方后注:"若不汗,更服依前法。又不汗,后服小促其间。"这一条也提到了"促其间"。"半日许令三服尽。若病重者,一日一夜服,周时观之。""周时"就是"晬时"。"服一剂尽,病证犹在者,更作服。若汗不出,乃服至二三剂。"显然,这一条就是桂枝汤发汗法的缩影。张仲景是以桂枝汤的服法,在"伤寒例"上说明发汗的服药方法问题。两相一对照,这个意思就明白了。

桂枝汤不是张仲景的方子,后边的煎服法描述也不是出于张仲景。这是张仲景把桂枝汤这个古方,连带它的煎服方法,一并继承下来了。"其方虽言日三服",从这个口吻来看,如果是张仲景说的,就是针对《汤液经法》而言。《汤液经法》不但有桂枝汤,还有它的煎服方法,这就叫原始材料。我们学这个"伤寒例",解除了很多认识中的疑点和难点,而且能够扩展视野。其次,服药有一次吃的,有两次吃的,有三次吃完的,这是不等的。将来,我们看《伤寒论》113 方,这个情况就可以知道了。比如说,《伤寒论》干姜附子汤证,"生附一枚一两姜,昼间烦躁夜安常,脉微无表身无热,幸藉残阳未尽亡。"那个药就是一下子吃完,就与桂枝汤分三次吃不同。

桂枝汤是个发汗剂,针对太阳病中风的,有解除肌腠风邪的作用。"桂枝本为解肌",这是张仲景说的。桂枝汤的发汗是如何实现的呢?"法",一个是方法的问题,一个是法则的问题,这是两个意思,不要把它搞混了。麻黄汤、桂枝汤是汗法,大青龙汤、小青龙汤也是汗法,葛根汤还是汗法。虽然都是汗法,但是这些方子的法则就不一样。比如说大青龙汤,方子里是六两麻黄,"二两桂甘三两姜,膏如鸡子六麻黄,枣枚十二五十杏,无汗烦而且躁方。"这么多麻黄要是放在药锅里,那是一大把啊!说明吃这个方子是非发汗不可的。它的主症是"不汗出而烦躁者",让汗憋得都糊涂了,都烦躁不安了。《伤寒论》中让汗憋得烦躁的,就是大青龙汤证,阳明病还有让大便拉不下来而憋得烦躁的,就是大承气汤证。汗憋的,屎憋的,把人憋得糊涂了、烦躁了。也就是说,大青龙汤中用六两麻黄,是必须要发汗的,而发汗是因为烦躁。"伤寒,脉浮而缓,身不疼但重",这里不但是有寒,还有化热的倾向,故必须加石膏。一个麻黄,一个石膏,麻黄剂量大,六两麻黄。这个药吃下去以后,发汗就不由你了,麻黄就是走表发汗的呀。

张仲景用药法则的前提,一个是调和阴阳,一个是保胃气,存津液。这发汗不能发过头,既要发汗,又要控制汗出太过。这里有个法则,就是监督发汗的方法。大青龙汤证就得用大青龙汤,这是方法的问题,但是这个汗又不能发得太多,太多了人受不了了,就伤了胃气,伤了津液,阴阳就不能调和了,故张仲景想了一个办法,就用一些大米粉,在汗出多的时候往身上抹,就把汗孔堵住了。这就叫法则,就是以驱邪为止,不要伤正,一旦汗多伤肾,出现"烦躁不得眠",人就不得了! 不能够发汗太多,要达到保胃气,存津液的这样一个宗旨。这里既有方法的问题,又有原则的问题,这就是中医的巧妙之处,这叫祛邪而不伤正。治阳明病痞满燥坚实,吃了大承气汤以后,大便下来了,张仲景马上在底下加注"停后服",就甭再吃了,说明下得不能太厉害,否则就伤了脾胃了。因此,在一个法里头,都有一个指导、监督的原则。这是中医的一个特点。

桂枝汤是发汗剂,其发汗法又和麻黄汤、大青龙汤不一样。它里头只有桂枝,没有麻黄,还加了一个绊手绊脚的芍药。芍药是一个阴药啊!桂枝汤能够发汗,靠的就是桂枝配生姜,这两个药是辛温的。芍药和甘草都是扯后腿的。在两组药当中,一组药走卫分,一组药走营分,故它的发汗力量就不是太强。怎么办呢?因为这是中风证,"发热,汗出,恶风",本身他就出汗,再给他发汗,用之不当会汗漏不止,"其人恶风,小便难,四肢微急,难以屈伸",就会形成桂枝加附子汤证。张仲景用桂枝汤,"发汗而不伤正,止汗而不留邪",它是这么一个方子。因此,单凭这个药的作用发汗,显而易见是不可能的。怎么办呢?张仲景采取了一些办法:一个是"温覆",盖得暖暖呼呼的,增加热量,保住体温;再一个是"啜热稀粥",呼噜呼噜地往里头喝热稀饭。桂枝汤刚吃下去了,本身有桂枝、生姜,加外头保温,里头再来点热稀粥"一升余,以助药力",帮助桂枝汤发汗。在《伤寒论》里,吃完药喝粥的有两个方子,一个是桂枝汤,一个是理中汤。要加上一种辅助条件,这样才能出汗。桂枝汤的发汗,就得给它一些条件。即使是这个样子,有的时候汗也出不来。张仲景记得很详细呀!吃了药不出汗怎么办?"小促其间,半日许令三服尽"。还不出汗怎么办?"一日一夜服"。把药吃了以后怎么办?再作一剂。还不好怎么办呢?再作一剂。最多能吃多少次呢?吃个两剂三剂都可以。怎么吃就是不出汗的话,张仲景说完了,这是死证,叫邪盛正却,邪气盛了,正气退却了,那也就没办法了。

还有一条,就是针药并施那一条,"太阳病初服桂枝汤,反烦不解者",吃了桂枝汤反不见好,发热发得更厉害了,还伴有烦躁。针对这种情况,张仲景说用桂枝汤是对的。为什么"反烦不解"呢?这是邪气太盛了,病重药轻,拿不下来,故张仲景"先刺风池、风府,却与桂枝汤则愈",先给他扎两针,然后再吃桂枝汤。风池、风府呢,泻太阳经中之邪,一个叫风的池,一个叫风的府,风都藏在那个地方了,故叫池叫府啊!用针这一扎,疏通太阳经脉之气,泻风邪,先夺其势,然后再用桂枝汤发汗,汗就出来了。我们学了多少年的《伤寒论》了,可以从中得出一个结论:将来大家都要用桂枝汤哦,你光知道是五个药组成的,桂枝、芍药、生姜、大枣、炙甘草,这还不算你会使用桂枝汤。什么叫会使用桂枝汤呢?啜粥、温覆,发汗,"遍身漐漐,微似有汗者益佳,不可令如水流漓",吃了第一剂药不出汗怎么办?不出汗,反烦躁,泻之不解者怎么办?吃了第二剂药还不出汗怎么办?只有这一些都明白了,才叫做会使用桂枝汤。

西苑医院成立了研究生班,招研究生第一道题就是:怎样使用桂枝汤?你看这个题很简单,等后来我们看卷的时候,那可就不行了,是都明白,又都糊涂。都明白的是都知道桂枝汤这几味药,都糊涂的是不知道"啜粥","取汗","小促其间,半日许令三服尽",就是那方后注的功夫都没有了。因此,学《伤寒论》的理法方药,在方药里头不是光记那几味药,还得记住它的煎服法,要记它的方法和法则。它怎么用的?它的要求是什么?你看陈修园老先生,他给桂枝汤编的歌,你要一听,就听着喜欢,这个歌是怎么说的呢?"项强头痛汗憎风,桂芍生姜三两同,枣十二枚甘二两,解肌还借粥之功。"要想解肌,还要借粥的力量。你光给人家吃桂枝汤了,不让喝热稀粥,他能够解肌吗?"解肌还借粥之功",你看现在有很多人吃桂枝汤不喝粥,就凭桂枝和芍药那点劲,它能解肌?解不了肌。这个要记住。这个叫法则!不是光有方法,还有法则。吃桂枝汤发汗和麻黄汤发汗的方法一样,都发那么多的汗,行吗?都得"微似有汗者益佳",吃桂枝汤喝粥,吃麻黄汤就别叫他喝粥啦!麻黄汤再喝粥,那汗出得可就太多了。"七十杏仁三两麻,一甘二桂效堪夸,喘而无汗身头痛,温覆休叫粥到牙。"吃麻黄汤的时候,粥到牙的那个地方都不行。陈修园说千万不能喝粥啦!一个要喝粥,一个不喝粥。说这些事,啰啰嗦嗦说什么?一到临床,这脑筋就糊涂了,就是张冠李戴,桂枝汤没喝粥,麻黄汤喝粥了。这个说法不是夸张,是确有其事,故当医生的事情很不容易。

对于青年大夫,我常跟他们说:"这药方,你们写得清楚一点。"我在营口就遇见这么一个事,打了官司。一个小孩出麻疹,这位先生写字是大草,开药方都是神出鬼没的。他写了个"瓜蒌皮","蒌"写的像"姜"字似的,到了药房,一看是"姜皮",分量还挺大。小孩出麻疹,吃那么一大把姜皮,他受得了吗?小孩死了,就打官司了。一查药,大夫还挺神气的:"他抓错了,我开的是蒌皮,他给了姜皮。我不负责任,这是药店的事。"药店的人一看:"哎,叫大家来看,这个字是个'蒌'字,还是个'姜'字?"最后,赔偿损失,药房和这个大夫两家摊。因此,不能发生这样的事,写字一定要清晰。开方是给别人看的,是给那个抓药的人看的,不是你自己看的,千万不能发生这种阴差阳错的事。现在,有的大夫开的药方,连我都看不明白,有的"噌"一下子这一笔,而且还尽是点,当归也有点,黄芪也有点,点、点、点,这不都是毛病吗,是不是?我们要注意,我们要正统。

凡得时气病,至五六日,而渴欲饮水,饮不能多,不当与也。何者?以腹中热尚少,不能消之,便更与人作病也。至七八日,大渴欲饮水者,犹当依证而与之。与之常令不足,勿极意也,言能饮一斗,与五升。若饮而腹满,小便不利,若喘若哕,不可与之也。忽然大汗出,是为自愈也。(63)

这一条论热病容易发生喝水的问题。这个病人是个热病,就要饮水,这里有一个辨证的关系,以及给水的方法。因此,这一条对于医生和护士都是很重要的。"凡得时气病","时气病"就是外感之病,"至五六日",到了五六天以后,"而渴欲饮水,饮不能多,不当与也",他渴了,乐意喝水,但他喝的水量并不多,这个样子就不应当叫他多喝。"何者",什么道理呢?"以腹中热尚少,不能消之",因为他的脏腑之热还少,这个热不能够消水,故要给他这个水特多,"便更与人作病也"。这个不要轻视啊！热病到了五六天以后，渴欲饮水啦，是给他喝，还是不给他喝呢？这个要问。他喝的多少啊？他虽然是口渴，但喝得不多，就不要叫他多喝了。为什么呢？因为他的脏腑之热还很少，热不能够消水。喝得太多了，水就变成病了，就发生水证了，故不能给他喝得太多。

"至七八日，大渴欲饮水者，犹当依证而与之"，到了七八天，里热盛了，他大大的口渴，愿意喝水了，和五六天渴欲饮水时不一样了，这个时候"犹当依证而与之"，"犹"当"还"讲，还应当依照病证的具体情况给他喝水。"与之常令不足，勿极意也"，要给他喝水的时候，比如说他乐意喝一碗，就给他喝半碗，或者半碗多一点，"常令不足"，就是叫他喝得常不够喝，"勿极意也"，千万不能够顺从患者的意思。为什么不行呢？"言能饮一斗，与五升"，能喝一斗的就给他五升，也就是一半。这里头有道理，不但是喝水，也包括吃饭在内。病人在床上躺着，他的饮食代谢处在一个低水平，因为是热病患者，里头有热，他要水喝，你给他点水，这是应该的，而且这点水对于里头的热也是有好处的，故可以喝水，但是不要过了，只能够少给，不能够多给，这就是一个方法的问题！为什么不能够满足他的意思而要少给呢？喝得多了，脾胃就不能够消水，喝得挺多，当时挺痛快，痛快一时，咕咚咕咚，喝了两满瓶，喝完了小便少了，尿不出来了，在里头蓄水了，心下悸呀，脐下悸呀，心下逆满，气上冲胸，出来水证了，容易发生这些问题。这里也有护理的知识，中医的护理学。不但是喝水，吃饭也是这个道理，只能给一半，不要满量。满量了，他消化不了，就要出问题。

"若饮而腹满，小便不利，若喘若哕，不可与之"，这个人喝了水以后，肚子胀了，小便也不利了，或者喘，或者哕，哕就是气上逆，就成了水气病。这就是三焦不利。"饮入于胃，游溢精气，上输于脾，脾气散精，上归于肺，通调水道，下输膀胱"，现在由胃到脾，由脾到肺，由肺到肾，再到膀胱，水的道路不通，就停了水。里头有了水饮之邪，就会出现肚子胀满，小便不利，"若喘"，肺气不利则喘，"若哕"，胃气不利则哕。还给他喝水吗？不要喝了，他已经成为水病了。也可以说，在病人要水、喝水的过程中，就出现了"饮而腹满，小便不利，若喘若哕"这样的问题。如果要让他尽量地喝水，就会出现蓄水，故"不可与之"并不是在"小便不利，若喘若哕"以后，而是个倒装句，也可以摆到前面来。"与之常令不足，勿极意也，言能饮一斗，与五升"，是不是啊？为什么不让他多喝呢？因为他一喝多，就会"饮而腹满，小便不利，若喘若哕"，故"不可与之"既可以搁在后边，也可以搁在前边。喝水不得法，就容易得水气病。总而言之，喝水既可能有好处，也可能带来问题。

"忽然大汗出，是为自愈也"，这个人得了热病了，他喝了水以后，水是津液，津液资助了正气，正气能够拒邪外出，忽然间出了一身大汗，"是为自愈也"，这个病自然而然就好了。因此，"忽然大汗出，是为自愈也"有这么两种情况：一个是承上文"若饮而腹满,小便不利,若喘若哕",忽然大汗出,可视为自愈,因为阳气一通,水气一达,病就好了;一个是指这个热病,发热、口渴,给点水喝了以后,浑身见了汗了,出得也很多,噼里啪啦的,然后热就退了,这病就好了,得汗而解。什么道理呢? 因为这个人是热病,他的胃肠是干燥的,缺乏津液,给他喝了水了,水属阴,能够支撑津液,里边阴液足了,能够使阴阳自和了,故浑身出汗,病就好了。我在临床看过好几次这种情况,就因为喝水,病就好了。病好的反应各不相同,有头晕的,也有浑身哆嗦的。中国人都有一些医学知识。比如说,妇女一生小孩,奶奶、婆婆就会告诉很多注意事项:"孩子啊,你现在是产后,不能吃凉的,出去的时候都得蒙上一块手巾,不要让风吹了。"坐月子有一套卫生的常识。在这个病的时候,一般家里人不敢给他喝凉水。这不是冷的吗? 怎么敢给他喝? 喝出毛病来怎么办啊? 大夫去了,一看脉,是阳脉,内里有热,喝点没关系。一喝就浑身哆嗦,哆嗦一会儿就好了,热也退了。这个事情我经历过好几次。也有人喝热水,头昏一阵子。怎么头昏啊? 在晕得厉害的时候,心也慌,头也昏,脸刷一下就白了,一下子就出汗了,然后就好了。这个叫"冒汗作潵",那个叫"战汗作潵"。为什么要喝点水呢? 这样能引阳入阴,津液恢复,阳热水邪外退,病就好了。什么事情都要一分为二。喝水多了能得病,喝水适当,对于热病来说,能够调整津液,使阴阳自和,它有时候能够助自解之机。喝水多的,那可真多。有一个司机找我看病,西医诊断为尿崩症,说是大脑前叶长了一个东西。他喝水喝得很多,但得开车,只能在开车前预备七瓶水,少一瓶都不行,然后一杯接着一杯的喝。我给他治疗了很久,一直用白虎汤,都没好。他那个病很特别。

凡得病,反能饮水,此为欲愈之病。其不晓病者,但闻病饮水自愈,小渴者,乃强与饮之,因成其祸,不可复数。(64)

这一条论强饮。"强"是勉强。你要是勉强给病人喝水,他就成病了。"凡得病,反能饮水,此为欲愈之病",病人想要喝水了,这是好的现象,"其不晓病者",这个包括他的医生,也包括他的家属,不知道这个病情,不明白这个病因,"但闻病饮水自愈",听到一个病喝了水就能好,他就知道这么一点,"小渴者",这个病人只是小小的口渴,"乃强与饮之",就叫病人勉强多喝,能喝就喝,不能喝也喝,"因成其祸",就造成了祸害,"不可复数",这样的例子并不少见。这一条有两个意思:"凡得病,反能饮水,此为欲愈之病",这是病要好了。喝了水以后,能够汗出而解,能够阴阳相和,这是好的一面。"其不晓病者",不晓得这个道理的,不知道喝水对于病人的具体影响,听到"病饮水自愈"这个知识,当病人"小渴","以腹中热尚少",他不能消水呢,就"强与饮之",勉强地让病人多喝水。这样依赖,水气就不消了,不但不能够阴阳相和,还在胃里面停水了,"因成其祸",导致了喝水以后发生的各种疾病,"不可复数",这样的例子很多。

凡得病,厥脉动数,服汤药更迟,脉浮大减小,初躁后静,此皆愈证也。(65)

下面讲脉。"凡得病厥，……"，应当改成"凡得病，厥脉动数，服汤药更迟，脉浮大减小，初躁后静，此皆愈证也。"

这一条辨病愈之脉证。"凡得病"，这个病还是指热病而言，凡是得了热病了，"厥脉动数"，这个厥做"其"字解，他的脉动而数，医生给他治疗，"服汤药更迟"，用了汤药了，脉由动数变成了迟脉，"脉浮大减小"，或者是的脉浮大的程度减少了。脉浮大指的是脉的幅度，脉动数指的是脉的次数。脉的次数由快变慢，脉的幅度由大变小，说明这个病以前是烦躁的，现在安静了，"此皆愈证也"，都说明阳证的阳热之邪去了，这个病要好了，也就是正胜邪退了。我们在临床上看热病的时候，要观察脉象的变化。如果脉由动数变得渐渐的慢了，由以前六至，变成五至，甚至四至，或者是以前脉浮大充盈，现在减少了，不是那么浮大了，以前很烦躁，现在变得安静了，这都是阳邪消退的表现，是病要好了的征兆。

凡治温病，可刺五十九穴。(66)

这一条论治温病之法。对于温病，《内经》既有汗下两法，也有刺法，也就是用针刺的方法。治温病，有五十九穴可刺，这来源于《内经》，而张仲景是继承《内经》的。这五十九穴还不一样，一个出于《灵枢·热病》篇，一个出于《素问·水热穴论》篇。也就是说，"可刺五十九穴"在《内经》里面可见于两篇。我们查一查，这两篇不一样，只有十八个是相同的。有什么不同呢？《灵枢·热病》篇的穴都在四肢，《素问·水热穴论》篇的穴不在四肢，区别主要就在于四肢这个部位。这样来看，我们刺热病，刺温病，应该根据《灵枢·热病》篇。为什么呢？因为这一篇的刺法都是刺手足的穴位，是能解热的，而《素问·水热穴论》篇在四肢的穴位就很少了，对于解热是不够的。这是张介宾（景岳）的见解，我也同意。咱们不管这个，就说民间疗法。比如说，我在营口学中医的时候，济生堂很多大夫挂牌的。夏天的时候，来了一个石淋病人，他已经昏迷了，抬着来的，高烧。那个老中医大夫很麻利，把袖子一挽，针就掏出来就给放血，能看到尺泽、委中部位的血出得像油似的，挤了半天，才出了一点很黑的血。老大夫说还得出，赶紧再放血，病人的眼睛就睁开了，后来见好，热就退了。可是，中医这个急救的方法已经失传了。有一次，我参加北京市的几所学校，我们有个同学姓牛，很牛，牛老，牛泽华，他扎针很好，都是学员，都在一起学习，不分老少，关系很好。他那个学校里面有一个清洁工，扫扫地，擦擦桌子，突然发病了，肚子疼，疼得不得了，气上冲胸，晕倒了，不行了。怎么办？牛泽华牛老说："赶快架过来。"他对中医看病有办法，有把握，真是很令人佩服。牛老对着鼻中隔外面，一针就下去了，还对我们说："你们看，这个人脸色惨白，邪热郁闭在里面。"过了一会儿，汗哗哗地就流出来了，脸马上就变过来了，眼就睁开了。牛老问病人怎么样，病人说："我好点了，现在难受的是，我吐也吐不出，拉也拉不出去。"我这个人就好问："你怎么扎这里面？"牛老看着我说："这就是素髎。我扎这个就是经验。素髎是督脉和任脉的交接点。一扎这个,任督二脉通了,阴阳也就通了。"中医的针灸汤药疗效,我是亲眼看到的。当时,很多的大夫都犯傻了。牛老一针,一针定乾坤。你不信,就扎这个素髎,急救很快。温病要刺五十九个穴,那是有道理的,刺法可以急救,汤药太慢,还可能缺药。怎么办呢?这个你有啊,你拿针就扎啊。因为我不是搞针灸的,所以这五十九穴,大家看看就得了,也可以看看《内经》,穴都有名了。成无己注也有,提到了廉泉、天柱、风池,都有名了。

又身之穴三百六十有五,其三十九穴灸之有害,七十九穴刺之为灾,并中髓也。(67)

这句话的意思是:人身的孔穴共有三百六十五个,其中有三十九个穴位忌用艾灸,七十九个穴位忌用针刺。如果误用了艾灸或针刺,就会发生灾害,并且会伤及骨髓。本条讲应当了解禁灸忌针的穴位,不可误灸误针,以避免损害身体,如同麻黄汤也有其禁忌证。刺法是治温病的,有禁刺之穴,某某穴位是不能刺的。为什么不能够刺呢?一个是能够"中髓",伤于骨髓,伤于血脉。同样的道理,误用艾灸也是不好的。这是事物的两点论,既有可刺可灸,也有禁刺禁灸,是这么个道理。

"髓"就是骨髓,"中髓"指损伤骨髓。人体的穴位是经气流注的地方,分为井、荥、输、经、合。一年有三百六十五天,人身有三百六十五穴,天有四万八千个星星,人身有四万八千个毛孔。这是谁数出来的?不知道,传下来就是天人相应。"其三十九穴灸之有害",不能灸;"七十九穴刺之为灾",不能刺。误用了不但不能够治病,还形成了灾害,对人不利。为什么呢?因为"并中髓也"。这是针灸学专业所要注意的了,我们只能学其大概。比如说,成无己的注:"穴有三百六十五,以应一岁。其灸刺之禁,皆肉薄骨解之处,血脉虚少之分,针灸并中髓也。"这是说明它的一个道理。为什么禁忌针灸呢?针灸的穴位部分肉很薄,"骨解"就是解剖学所谓的骨缝,都是血脉虚少的地方。对于禁忌针灸之法,我们要静下心来研究。温病有可刺之法,不外乎泻经络、脏腑、气血的邪热。第一是放血,四肢放血,主要是尺泽、委中,然后是刺迎香、素髎、人中、眉心、印堂,这些能使人复苏,效果是听得见的,看得见的。温病的放血疗法,就是属于砭法了。温热之邪随血而去,邪气减轻了,正气也就恢复了。这是一个专门的技术,一个正统的放血疗法。

还有一种来自民间。民间的针灸方法非常丰富,说起来都是神话,也不算神话,是确有这个事实的。我在山西太原,北京中医学院五八级的学生在那里实习一年,山西有五老,五个老大夫。一年可不短,我和五老朝夕相处,五老里面有个邹大夫,他说他会盘龙针。我说:"盘龙针,学院也好,医院也好,是失传的,这是民间的东西。"什么叫盘龙针?就是把针在腰里盘上好几圈。这个针得多长啊!他说得活灵活现,有模有样的。比如说,在上面扎的穴,能在脚后跟出来。这应该说是有根据的。我听五老讲的,说是有一个人有病,心上膈下特别难受,也换了很多医生。有个医生说他能治,可以用盘龙针。不过,病人害怕,他知道盘龙针挺长。这个医生就说:"没关系,你不用害怕,咱们先不治,放一放,过几天,我再给你治。"旧社会,很多人打麻将。有一天,病人正在打麻将,这个医生就在后面用盘龙针扎进去了,病人还不知道。后来,病人穿衣服,这才知道,也没感觉到疼痛。说明这个手法是很高超的。

民间有很多很多的针法,如雷火针、盘龙针。我们的祖国是一个伟大的国家,文化发达,民族众多,社会上流传的针灸技术也很多。不过,这些东西逐渐失传了。同志们不仅要看《伤寒论》,看《金匮要略》,看《内经》,看《难经》,也要看一些小书,如《辨证奇法》,即便是别人瞧不起的小书,也是作者心血的凝聚,其中往往有一些高深的技术,有真功夫,有真学问,却不被人重视。张仲景说"勤求古训",要读一些古典著作,还得"博采众方",集各家所长。我们必须博览群书,里面的故事很多。我也乐意看些闲书,感觉得了很多好处。有一些病没法治,在小书里面就有方子,治病效果还很好,是不是啊?比如说,有的人好吃猪头肉,猪头肉是大热的,"膏粱厚味",后背长大疮疡,"搭背",你怎么治?大书里面往往找不着,小书这里面有了。

脉四损,三日死。平人四息,病人脉一至,名曰四损。脉五损,一日死。平人五息,病人脉一至,名曰五损。脉六损,一时死。平人六息,病人脉一至,名曰六损。(68)

这一条讲脉诊,主要论述了脏腑、气血,以及判断近期死亡的脉法。如果得了温病、伤寒,真的出现了"四损"之脉,病人三天就死了。什么叫做"四损"之脉呢?以平人为准,"平人四息",一呼一吸,谓之一息,平人的四息就是四次呼吸。这个时候,病人的脉才一至,也就是才跳一下,就叫"四损"之脉,出现了就代表三日死。"四损",也可以这样体会:大家都讲"损者,脏器损",你看这个脉就是不来了,你不要着急,因为中医看脉是讲呼吸的,"呼吸者,脉之头也"。你还得呼吸呀,一呼一吸,脉没有,再一呼一吸,脉又没有,又一呼一吸,脉还没。到了第四次呼吸的时候,脉蹦儿跳了一下子,到了,又没有了,这就叫"四损"。"四损"之脉出现了,代表三天死,这就表示近期死亡。学这个是很有用处的。我们看一下张仲景怎么说的:"按寸不及尺,握手不及足,人迎跌阳,三部不参,动数发息,不满五十,短期未知决诊,九候曾无髣髴"(《伤寒卒病论集·序》)。"短期未知决诊",就是说时间很短,人都要死了,这是短期的诊断。"决诊"就是决断生死。如果医生连生死都不知道,还能叫医生吗?张仲景对这样的做法是批评的。这一条是讲脏腑气血决死生的,就是近期的死生,和他的远期遥遥相对的。

"脉五损,一日死","五损"之脉代表一天就死亡了,时间更缩短了。"平人五息,病人脉一至,就名曰五损。""脉六损,一时死",一个时辰,现在说是两个多钟头,病人就死了。"平人六息,病人脉一至,名曰六损。"这样的情况有没有呢?是有的。你如果给病人号脉,感觉病人没有脉了,这时候不要着急,要沉住气,参考古人描述的五脏损脉,在那里等它,看几息脉来跳一下。四息、五息、六息,脉来一至,分别代表病人三天、一天、一个时辰将会死亡。显然,这一条是可以指导临床实践的。

脉盛身寒,得之伤寒;脉虚身热,得之伤暑。(69)

第69条论寒暑之邪伤人。寒和暑,都属于六淫之邪。寒暑伤人,脉有虚实之异。感受暑热之邪的脉象都是虚的,伤寒的脉象都是实的。

"脉盛身寒",脉跳得很盛,盛大有力,如果又包括紧脉,身上还怕冷,最后得出一个结论:"得之伤寒",这个疾病是从伤寒而得的。一个是脉盛,是"平脉"之法;一个是身寒,是"辨证"。这就是"平脉辨证"。因为寒邪伤阳,所以病人身寒、怕冷。寒邪还伤营卫,营卫俱实,故脉来就有力。

"脉虚身热",脉跳得很虚,虚弱无力,还浑身发烧,最后得出一个结论:"得之伤暑"。"先夏至日为病温,后夏至日为病暑",又在暑期的季令,故"得之伤暑"。暑是阳邪,在于夏令,故病人表现为身热。暑热之邪是伤气的,"热伤气,寒伤形",气阴就虚了,脉象就表现为虚。李东垣认为,不仅要清暑,还要益气,就有了清暑益气汤。有时候,还可以用白虎汤、白虎加人参汤。

这两句话还带有格言的性质。要是能记住这个格言,对临床辨证很有指导意义。暑邪能够伤气,这是因为肺属金,肺主一身之气,天太热了,"流火灼金",肺气不足了,故脉虚。不仅气不足了,而且津液也伤了,津气都不足,故"脉虚身热"。总之,寒暑之邪伤人的脉有虚实之分,一个以寒为主,一个以热为主,一个是脉盛,一个是脉虚。

脉阴阳俱盛,大汗出不解者,死。(70)

第70条的重点是论脉盛不为汗衰。"脉阴阳俱盛",不为汗衰,出汗以后脉还是盛,反映邪盛而正衰,正气不能够抗邪,故这个病是预后不良的。

"脉阴阳俱盛",这是伤寒,因为"脉盛身寒,得之伤寒"。寒伤阳气,"寒伤形",寒邪在表,就应当给他发汗,汗而解嘛!比如说,我们用了麻黄汤,汗出以后,"脉静身凉",脉也静了,身上也不烧了,这个病就好了。如果"大汗出不解者",汗出得很多,但邪气不解,脉还是"阴阳俱盛",热不为汗衰,就反映邪气盛而正气挫,这是预后不良的。

同志们也可能有这样的想法:"脉阴阳俱盛"不为汗衰,可能还有恶寒、发热。出汗以后,这些病都"不解",还是仍然存在的,怎么就能够主死呢?是不是说得太严重了呢?这个理,应当这样来分析,用药来治病,发汗也好,泻下也好,它需要一个条件,就是依靠正气。发汗,只是一个手段,真正驱邪外出的是正气。给正气一个条件,一个驱邪的手段,而使正气得伸,能够驱邪外出,这就是治疗的意义。活人有病了，你给他吃药，他能好，对不对啊？人死了，你再给他往嘴里灌药，什么药都不行，因为他没有正气了，人都死了，你给他吃什么药还能行呢？用药治病，这是治病的一个手段，一个方法，而主要是在于人的正气。现在的问题呢，恰恰反映正气不行了。吃药以后，大汗也出了，就是表不解，手段有了，条件有了，就是邪气不除。这意味着什么呢？不是药没有效，而是抗邪的正气衰了。"解铃还须系铃人"，真正解决问题的关键在于人体的正气。正气先衰了，这个病还怎么治呢？表邪摆在这个地方，脉盛、脉紧、头疼、恶寒，你给他发汗了，虽然是大汗出，一次出汗、两次出汗，就是表邪不解，正气无能为力了，这后果就是很严重的。

成无己引《内经》的话："汗出而脉尚躁盛者死"，也是邪气不为汗衰。《千金方》也说过："热病以得汗，脉尚躁盛，此阳脉之极也，死"。《千金方》和《内经》都是经典的著作，都告诉我们：邪盛正衰，无能为力，没有办法了。在那个时期，古人认为没有办法了。不过，时代是发展的，是不是啊？现在的方法就多了一些，比如输液、输血等的急救办法。也就是说，我们也不能百分之百地下一个定论，说是必死，现在还不好这么说，要客观一点，要尊重医学的具体情况。

这一条的意义是什么呢？张仲景是讲"平脉辨证"的，他必然要涉及疾病的生死问题。我们讲的这个生死，有从六经病讲的，有从时间讲的，比如"太阳病衰"、"阳明病衰"如何如何，伤寒两感如何如何，从脉上来讲的那就很少了。"平脉法"篇快结束了，他在后面写成这个伤寒的、外感热病的脉诊决死生之法，也是很有意义的。

脉阴阳俱虚，热不止者，死。(71)

这一条也是论正虚邪盛之脉，和"脉阴阳俱盛，大汗出不解者，死"，虽然看起来是不同的，一个像是寒似的，一个像是热似的，比如温热、暑热，"脉虚身热，得之伤暑"，"脉阴阳俱虚"，热还不止，即使进行治疗，热也退不下去，但是"脉阴阳俱虚"同样反映了正气不足。"热不止"，说明邪气亢盛，邪热势力很强。"脉阴阳俱虚"又意味着什么呢？意味着正虚而邪盛。一个正虚，一个邪盛，这个就不好办。中医认为正气是为主的，最后邪盛而正气亡了，那人不就死了吗？不仅是中医，也包括西医，都认为发热不退不是个好事。这个发烧，用各种的方法治疗都不退，脉是越来越坏，"阴阳俱虚"，预后肯定不良。什么道理呢？就是正虚邪盛。比如一个病人发热，你看现在的医院，西医大夫的首要想法就是要退热。因为发烧能够引发种种的问题，所以西医大夫集中医疗之所有，也要把热退了。在医院里，这个"素"不行了。再用那个"素"，反正抓住一个点，就是要把热烧退下去。为什么要这么做呢？因为发热这种病很可怕。"热不止"而邪气不除，总在那里嚣张、发展，脉还"阴阳俱虚"，从正气和邪气两方面考虑一下，早晚得热死，这不得了啊！它就可以发生种种的变化。比如说，肝病要是发热不退，就会昏迷、出血;温病要是发热不退,就会谵语、抽风,也可以动血,甚至还会脱水。在现在临床,我们也要实事求是。西医有一套方法,例如输液、输蛋白,对热病的急救还是很有效的。如果在古代,高热不退,长此以往,就没有办法了。在这个病的不断磨练下,古代的中医学就形成了一个战略思想,叫"保胃气,存津液"。这个原则是在病之前,而不是在病之后。病之后倒是也行,那已经是"等而下之"了。必须使人正气不衰,才能立于不败之地。这就是和疾病进行斗争的过程总结出来的经验。

我们应该把第70条和第71条对比一下,因为一个是"脉阴阳俱盛",一个是"脉阴阳俱虚"。"盛"与"虚",一个说的是寒,一个说的是热,一个是大汗出而不解,一个是发烧而不退。不要看它们的文字很简短,意义却是很深刻的。我们从中就可以吸取,为什么两种情况均主"死"?死是容易的吗?无缘无故就说人死了?你得有根据,你得有道理。这两条深刻地反映出正邪之间的关系,并由此让人理解"死"的必然性。

脉至乍疏乍数者,死。(72)

第78条这八个字很简单。原文说的是什么呢?是说得了伤寒病、温热病,血脉之气将绝,也可以说是脉气不续,这样就主死。相比而言,第68条讲的是损脉,是论脏腑的气已绝,本条是论血脉之气绝。

"脉至"就是脉来、脉跳,"乍"就是忽然,"疏"就是很疏远,"乍疏"就是忽然很疏,"乍数"就是忽然又跳得很快。也就是说,脉很不均匀,有时候来得很慢,半天来一下,有时候来一下还很快。这既是"乍疏乍数",也是"乍缓乍急",反映了什么问题呢?成无己底下有一个注:"为天真营卫之气断绝也。""脉为血脉,气血之先",应于呼吸,脉搏的频率是有一定规律的。一呼一吸,脉一来一去,随着呼吸,随着脏腑之气而波动。"脉为血脉,气血之先",它是很有规律的,既不快又不慢,既不大又不小。这样的话,阴阳之气才和,才是正常的。现在呢,它有病了,在这个病的过程当中出现脉的"乍疏",来得很慢,半天跳一下,有时候来一下还挺快,一阵一阵的,脉总像抽风似的,这就说明到最后了,弥留了,血气到了断绝不续的程度,才有这种反常现象,一阵快,一阵慢,乱套了,不均匀了。一个生物,一个脏器,一个组织,它要坏了,要没有生气了,它必定有一个失常的状态。再要进一步呢,就是要完了。

"脉至乍疏乍数"也和各种病脉有关。病脉有迟脉,有数脉,有大脉,有小脉……脉的阴阳失常,如果不到死脉的程度,都是病脉。病脉到了一定的程度,到了最后阶段,气血不续,脏真之气要完了,"脉至乍疏乍数",是死脉。这和病脉可就不同了,要更深刻一些。"脉至乍疏乍数",突然很慢,突然很快,突然脉跳得挺远,突然脉跳得挺近,是不是有一点像"虾游之脉"呢?什么叫"虾游之脉"呢?我们学这个都不懂的。虾在水里游的时候,它往往喜欢蹦,"虾游鱼翔"。虾

"噌"一下就上来了,到水面上了,它在水面上不像鱼似的,"噌"一下就下去了,很快的。"噌",到底下去了,在底下一会儿,"噌",又上来了,偶尔的一阵快,一阵慢,"虾游之脉"。大家到水边上,看看虾在水里头的活动,就是这个样子的。脉搏取类比象,"虾游鱼翔",就"乍疏乍数"。

脉至如转索,其日死。(73)

这一条论脉只有紧张,而无胃气。脉来得很有劲,但是没有柔软的胃气,故这个脉就很危险了,病人当天就死了,叫"其日死"。

"脉至如转索","索"就是绳索,脉来像转动绳索似的,两股绳子往一块拧。也就是说,脉来得躁动而有力,紧急而不软,没有胃气。脉转索,躁动紧急,又没有生气、胃气,故这种脉是非常不好的。这个短期之候,见了这种脉,病人很快就死了,叫"其日死"。实际上,"脉至乍疏乍数""脉至如转索",这都是没有胃气。有胃气之脉,是不迟不数,不大不小,不浮不沉,从容和缓。"乍疏乍数"里能有胃气?凡是命绝之脉,都是没有胃气的。有胃气,哪能死呢?大家看一看,这就是要细琢磨,你别看这个条文很短,里头还是很有意思的。

第70条和第71条都是既讲脉,又讲证。为什么会死呢?它们都有邪气的问题,还有正气的问题,既有邪气盛,又有正气亡,故才是死的。第72条和第73条,分别是"脉至乍疏乍数者死""脉至如转索,其日死",这两条都没提有什么症状,和前边那两条不一样。大家看看为什么不一样?前边那两条是说:因为这种病,见了这种脉,才主死。这两条是说:不论是什么病,只要是出现了"乍疏乍数"和"脉至如转索"这两种没有胃气之脉,肯定就是死了。也就是说,这两条是专门讲脉的,讲命绝之脉,讲无胃气之脉,死脉,"真脏脉见";前边那两条还有一个正邪关系的问题,有病才出现了这种脉,不为汗衰,甚至是发热不退。

谵言妄语,身微热,脉浮大,手足温者,生;逆冷,脉沉细者,不过一日死矣。(74)

这一条有生有死。死的原因主要是阳病见阴脉。在"辨脉法"头一条就讲了:"凡脉大、浮、数、动、滑,此名阳也;脉沉、涩、弱、弦、微,此名阴也。凡阴病见阳脉者生,阳病见阴脉者死。"

"谵言妄语,身微热,脉浮大,手足温者,生。"为什么生呢?因为脉浮大是阳脉,谵言妄语是热证,故它比较顺。热性的证,热性的脉,脉证同因,脉病相应,故这个是顺证,顺乎情理的。你不要看它是"谵言妄语",其实它是死不了的证,"热虽甚不死"。如果手足逆冷,加上身疼凉,脉沉细,这就是阳病见阴脉,脉病不相应,就有一个发展的问题。阴病要是见阳脉,也是脉证不相应,但是在往阳,往强,往好的方向发展,往正气恢复的方向发展,故就生,就好。如果阳证见阴脉,这个病就向阴的方向发展,阴是消极的、虚弱的、寒冷的,是一个阳气削弱的,这就不好了。阳证阴脉,这意味着什么呢?有的时候是假象,说不定是阴盛格阳、戴阳,有的时候看起来是阳证,却见了阴脉,也像是前面所说的,邪气盛而正气衰,一方面阳热还太盛,一方面脉已经不足了,正气衰败,这就不好了,"不过一日死矣",不过一天就死了。需要注意的是,虽然这个阳证阴脉不好,但是到了死的地步,那就不是一般的阳证阴脉,还是比较严重的。

温热病到了谵言妄语阶段,病就不会轻。我们上边不是讲了两个吗?一个是不知人,一个是不能识,一个是主神气的,一个是主后天胃气的,这两个病要是出现了,不论是什么病,都带有严重性,病都是很厉害的了。"谵言妄语"这样一个严重的病,阳热之病,脉要是浮大了,阳病见阳脉,那就是生;如果手脚逆冷,脉还见沉细,见了少阴脉,那就是阴盛阳脱,或者说是正气消亡,不外乎这样一些问题。这个病不能够持之以久,很快就死了。这一条在临床上很有指导意义。我们学习它,就是为了解决临床的问题,要提高我们的认识,增强我们的辨证能力。如果在临床上看见这个伤寒病,伤寒也包括温病在内,一派的阳象,谵言妄语,而又出现周身逆冷,脉见沉细,就要仔细斟酌这种脉证不一了:阳热这样的证,它怎么出现阴脉呢?就拿温病来说,要说是谵言妄语,不就是气分证吗?气分证见了少阴脉,那病也够呛呀,那津液还有吗?不论是伤寒,还是温病,这里说的肯定是一种外感热病,必定有亡阴、亡阳、阴阳不续,邪正之间,正气衰败这样的问题存在,预后通常是不良的。

由此来看,从第68条到第74条,这些死证都是比较短期的,"短期而又决诊",就看出这个热病的生死之诊,不是很遥远的,甚至是两天、三天、一个时辰的,当天死的。要把这些道理想清楚,要做到心中明朗,这也关乎人的生理病理、阴阳消长、正邪进退,这也是一门知识。过去的时候,我也有一个毛病,凡是遇见《伤寒论》中有关"死"的条文,就不愿意读了,心想:"反正是死,看它干嘛呢?"就没有兴趣了,以后慢慢纠正过来了。这里也很有学问。你把生死之机、正气、邪气,它为什么死的,把这个道理搞明白了,既增加了才智,也增强了辨证论治水平,还是有用的。

此以前是伤寒热病证候也。(75)

第75条,在"伤寒例"中是作为一个收尾的结语提出来的,是总结伤寒脉证之谓。以前的七十四条是伤寒热病的证候,这一句话是一个总结。以上我讲的是什么呢?我所说的都是伤寒热病的证候,证候也包括脉,是伤寒热病的"平脉辨证",故叫"伤寒例"。我不是讲别的,我是讲伤寒热病证候的。"伤寒例"篇的这七十五条原文,内容还是很丰富的,讲天文,讲人事,讲事实,讲邪气为病,伏邪为病,内容很多。

[小结]

"伤寒例"共有七十五条。我们现在是以成无己本作为教材,成本分了七十五条。这七十五条讲了哪些内容呢?我们要有一个概括的总结,以加深我们的认识。这七十五条可以分为两段,如果细分,还能分三段。这里我们就按两段分,一段是前二十五条,一段是后五十条。

前二十五条相当于"伤寒例"的总论。这二十五条大致论述的内容包括:其一,论四时正气和预防伤寒伤人之法的。其二,论即病之伤寒和伏气所发之温病,一个是新感,一个是伏气。伏气不是时行之气。伏气为病,也就是非其时而有其病,比如说"冬伤于寒,春必病温",它是个伏气病,不是即发的。因此,温病不是时行之气,是冬天的伏邪而发的。其三,论气候建议的方法,寅卯辰、正月二月三月、二十四个节气等等。其四,论寒邪伤人有轻重之分。这要看在什么时候,寒邪最重的时候伤人就最重,寒邪比较轻的时候伤人就比较轻。其五,春温夏热,秋凉冬冷,这是四时之病,合之五方之病,东方、南方、北方、西方这些病。总而言之,前二十五条突出了伤寒为病,预防伤寒之病,即病之伤寒与伏邪之温病,以及寒邪伤人有轻重之分,检验气候之方法。这些内容有指导下文的意义。把这样一些核心的内容全交代清楚了,故我们说前二十五条是个总论。

后五十条就是各论。各论是讲什么的呢?可以分成几个小段落。从第26条到第38条,是论伤寒病的生死,六经伤寒脉证的变化,包括六经伤寒的一日太阳、二日阳明……太阳病、阳明病、少阳病等的脉证变化,以及三阴三阳的治疗原则,三阳"可汗而已",三阴"可下而已",两感于寒的阴阳表里同病。这"两感于寒"是伤寒里一个最重的病。为什么呢?因为它是阴阳俱病,表里俱病,同时脏腑也感受邪气,又叫"两感"。如果胃败而水浆不入,神败而昏不知人,这个人就死了。两感伤寒有危险,有死亡的可能,主要看神气和胃气。有两感于寒的,还有不两感于寒的。如果到了七天,"太阳病衰,头痛少愈",或者最长的,到了十二天,"厥阴病衰,囊纵,少腹微下,大气皆去,病人精神爽慧也",都提示正气来复。也就是说,看六经病的七日来复,每一经都有一个七日来复的问题,只要是正气复,邪气退,证候减轻,这个病就要好了。如果不是这样,过了十三日以上而病不间断,病的发展没有轻的时候,此时脉沉陷不起,那就是大危了,因为这是邪气盛而正气衰。脉代表正气,正气衰,这很危险。

从第39条到第42条,论述了以下几个问题。其一,疫气为病。疫气为病和两感伤寒不同,和伏气为病不同,也和即病的伤寒不同。疫气,别具一格,就是在感受寒邪的同时,又更感受了一种邪气,这就叫疫气。张仲景举例说,重感于寒的,就变为温疟;重感于风的,就变为风温;重感于热的,就变为温病;更遇到温气的,就变为瘟疫。在伏气为病、新感为病之后,又论重感疫气为病,这是很有道理的。关于邪气为病的论述,从新感为病,到伏气温病,再到疫气为病,一个一个地深化,把外感发病的这些情况说得比较全面。

从第43条到第49条,论伤寒之病在治法上宜急而不宜缓。伤寒这个热病变化是很快的,缓治往往会发生严重的后果,故张仲景指出了"不时即治"的问题。不时即治,就是不按照时候给他治病,希望他自己能病好。这是错误的,是违背伤寒治病宜急不宜缓原则的,所以才成了缠绵难愈的痼疾。邪在腠理而不治,腠理之邪传入脏腑,"邪气入藏,则难可制",这就难以制服了,是小病不治造成了大病,造成了大病就难治。伤寒之病宜急而不宜缓,这是一个积极的治疗措施。为此,作为医生,作汤药就不泥于晨夜,以免病邪传变,才能治疗及时。另外,张仲景也指出来,针对服药之不如法,不听医嘱,当医生的要引起重视,晓谕病者,叫他不要发生这些问题。

从第50条到第60条,论伤寒之邪伤人之初。刚一开始,"未有温覆而当不消散者",只要是盖被出汗,寒邪一定能消散。发汗及时,伤寒之邪可以及时得解。如果表寒没解,就想着用药攻下其里,此为错也,应当"先解表",表解已,"乃可下之"。表解就可以攻下了吗?这不一定,如果里证尚未形成里实,攻下则嫌太早,"犹生寒热"。所谓"下不厌迟",要是攻之太猛,病不除,那怎么办呢?"大满大实,坚有燥屎,自可除下之"。如果不如此,表邪未解而攻之,则"内虚热入,协热遂利,烦躁诸变,不可胜数,轻者困笃,重者必死矣"。汗下之两法,本为治病而设,要是颠倒用之,比如当发汗而用了泻下,应当泻下反用了发汗,会产生诸多变证,严重者可致人死亡。因此,在治疗上要讲究急治,避免缓治,同时需要病人的合作。治疗温病、热病,关键在于发汗、泻下,应当要先解表而后治里。怎么治表?怎么治里?以及治里的关系,在本篇中讲得很有层次。

从第60条到第65条,论医之治病要小心谨慎,切忌粗鲁、孟浪、大意,而使病人含冤而死。比如在服发汗药时,一定要根据病势轻重而制定发汗之法,总以汗出邪散而为病解。如果是汗不出邪不散呢?此时,邪盛津夺,热证在里才想喝水,以是否愿意饮水、饮水的多少等来推测伤寒之热在里的轻重情况。不过,饮水不宜太多,也不要勉强叫病人喝水。如果小便不利,更不可予饮。已经有了水邪,水气不化,还勉强病人喝水,会加重病情。以脉测证,"凡得病,厥脉动数",如果脉变得迟缓,由浮大变小,由粗躁变静,皆为欲愈之证。邪气未伏,吃药以后,邪气伏了,正气进了,疾病欲愈。

第66、第67条论刺热与针灸之法,是符合"热论"精神的。

从第68条到第74条,论热病生死之脉,治伤寒以"平脉辨证"为主。

第75条是个总结。"伤寒例"系统叙述了伤寒热病的证候。有了这七十四条原文,就可以为《伤寒论》的六经辨证作个参考。这一条就说明"伤寒例"是专门为伤寒、热病而论的,可供六经辨证参考的,有承上启下的意义。

总的来说,"伤寒例"既继承了《素问·热论》篇的精神,也有张仲景个人的一些发挥。学术得有源流,比如《医学源流论》。我们现在学《温病学》,学《时病论》,这些是从哪里来的呢?如果说是叶天士、王孟英、吴鞠通等人发明的,这是对的。不过,它还有一个源头。《内经》、"伤寒例",这就是后世温病学的一个源头。也就是说,"伤寒例"它起到一个源头的作用。有一些纠缠不清的问题,读了"伤寒例",就清楚了。比如什么叫伏邪?伏邪有几种情况?"伤寒例"说得是一清二楚的,它可以澄清后世一些纠缠不清的问题。再比如温病里的伏邪为病,现在有很多人都不赞成,不讲究伏邪为病,这样是不行的。有一些病,当时没有或者不可能那么重,但是它里面都有原因。伏邪不是一个新的东西,必须经过长时间酝酿之后,一下爆发出来,故这个病是非常严重的。有了"伤寒例",春温、温疟、温病、风温等这些温热病的名称也都有了根底。它们怎么来的?后世又怎么发展的?"伤寒例"里讲得清清楚楚。《内经》、"伤寒例"为后世中医学术上的发展奠定了坚实的基础。如果不读这些书,没有相关的知识,有些东西就会纠缠不清,比如《伤寒论》第 6 条"太阳病,发热而渴,不恶寒者,为温病。若发汗已,身灼热者,名风温"。关于这个"风温",有很多注家说是误治的坏病。因为温病有了恶寒,所以它才叫风温。可能有人觉得这个说法很有道理,是误汗以后变成风温,风温是一个坏病的名称而已。这是因为没读"伤寒例"。如果读了"伤寒例",就知道风温有伏邪,是个独立病名,不是误治的。误治的怎么会有专门的病名呢?因此,学习《素问·热论》、《素问·评热论》、"伤寒例"这些中医学之源,对于正确掌握后世的伤寒、温病学术有指导意义。

我们学了这七十五条,应该是很有收获,很有意义的。这不是一个多余之举,而是必须要学习的,我们应该反复的研究,将其转化成个人的知识。

作为"医圣",张仲景活的岁数并不大。他的生卒年是公元 150 年—219 年,也就六十多岁。他是累死的,写《伤寒论》累死的。那要花多大的心血啊!呕心沥血啊!他写了"伤寒例",如果我们熟视无睹,还硬说这不是张仲景的著作,就是很大的一个偏见。另外,王叔和为了整理张仲景的书,也是付出了毕生的精力。他"搜采仲景旧论,录其证候、诊脉、声色、对病真方有神验者",完了倒好,招来了一身的不白之冤。我们要不学一学,对得起王叔和吗?因此,我们学这三篇的意义是很深刻的。也就是说,我们把仲景学术中这三篇长期被不闻不问、束之高阁的文章,来加以弘扬,加以研究,是一个很有意义的学术活动。

第三讲　辨痉湿暍脉证

第一课　辨痉湿暍脉证（1—3条）

后边这一篇就是"痉湿暍"，我想大家也都学过。虽然《金匮要略》也有这一篇的内容，但是这里的十六条原文和《金匮要略》上又不一样。《金匮要略》里面"痉湿暍"共有二十七条原文，十一个方子，这里的"痉湿暍"是作为太阳病的一个类证出现，共有十六条原文，没有方，很短。"辨痉湿暍"，这个"痉"是个错字，当作"痉"。

伤寒所致太阳病，痉湿暍三种，宜应别论，以为与伤寒相似，故此见之。（1）

"伤寒所致太阳病，痉湿暍三种，宜应别论，以为与伤寒相似，故此见之。"伤寒有广狭义之分，广义伤寒包括寒、湿、暑等外感之邪所致的太阳病。太阳经的痉证、湿证、暍证，这三种"宜应别论"，应该要个别的，分开来加以论述。为什么呢？为什么不搁在六经辨证，或者太阳病篇里头呢？"以为与伤寒相似"，因为它们是伤寒的类证，"故此见之"，所以在这个地方来讲。痉湿暍不属于伤寒的本证、主证，而是类证。由此可见，痉湿暍这些外感病，虽然是和太阳有关，但又和太阳的伤寒不同，故要分而论之。

太阳病，发热无汗，反恶寒者，名曰刚痉。（2）

这一条是辨刚痉的证候。"痉者劲也"，这个病很有劲。它是项强，背往后很有劲，很僵硬，后背反张，这个才叫痉病，就是古人说的"角弓反张"，是一种强急之病。它和太阳病既有相同的一面，也有不同的一面。"太阳病，发热无汗，反恶寒"，这是什么呢？这是太阳伤寒，没有汗是表实，恶寒发热是太阳的表证。不过，它出现了项背强急，往后张等痉病的特点。"痉病项强背反张，有汗为柔无汗刚"，没有汗的叫刚痉，有汗的叫柔痉。显然，这个病是刚痉。刚痉为什么出现了项背拘急的证候呢？从六经辨证来说，这个病与太阳经脉拘急有关系，也可能是督脉为病。说它是太阳病也好，说它是督脉为病也无不可，医学上就把它叫做痉病了。痉病者，是紧急之病也。太阳的风寒之邪盛，使太阳经脉拘急，就会出现项强背反张的表现;没有汗,就反映了风寒表实。因此,一般用葛根汤治疗。"痉病项强背反张,有汗为柔无汗刚,生产血多过汗后,溃疮犬咬破风伤",痉病的原因有好几种,有原发、继发的不同。这一条讲的就是原发的痉病,由于风寒邪气很盛,伤了太阳经,太阳经脉不利,寒性凝滞拘急而收引,出现了项背拘急之证。它没有汗,那么治疗一般要发汗,发汗就要用葛根汤。

太阳病,发热汗出,不恶寒者,名曰柔痉。(3)

这一条是辨柔痉的证候,是和上一条相对而言的。刚痉完了,就讲柔痉。"太阳病,发热汗出,不恶寒者,名曰柔痉。"为什么它不恶寒呢?太阳病,发热汗出,就像中风似的,也是表虚。无汗谓之表实,有汗谓之表虚。柔痉和太阳中风有一些相似之处。风邪客表,卫强营弱,故发热汗出。不过,中风病应当恶风,"太阳病,发热,汗出,恶风,脉缓者,名曰中风。"恶风就是恶寒,就是害怕风寒。柔痉有发热汗出,却不恶寒。根据成无己的意见,这样就可以加以分别。他认为,太阳病都应该恶风寒,只有到了阳明经,阳明病不怕风、不怕寒。"阳明病外证云何?答曰:身热,汗出,不恶寒,反恶热也。"阳明病是恶热而不恶寒,那么现在是太阳病,不是阳明病,为什么不恶寒、不怕风?你不要以为是阳明病,它还是太阳病,也还是太阳中风病。不过,中风以后又重感于湿,又受了一种邪气是湿邪,故不怕风寒了。这个就是成无己的意见,他强调是风里夹湿。

总而言之,凡是痉病,都有和太阳病不同的特点。什么特点呢?就是它的津液,合着它的血脉,就是它的阴分必有不足。人的经脉受津液、血液的滋润,它才柔和。如果某种原因使经脉里的津液、血液不能够柔筋,不能够养筋,就会出现这个痉急之病,项强背反张的病证,这是一个前提。由此来看,柔痉是由太阳经受了风邪,刚痉是由于太阳经受了寒邪。风阳之邪能够化热,热伤血脉,筋脉无所柔,筋脉无所养,故颈项强急,甚至角背反张。风阳之邪化热,也就很有可能不恶风寒了。因此,太阳病柔痉的成因有两种可能,根据成无己说是夹湿,受了风邪又受了湿邪,也可以认为是风阳之邪化热,化热之后就不恶寒了,正因为不恶寒了,故血脉失养,因而才出现了柔痉。

我最近写出一本书,叫做《金匮要略诠解》。它和《伤寒论诠解》是姊妹篇。在这本书中,我写了太阳病柔痉的成因。我不大同意成无己的观点。我认为太阳中风,风阳化燥,伤了津液血脉,才出现了筋脉强急。由于它化热了,因此它不恶风寒。这样的解释比较好一点。有汗的叫柔痉,没有汗的叫刚痉,这不仅是一个证候的分名而已,也刻画出来痉病的缓急不同。刚痉抽得厉害,因为它无汗,寒邪收引,使筋脉、气血不利,出现了痉病;柔痉有汗出,有点伤阴,有点风阳化热,使津、血液不能够滋润筋脉了,发生了痉病。"刚者实也,柔者虚也""无汗为实,有汗为虚"。从症状来对比,柔痉比刚痉稍微缓一点,但它也抽。总之,刚柔之称,不仅是病名的不同,有汗与无汗之分,而且在痉急项强背反张的证候上也有轻重的不同。

这两条合起来看,都是太阳的表受邪了。一个是受的寒邪,寒邪伤阳,而使太阳的经脉不利,气血津液不利了,筋脉失养,出现了刚痉;一个是中风,只有发热汗出,它是风阳化热,津血受损,筋脉失养,出现了柔痉。前边是个寒的,后边是个偏于热的,这是有所不同的。

第二课　辨痉湿暍脉证(4—16 条)

[温故知新]

"伤寒例"之外另有一篇,叫做"痉湿暍病",都是太阳病的类证。第一个是痉病。痉病又分两类,一个名刚痉,一个名柔痉。痉病的特点呢?"痉者劲也",它的经脉强劲有力,就有项强背反张的特点。刚痉是被寒邪所伤,太阳经和督脉被郁,经脉不利,气血津液不荣,再加上寒邪的收引凝滞之性,就出现了项强背反张的特点。柔痉有汗,刚痉无汗。柔痉是受风邪,风阳化热,就有汗出恶风,卫强营弱的病理机制。同时,风阳已经化热,就不恶寒了,出现了项强,也就是后背拘急的表现。由此来看,刚痉是寒的,柔痉虽然也是外邪,但是偏于热。属于寒的刚痉的特点就是恶寒而无汗,属于热的柔痉的特点就是发热汗出,不恶寒。这是两证的鉴别要点。从这些症状来讲,尤其是项强背反张的症状,刚痉要比柔痉程度上重一些。

太阳病,发热,脉沉而细者,名曰痉。(4)

这一条和《金匮要略·痉湿暍病脉证治第二》上的有所区别,在之后还有"为难治"这三个字,需要注意。"太阳病,发热",太阳主表,太阳病就有发热恶寒的特点,这句话说明是个表证。表证出现项强背反张,这是刚痉还是柔痉啊?这得结合下面的一句。"脉沉而细",和刚痉和柔痉都不同了。这之前的两条虽然都没说脉,但是从表寒乘经这个病因上,我们就推理了,应该是个浮紧的脉,至少是都应该浮,而这一条他的脉不浮。"脉沉而细",就有两种观点:一个观点认为是太阳病发热的外感病,见了这个脉就是有湿邪,是风寒夹湿。成无己《注解伤寒论》和吴谦《医宗金鉴》就持这一观点,并用小续命汤加减治疗这个病。不过,《金匮要略》在这一条最后还有"为难治"这三个字。为什么这个痉病难治呢?因为太阳病是阳证,而脉沉而细是阴脉,乃少阴之脉。它是阳证而见阴脉,此为逆。咱们在前面的"辨脉法"中有"阳病见阴脉者死,阴病见阳脉者生",故这个病脉证不一致,就反映出邪气盛而正气已虚,这样继续发展下去,就是很危险的,这是"为难治"的一个意思。另一个呢,就是具体实施了,医生总要给他治吧,就很难,因为它是个痉病,就是说有项强背反张的特点,反映在表的邪气盛;脉沉而细呢,又代表着在里的正气已虚。若是发汗,则恐生变证,故不敢发汗。用些补药吧,在表的郁闭又很重。因此,医生处在一个进退两难的地步,无所措手足,方子很不好开。故说"为难治"。由此可见,痉病怕见虚脉。

太阳病,发汗太多,因致痉。(5)

痉病大都是由外感之邪所致。风寒、风热等所致的,这都叫原发的痉病。有没有继发的呢?有,就是这一条。得了太阳病,发汗是正治之法。不过,发汗太多了,邪气不去,反倒是阳气和津液伤了,就出现了项强背反张的痉病。成无己引用《内经》的话说:"阳气者,精则养神,柔则养筋",现在津液、阳气不能濡养经脉了,"则经脉紧急而成痉病也"。《伤寒论》中有一条:"亡血家不可发汗,发汗则寒栗而振",这就有一些痉病的苗头了。作为一个医生,要做到心中有数,可不能一知半解,这是会误人的,就是说要知道痉病有几类?在《医宗金鉴》里做了详尽的总结:第一个是"生产血多",也就是妇女生小孩儿时出血过多,血不养筋,则成痉病。第二个是"过汗",就是这一条所讲的。第三个是"溃疮",就是疮不收口了,常年累月地流脓流水儿,荣卫气血就不足了。中医学里有个痨病叫"疮痨",就是因为"疮"一直暗耗人的气血精华,最后就能够续发痉病。第四个是"犬咬",就是现在说的"狂犬病",怕听水声,也有抽风的表现;最后一个是"破风伤",就是现在的"破伤风",现在有注射疫苗,叫百白破。"痉病项强背反张,有汗为柔无汗刚,生产血多过汗后,溃疮犬咬破风伤。"这不单是一个"发汗太多"的问题,要学会和《金匮要略》《黄帝内经》《医宗金鉴》等等著作做比较,才能有更多收获。

病身热足寒,颈项强急,恶寒,时头热面赤,目脉赤,独头面摇,卒口噤,背反张者,痉病也。(6)

这一条论述很典型的痉病。为什么这么说呢?因为这一条讲的证候多一些,全面一些。同时,这一条讲的是一个风阳为病的,风阳就是个阳邪,而且还是一个太阳、阳明二经受邪的痉病。这个病涉及到太阳、阳明两经,就有些类似于《伤寒论》中"并病"的情况。"恶寒"、"身热",这些是表证的体现。由于是二阳受邪,太阳、阳明的经脉气血都不利了,太阳经脉行于项,阳明经脉行于颈,故它不是像之前的只是项强,而是前项后颈都发强、发紧。又因为是风阳之邪所致,而太阳经行于头,阳明经行于面,二经之邪不解,蕴郁之邪时发,就会见到"时头热面赤",甚至会出现"目脉赤,独头面摇"。由此可见,风阳之邪是盛于上的。也就是说,伤了二阳之后,从表现上来说,还是偏于上的。"独头面摇"就是头来回地晃悠,是风邪的表征。"卒口噤,背反张",突然间就出现口紧、张不开了,背也向后发强了。这是由于太阳经脉行于背,阳明经脉环于口,也体现了二阳受邪之后,经脉津液、气血不利的发病机理,而且阳热之邪盛于上,失于下达温煦,脚丫子反倒是表现得很凉。因此,这一条是讲的风阳之邪客于太阳、阳明二经。原文提到的这些表现为我们解决了两个问题:一个是理论上的问题,一个是临床上的问题。就是说,痉病,一般说来都是太阳病,因为它是太阳病的类证,但如果说是风阳之邪为患,也就是现在说的风热,不是风寒,就往往会伤及太阳、阳明二经,就不单纯的是太阳一经的病了。显而易见,这种痉病就比较严重了。又由于它是一个阳邪受于两条阳经,从症状上来看,头面部的表现比较突出。阳在上而阴在下嘛! 另一方面,若是在临床上遇到的痉病除了项强背反张之外,还脸红,头也动摇,一摸脚丫子还凉,多半是太阳、阳明二经的阳热之邪盛于上,阳气不走于下的表现。上热下寒。这一条非常好地刻画了痉病的临床表现。

　　以上讲的六条原文就很简略了,《金匮要略》中的内容要详细一些。不过,这六条也把重要内容都讲出来了。一个是风寒之邪,一个是风热之邪,这是痉病。从第 7 条开始,就要讲湿病了。

　　太阳病,关节疼痛而烦,脉沉而细者,此名湿痹之候,其人小便不利,大便反快,但当利其小便。(7)

　　为什么说这一条讲的是"湿痹"呢? 主要是因为关节疼痛,而且是"疼痛而烦","烦"就是剧烈的意思,说明疼痛的程度很重。在《黄帝内经》里,就有"风寒湿三气杂至,合而为痹"等对痹证的描述。"痹者闭也",闭塞不通了,"不通则痛",经脉里的津液、气血都不流通了,就表现出痹证的特点。痹证是个关节疼痛之病,要是严重的时候,不但浑身疼,连路都走不了! 古人写文章是非常之好的,他能把痹证的特点一言道破。为什么说是太阳病呢? 因为关节疼痛也是湿邪在表的证候,再有风邪为病,脉是浮的,寒邪为病,脉是浮的,太阳病的脉也是浮的,而这一条讲的湿痹就不一样了。这三种邪气导致的病,是作为太阳病的类似证出现的,和太阳病的那一套发病体系还不一样,故它的脉也不一样,就是"沉而细"。湿是阴邪,是个水湿之邪,在脉象上看就是细脉,细脉主湿。李时珍的《濒湖脉学》中,"细脉萦萦血气衰,诸虚劳损七情乖,若非湿气侵腰肾,即是伤精汗泄来。寸细应知呕吐频,入关腹胀胃虚形,尺逢定是丹田冷,泄痢遗精号脱阴"。李时珍就总结了细脉的主病,一个是伤津血,一个是属于虚劳病,再一个就是湿邪伤人。湿邪为病,会出现脉细、脉沉、脉濡。湿温病发热已经到了 39℃、39.8℃,脉还是软软的,是濡的,跳得也不快,所以他的脉和他的热是相反的,叫做身热不扬。这里的脉沉而细,就说明这个痹病不是受了风邪、寒邪,而是受了湿邪,留着在体表肢节,闭塞了营卫气血的流通道路,所以他疼痛得很厉害。

　　下面是对湿痹的补充。湿痹为患,除了在脉上的表现外,还有表现在外的主要的证候,其特点在于"小便不利,大便反快",既然是有湿在里出不来,成为了致病的邪气,因为湿为水湿之邪,影响到了三焦水道的通利,小便就不利了。临床时要问小便的特点,这很重要。现在当医生的诊断水平有所下降,一问小便就是"黄不黄",要是小便黄为有火,小便白则无火,到这儿就算问完了! 能不能够想到湿痹的问题? 湿邪为患所引起的小便不利。当然也是有这样的高明医生的,但是少啊,太少了!现在《伤寒论》不是讲的六经辨证吗?我又提出个"六气"的问题,有的人就很赞成,有的人就很反对,说把《伤寒论》搞出这么些东西,越来越复杂了。我为什么要提到这个"六气"呢?举个例子,什么是"肝风"?西医大夫就会说:你们中医也太神秘了,一个肝脏就完了,哪有风啊?他是不懂中医的理论,我们说"诸风掉眩,皆属于肝",面部眼睛老是抽啊抽啊的,用些蝎子、蜈蚣、钩藤、羚羊角粉什么的一吃,他就不抽了,那不是有风吗?你用些当归、白芍什么的,养肝血而熄风嘛,"治风先治血,血行风自灭",说的就是治肝的,肝主藏血啊!它有现实意义,所以就得承认肝主风。这个"湿"根本就是"六气"啊!风、寒、暑、湿、燥、火嘛!有外湿,脾主湿,所以也有内湿。湿和燥还是对立统一的问题,阳明病是以燥为主,所以它大便秘结小便多;太阴病、湿病,大便调和,但是小便不利,湿是主三焦的,湿是一种代谢的产物,三焦要是不利,一些湿邪不能从小便排出,停聚体内,就叫"湿邪"了。为什么太阳病里那么多是"水气"病?苓桂术甘汤证、五苓散证、苓桂枣甘汤证、奔豚气、真武汤证什么的。因为太阳是个含水之经,膀胱就是管水,水之气就是寒,"太阳之为病,脉浮,头项强痛而恶寒",为什么不说"头项强痛而发热"呢?张仲景用的字是有道理的,太阳从标也从本,它是寒热虚实都有的,但主要以寒为主。

阳明病是以有燥屎为主,以大便下不来为特点,而湿邪以小便不利为主。这体现了燥湿不同气,燥能伤人津液,而湿能伤人阳气。治阳明病要用到三承气汤,得泻下燥热!治湿病就要利小便!"治湿不利小便,非其治也",这句话不就从这儿来的嘛!怎么利这个小便,可就大有文章了!在这个病的治疗上,利小便是总的原则。用什么样的利尿药,要开那一经的路子,这就需要具体问题具体分析了。我们说的上中下,那是说的三焦,湿邪是顺着三焦而来的。辨温病要辨卫气营血,辨湿温要辨三焦,这个话还是有些道理的。为什么会出现"大便反快"呢?这里就有两层意思。一个就是燥湿不通气,这个病是湿病,张仲景还是讲风寒暑湿燥火六气的!阳明燥结是大便干燥,小便不利,湿病的时候,大便就痛快一些,只是小便的问题,只治疗小便就可以了。第二层意思,是不是大便有些太痛快了,就有点儿腹泻的意思呢?成无己《注解伤寒论》的解释是:"《内经》曰:湿胜则濡泄。小便不利,大便反快者,湿气内胜也。但当利其小便,以宣泄腹中湿气。"这里面就证实了这一点。

这一条告诉我们,湿痹的浑身疼痛特别厉害,不是一般的疼,故叫"疼痛而烦"。不过,还不能发汗,因为湿家忌汗。一般来讲,浑身疼痛是要用汗法的,毕竟是体表的病,而且这个病还有小便不利,但是一发汗就犯错误了,不是伤阴,就是伤阳。这是不对的。若不能用汗法,这个湿邪从哪里走呢?邪气去得有个道儿,故要"但当利其小便"。一利小便,湿邪就从三焦下面的膀胱排泄出去了,这不就好了吗?这个病的治疗原则,证候特点、禁忌,寥寥几个字,表达得非常清楚。不过,张仲景的书里有缺点,咱们不能说咱们的圣人如何如何,但它这里的确没有舌苔描述。现在看病是要看舌苔的,最好在老先生的"脉沉而细"后面补上"苔白腻"这么几个字。湿邪痹在三焦,停在体内,代谢不出去,舌苔上就表现为白腻。这是合情合理的。有的内容,咱们想补,但是不知道,有的时候能补,就得补上。

湿家之为病,一身尽疼,发热,身色如似熏黄。(8)

这一条论湿热为病。湿之为病,有寒湿、风湿、湿热、暑湿这么四大类。"湿家"这个称呼,是古人的一种习称,就是说这个病人是患湿邪了。类似的还有《伤寒论》中的"风家""喘家""汗家""亡血家"等等。杜牧的诗云:"借问酒家何处有?"古人习惯这么说。"一身尽疼",是说全身疼痛为是病的特点。说发热,但没提恶寒,咱们在读的过程中要思考,这里应该还有小便不利的情况,因为这是湿热为患的情况。身体的肤色偏黄,这个黄色和黄疸有所区别。黄疸也是湿热之邪所致,但多数是热大于湿的,它的黄色是很深的,颜色是明亮的,鲜明而如橘色;本病是微发黄色,而且颜色很暗,就像是我们黄种人的皮肤加上烟熏过似的,这就是湿热很重的一个特点。因为湿是土之色,土是和脾相应的,中医就讲这个理论,脾土之湿邪与热相争,就呈现出这么个黄色,和黄疸要有所区别。

我有一次看一个病人,他很胖。他的脸色和胳膊上的颜色就像是烟熏过似的发黄,还有胸闷头重,舌苔也很腻,就是一派湿热之象。咱们都是黄种人,黄皮肤,但他自己都说和别人黄得不一样。说他是黄疸吧,他也没有恶心、厌油腻这些情况,说明他是湿热之邪相争于肢体关节,而肤色表现出这个颜色。通过对"如似熏黄"这句话的理解,可以更加体会到古人"练字"的功夫很深。这个很有意思,后学者得细细反复的咀嚼体会。

湿家,其人但头汗出,背强,欲得被覆向火,若下之早则哕,胸满,小便不利,舌上如胎者,以丹田有热,胸中有寒,渴欲得水,而不能饮,口燥烦也。(9)

这一条是论说湿家误治之后的一些变证、坏病的。首先,"胸满"应该是念作"胸闷"。人得了湿热之邪后,得把这些邪气排出体外的,而咱们人体自身就有正气存内,而祛邪外出的这一个机能,就像西医说的免疫力和代偿机制似的,所以说有些病,即使你不吃药也能好。人固然是高级动物,生病了知道吃药,但是动物若是生病了怎么办?它们没药可吃,也没见着说动物一得病就死了,它也大部分都活过来了,这就是由于自身内在正气的调整作用。咱们在治病的过程中,要顺着人体的这一机能,比如人得感冒了,太阳病风寒了,脉是浮的,正气有保护自身的使命,就会抗邪,推着邪气往外走,这个时候给他发一发汗,顺着正气的作用方向,就能一汗而解,这就是"顺治"之法。如果这个时候非得用一些大黄、芒硝,往里引,往下泻,这不就是逆着正气的作用方向了吗?那就是错误的治疗,为"逆"。湿病出现的这些证候,就是治疗时逆其病势的误治后果,是很严重的。燥

129

邪伤人津液,湿邪伤人阳气,湿热之邪有粘滞之性。相比而言,风性善行而数变,它无论伤了那里,游走、变化得都很快,而湿邪无论在哪里,都会着而不去。古人有时候把这个湿邪比作是油,黏黏糊糊的,能阻碍气血阳气的运行。阳气伤了之后,就会怕冷,乐意多穿些衣服,喜欢火烤一烤,而湿邪很多时候又留滞关节,阻碍了经络气血的运行,背部的经脉失于濡养,就表现出背强。这样一来,就成为湿痹了,浑身无汗,阳气要祛邪外出的,但是却被湿邪的粘滞之性纠缠,而不能通达周身,使全身得汗而解,只是头上面能出那么一点汗。"但头汗出",这是一语双关:一个是说明只是头面部有汗,这是表面意思;另一个就是说除了头面部以外,其他的部位无汗。怎么办呢?应该祛寒湿而通阳气,比如说用后世李东垣的羌活胜湿汤,都可以治这个病,稍微地用一些祛风燥湿的药,量不能用得太大。然而呢,医者不知道用上面的方法来治疗,他用了泻下之法,这是逆其病势的治疗。这样一来,就伤了人的阳气了,使阳气下陷,后果就是湿从寒化,若胃阳伤则哕,胸闷是胸阳之气被伤,小便不利是下焦阳气被伤,气化不利导致的,而湿痹本来也有小便不利的特点。上面有寒湿之邪,所以说"胸中有寒",下面"丹田有热",所以表现出渴欲得水,但要注意的是,这个热不是真正的热,是误下而阳气受了挫折之后,不能升腾而内陷,所以这个热不能消水,就不能下咽。这也是胸中有寒湿之邪阻滞的表现。阳气虚了之后,不能气化津液,所以"口燥烦"。

这一条总结起来就是一个湿痹的患者,阳气受伤闭塞,湿布于表,而不用祛寒湿以通阳气之法治疗,反而用了下法,误下之后,湿邪不去而从寒化,阳气被伤而下陷,因此出现了上面有寒,下面有热的这个情况。上焦有寒则胸闷,中焦有寒则哕,下焦有寒则小便不利,舌面上就像长了一层苔一样,类似我们生活中看到的潮湿的石头上面长的青苔,这就说明是湿气内盛了。湿家用下法是错误的,用汗法也是错误的,"但当利其小便",就好了嘛!这里的发汗还要补充一下,不是说湿家完全不能用发汗的方法,比如说麻黄加术汤。也就是说,湿家治疗时要有原则性,也要有灵活性。

湿家下之,额上汗出,微喘,小便利者,死。若下利不止者,亦死。(10)

这一条论湿家误下致死的情况。湿家为病,没有利小便,反而用了下法。一般而言,下法用的都是峻猛之药,也可以说都对人的阳气、胃气、脾气有所损伤。误下之后,有可能导致亡阳、亡阴等脏腑阴阳气血的绝败。这告诉我们,湿家误下不是一个小问题,而是性命攸关的问题。误下之后,阳气受伤,其实这个时候阴阳二气都受伤了,阴阳失于维系,孤阳上越,阳气脱于上,"额上汗出,微喘"。"小便利",不要理解是正常的,这是阴亡于下。阴阳上下离绝,这个人就死了。古人在表示阴阳的时候,有的就用图像表示,像清代的吴鞠通,就是用两个套在一起的圈来表示,它们是相互维系的关系,不能脱离。《黄帝内经》里就有"阴平阳秘,精神乃治,阴阳离决,精神乃绝"的描述,说明阴阳是互根互用的,不能脱离彼此而单独存在。如果泻下之后出现下利不止，这是后天脾胃之气败亡的表现，气血津液的来源没了，人也是要死的。《黄帝内经》有云："有胃气则生，无胃气则死"，说的就是这个。

同志们可能会这么想，这写的是不是太邪乎了，张仲景吓唬人！我们要实事求是的看看，"额上汗出，微喘，小便利"，"下之利不止"，这些都是客观的证候，不是张仲景编出来的，是实实在在的一个病例记载。这些都是湿家误用下法之后的一些表现，绝不是危言耸听，而是确有其事。我们拓展开来，无论哪个医生看病，药开出来，病人吃了之后就有好与不好的反应，必须是有顺和逆之分的。要是治疗顺着发病的机制，给正气以辅助，病就容易好。反之，就会助邪而给病患带来更大的麻烦，比如说第9条的情况。更有甚者，就是这一条，病家因为误治，导致阴阳离决或胃气败绝而死了。

问曰：风湿相抟，一身尽疼痛，法当汗出而解。值天阴雨不止，医云此可发汗，汗之病不愈者，何也？答曰：发其汗，汗大出者，但风气去，湿气在，是故不愈也。若治风湿者，发其汗，但微微似欲出汗者，风湿俱去也。（11）

这一条是论治风湿病的治疗原则，也可以说是风湿病的发汗方法。前文有谈到湿家忌汗、忌下，"但当利其小便"，这是说湿病的治疗常法。不过，也有湿家是可以发汗、泻下的。比如说，阳明病篇里面就有一些黄疸病治法，麻黄连翘赤小豆汤就是汗法，茵陈蒿汤里面用大黄，也有泻下的意思。再比如说，小柴胡汤主治的少阳病是禁汗、禁下、禁吐、禁利小便的，"少阳三禁要详明，汗谵吐下悸而惊，甚则吐下利不止，水浆不入命难生"，但是柴胡桂枝汤就微微发点汗，大柴胡汤就得泻一下。因此，治病总是有常法和变法的。这就需要我们当医生的努力做到知常而达变，不能教条。

"风湿相抟"，就是说是风和湿两种邪气共同致病。湿家为病是禁汗的，但这里还有风邪的事，所以又是要发些汗的。因为它致病的部位也是在体表，浑身上下都疼，说明风湿邪气客人体表还是很严重的，那么在治疗上就应该汗出而解。"值"字画龙点睛啊！说正是这个人在发汗的时候，赶上了外面阴雨连连的天气，这是自然界的一种特殊情况。"雨不止"就有些连绵不绝的意思，不是说哗啦哗啦下两个小时就停了，它是下起来就没完没了了。这样的话，空气就很潮湿。张仲景是河南南阳人，南阳一赶上阴天下雨，就感觉特别的潮，湿气盛嘛！在这种情况下，人的湿气盛不盛啊？是盛的。自然气候会影响医生用汗法治疗这个病的效果。正在这个时候，可以等一等，得把阴雨连绵的这种天气从时间上差过去。如果这个时候选择发汗，汗出来时凉哇哇的、潮乎乎的，外面的阴气又盛，阳气又不足，湿气能去吗？这是用发汗这种"正治"方法治不好的一个原因。另一个呢，当医生的给病家发汗太过了，出这么多汗，只是去掉了风气，湿气还在。为什么呢？一个是外界阴雨绵绵，湿气盛，一个是汗出过多，把衣服都弄湿了，汗也变成湿的,也没有条件说是马上换件儿干爽的衣服,这两个加一块儿就助长了湿邪,故湿气就留着不去啦!这就需要发汗做到"微微"的那个程度,而且还得选个好天气。这个里面讲到的痉湿暍病,虽说是太阳病的类证,其实是杂病。在很多的书里面,说到发汗时都很有讲究,比如《外台秘要》就说要选择天气干燥、阳光明媚这样的好天气来发汗,故原文中提到了"法当汗出而解",在《金匮要略》里面就有个麻杏苡甘汤用到发汗。为什么用了发汗的方法,病还没好呢?就是说治法没问题,而内外条件不是那么的符合,所以他就好不了。发汗太多,"但风气去,湿气在"是什么意思?风为阳邪,善行而数变,它来得快去得也快,而湿邪呢,它为阴邪而有黏腻之性,是有形之邪。发汗发得太快,很痛快,这个时候风邪易去,但湿邪不能随汗出而解,必须得微微地发汗,让汗很均匀,很透的出一次,这个病才能好,不是出猛汗、暴汗,那都是不行的。

要说起这个发汗,咱们民间是很有一套的,家里的爷爷、奶奶都懂得。首先就是避风,把门窗都关上,谁也别随便进出,把被子都盖上,找个热乎儿的地方躺着,如在东北的热炕上,温覆取汗嘛。老头儿、老太太一摸脑门儿,有汗了,再问一问前胸、后背有没有出汗,都出来了,说行了,这个病就好了!他们都很有这个常识和经验的。通过这一条,我们就要知道,发风湿家的汗宜缓不宜急,宜少而不宜多,要透。另外,要选一个好天气,不要在阴雨绵绵的情况下给人家发汗。天儿那么不好,挺凉的,哪哪都凉,正发着汗,一伸胳膊,外边又湿又冷的,又中风湿之邪了,这些都要注意。

湿家病,身上疼痛,发热面黄而喘,头痛鼻塞而烦,其脉大,自能饮食,腹中和无病,病在头中寒湿,故鼻塞。内药鼻中则愈。(12)

这一条讲的是上焦寒湿为病的证治。如何判断是寒湿在上呢?因为他的病主要在头、鼻子,肚子里面没病,说明"病在头中",就是上焦啊。阳气与邪相争,就有发热;湿邪在上,就会面黄、气喘;湿邪郁阻,清阳不利,鼻子就会发堵。"烦"在这里是心烦的意思。湿邪客于气分、上焦,脉象会浮而大,大脉一般都偏浮。"自能饮食",就是说吃饭不受影响,故"腹中和无病"。病在哪里呢?在头中、上焦啊!他的鼻塞是寒湿在上引起的。怎么治呢?用瓜蒂散。这个"内"念"纳",把瓜蒂研末儿,让患者一吸,就进鼻子了,然后就会流些黄水,这个病就好了。这是上焦的寒湿,内里面没什么毛病,能吃能喝,主要是在于一个表、一个头,表和头的联系很紧密。有些表证,采用在鼻子里放上些药材把病给治好了,这种情况还是很多的,因为"肺开窍于鼻"。伤寒病里往往都有鼻塞的情况,太阳中风证中"鼻鸣干呕者"就是这个情况,因为太阳表邪合于肺气,肺主皮毛啊,所以寒湿伤于表,也就是上焦,就会出现这样一系列的证候。瓜蒂是一个苦寒的涌吐药,能够去湿邪、痰饮,放在鼻子里,就会流很多的黄水,而且还能治疗黄疸病。

病者一身尽疼,发热,日晡所剧者,此名风湿。此病伤于汗出当风,或久伤取

冷所致也。(13)

这一条是论风湿之邪客于体表的证治。"一身尽疼，发热"，这是湿邪客表的典型证候，而这一症状一到了"日晡所"，就是下午的 14 点到 18 点这个时间就会加重，也就是说这个病越到了下午、晚上就越重，上午还要轻一些。这和阳明病的潮热不一样。"潮热"，顾名思义，就是到了这个时候才发热，其余时间不发热。这个病是怎么得的呢？下面说了："此病伤于汗出当风，或久伤取冷所致也"，呆的地方凉了，冷风吹了，吃的凉了，或者汗出又被风吹了。正出着汗，一身都是汗，玄府气孔都是打开着的，往凉水盆里一泡，汗就出不来，就变成了湿邪，外面又受到风邪的侵袭，也就是"风湿相抟"。在这种情况下，汗被风遏，化而为湿，就形成了风湿病。

为什么这个病"日晡所剧"呢？这个说法就很多了。有的还按着阳明来讲，说少阳阳气始生，太阳为阳气隆盛，"盛在午时"，阳明就到了下午了，"气门乃闭"，阳明又主肌肉，风湿之邪客于肌肉，而阳明之气又旺于申酉，到那个时候，正邪相争得更剧，证候就重了。这是古人的解释，我有些不一样的解释。这个病是伤于寒湿的，是属于阴邪为患，结合原文的发病原因来看，在下午的时候，人的阳气就开始衰了，阴气就开始盛了。无论是风湿，还是寒湿，阴气都会助长它们，所以就会在日晡所加重。这不是一种寒湿嘛？寒湿是在表，和里有没有关系呢？它和里是有关系的，外边的湿邪，里边的湿邪，它都有关系。湿寒也不是光有表，它还有里，里边的寒也是湿寒，表里都有。如果光有表而没有里，那是另一个问题。

"但微微汗出者"，就联系这一条了。怎么联系的呢？大家都上《金匮》课了，"病者一身尽痛，日晡所剧者，名风湿。此病伤于汗出当风，或久伤取冷所致也，可与麻杏苡甘汤。(21)"麻杏苡甘汤治这个病有一个特点，这个特点就联系了第 11 条了。麻杏苡甘汤的药物剂量特别小，麻黄少到只有半两，合我们现在的分量就是 1.5 克，就是半钱。用了这么少的麻黄，汗出肯定不多。微微一见汗，这病就好了。因此，用麻杏苡甘汤的时候，剂量不宜太大，太大就会汗出过多，汗出太多就违背了"但微微似欲汗出者，风湿俱去也"这个原则了。张仲景的文章是前后呼应的，要联系起来加以体会。再说一遍，凡是属于痹证的，风湿痹证有发热的，他不是恶寒，就是痹证发热，午后重的，要考虑麻杏苡甘汤，效果非常之好。一身疼痛，还发热，而且每到下午两点之后加重，越疼越厉害，还伴有发热，就考虑麻杏苡甘汤。

人不用太大的能耐，只要能记住张仲景论证的话，用的时候把它对上了，就能起效。讲得天花乱坠，不会看病，也是白搭。他的证讲得清清楚楚，一个萝卜一个坑，记住，然后该用的时候用上。背下来很关键。比如说，记住这一条是"日晡所剧者，名风湿。此病伤于汗出当风，或久伤取冷所致也，可与麻杏苡甘汤。"

记住了,不就会用了吗?很朴素,很简洁,很实在,没有什么玄妙。因此,辨证论治,要先把证记住。证都记不住,怎么去辨呢?要继承发扬祖先留下的经验总结,而不是另起炉灶。如果把"日晡所"忘了,就不会辨证了,就治不好病了。麻黄汤证无汗而喘,两个症状都很重要,没记住就不行。湿病比较难治,湿邪是黏腻之邪,又是阴邪,又是有形之邪。湿邪会进一步变化,可以变痰,还能变寒,还能变黄疸,能演变出很多的疾病。中医要是会治湿病,那就是很不容易的。要多看书,要总结,历代大家的东西要多看,像王孟英的《温热经纬》,这书就很好看,王潜斋王氏五种,五种书就非常好。我常对同学们说:"比如你想用白头翁汤,要想知道怎么用,就得看王潜斋的医案,你看他怎么用,你就明白了。光看《伤寒论》是不够的。那里面的白头翁汤有很多加减,加术,加半夏,加白薇,加滑石,加芍药,有很多方法,所以必须要看王孟英的医案,这样就是博闻广识了。"

太阳中热者,暍是也。其人汗出恶寒,身热而渴也。(14)

下面讲暑热病。暑热病共三条,这一条论暑热的证治。热证,古人叫暍。暍就是暑热病,这是有季节性的,"先夏至日为病温,后夏至日为病暑。"

所谓"有其时而有其气",若冬天得暑病,除了是伏邪,其他的情况是不太可能的。我看过一个医案,很有意思。一个人冬天得了病,大夫说是暑病,病人家属都懂医,知道这大夫是胡说八道。病人确实出现了一些暑热病症状,于是大夫开始造理,问他冬天是不是穿了棉衣服,然后说是捂的暑热病,显然是邪理,是狡辩。暑热病有季节性,"先夏至日为病温,后夏至日为病暑",这是名句,讲了温和暑的分水岭。蒲辅周蒲老是四川的名医,他就很讲究这个,什么是温病?什么是暑病?

暑热病的特点呢,一个是暑热之邪,伤气伤阴,故汗出而身热不退。气分有热,还口渴,这就是伤了津液了。暑热之邪伤人,故汗出,暑热必排津液。幸亏是能出点汗,不出汗就更不好了。出汗,不仅是一种症状,从某种程度上讲,还是一种起保护作用的生理现象。内热很盛,出汗就能起到泄热的作用。否则不就憋坏了吗?因此,出汗既是暑热致病的特点,又是暑热外泄的途径,是涵盖了生理病理两方面的一个证候。

为什么恶寒呢?因为热能伤气,肺气受伤,肺胃之气不足,故恶寒。伤津液则口渴,伤气则恶寒。暑是热邪,故令人身热而汗出。这个病要用人参白虎汤来治疗,也就是白虎汤加人参。这个方子是很好用的。"阳明白虎辨非难,难在阳邪背恶寒,知六膏斤甘二两,米加六合服之安。"《伤寒论》里也有白虎汤加人参汤证,"大烦渴,背微恶寒者。"

太阳中暍者,身热疼重,而脉微弱,此以夏月伤冷水,水行皮中所致也。(15)

这一条论暑病夹湿的证治。暑病容易夹湿。古人把暑病分为阴暑和阳暑,

"暑中须分阴与阳,阴邪无汗似寒伤,壮热心烦或呕泻,香薷扁朴二香汤,更兼昏愦蒸蒸汗,面垢喘渴证为阳,不省熨脐灌蒜水,益元苍参白虎汤。"也就是说,香薷饮、滑石散是治阴暑的,白虎汤、益元散是治阳暑的。阴阳之分最关键,要看它湿大湿小。湿邪重,就会暑中夹湿。"太阳中暍者,身热",当然身热了,身热是暑啊!"因于暑,……体若燔炭,汗出而散"。吴崑就说,不是汗出而畅,是汗出而不畅,越出汗,身越热。"疼重",浑身又疼又沉,这就是湿的特点。这就告诉我们,临床的时候遇到患者身疼痛,尤其是腿疼,你就要问他:"同志,你腿疼的时候,两条腿沉不沉?"如果不沉,只是疼,走路挺好的,那就按寒治,或是按风治。如果他说:"同志,你说得对啊,我这腿疼得迈不开步,像灌了铅似的,又胀又沉。"这就是湿,要利小便。一利小便,腿就轻了,因为湿邪有沉重的表现。"三痹之因风寒湿",风寒湿合而为痹。三痹之中有风盛的,有湿盛的,有寒盛的,要分别治疗。风盛行痹是上下流动的,即"风盛行痹寒痹痛";寒盛痛痹以疼痛为主;湿盛着痹以沉重为主,即"湿盛着痹重难支"。这就是中医核心的东西,要根据这些来临床辨证。"疼重"就反映了湿邪的特点,暑中夹湿,这个是有客观指标的,"而脉微弱",湿热的脉都是虚弱脉。"寒伤形,热伤气",寒性的脉就是脉紧,湿热的脉就是微弱了。这个病是暑热夹湿,不可能出现紧脉,而是微弱脉。微弱即无力之意,暑热伤气,气伤而虚,故脉虚。这一条很简洁,有脉有证,脉是微弱脉,证是疼而重。除此之外,有没有其他的证呢?比如暑热常有的口渴之类呢?也是可能有的。

这种病是怎么得的呢?"此以夏月伤冷水,水行皮中所致也",夏天炎热,人为了避暑,就常喝凉的东西,洗澡沐浴也要凉的。接触的凉水有两种,一种是喝进身体里,一种是《伤寒论》中讲的是"以水灌之",灌溉的意思。夏天人容易出汗,喝了冷水,或是洗了凉水澡,"水行皮中",凉水阻遏,故暑湿相抟,才导致了这种病。这个要和《伤寒论》中的文蛤散证互相参考了。文蛤散证也是湿。吃文蛤散不好怎么办呢?用五苓散,即一证两法。文蛤散是化湿,兼去热郁水郁,而此证是暑中夹湿。《金匮要略》用一物瓜蒂散治疗暑中夹湿之证。大家可能会问:以水灌之而得者,这个可以理解,因为冷水凉遏,汗出不畅,喝冷水是怎么致病的呢?暑天天热,肺气不运,喝冷水之后,"形寒饮冷则伤肺","形寒"是指皮毛而言,肺气会受伤,肺主皮毛嘛!"饮冷"是指喝了冷水,也会伤及肺气,因为手太阴肺脉从胃中过,下边大肠通贲门。胃里有冷水实邪,比如小青龙汤证,其下的水寒之邪就向上阻遏肺气,肺气郁遏,"肺者合皮也,其荣毛也",也会出现这个症状。因此,外面冷水淋浴,内又暴饮冷水,容易得这种病。

广州《新中医》杂志伤寒版的主编曾跟我聊起他为什么学中医。他说上海当时有个青年会舍,里面有泳池,夏天天热,就去游泳,因此得了咳嗽喘,憋气、喘,怎么治都治不好,也看了西医,没用。后来,他找到陆渊雷陆先生,一看是小青龙汤证,吃一剂小青龙汤就好了。寒水郁遏,跟这个证的病机类似。他也就因此觉得中医很神奇,就报了陆渊雷先生的函授班,是这么学的中医。《难经》上说"形寒饮冷则伤肺",不是空话,而是实践之言。

太阳中暍者,发热恶寒,身重而疼痛,其脉弦细芤迟,小便已,洒洒然毛耸,手足逆冷,小有劳,身即热,口开,前板齿燥。若发汗,则恶寒甚;加温针,则发热甚;数下之,则淋甚。(16)

这一条是论暑邪夹有寒湿,表里为病的脉证。"太阳中暍者,发热恶寒,身重而疼痛",暑病是个季节病,"先夏至日为病温,后夏至日为病暑",暑热之病为何有恶寒呢?前边我们讲过,"其人汗出","身热而渴",因为热伤气,所以才恶寒,并没有浑身疼重症状。正因为它是暑热夹有湿邪,湿邪就是寒,所以除了热病的发热以外,还有恶寒、身重和疼痛。这就说明是有夹杂之邪,夹杂的是湿邪,故脉就不是单纯的暑脉了。暑脉本当脉虚而大,现在是"其脉弦细芤迟"。弦细脉属于寒湿,弦是紧,属于寒,细属于湿。之前讲过,湿病脉沉细。芤迟脉属于暑热,芤脉中空,因为热伤气。因此,这个脉里边既有寒,又有湿,而且还伤了气,故脉中空无力,芤迟。"小便已,洒洒然毛耸,手足逆冷",又有寒湿,又有暑伤气,伤了膀胱之气,膀胱之气不足,再加上湿寒之邪的影响,小便完了就"洒洒然",这是形容像冷水淋浴那么一激灵,"毛耸",毛就是身上的毫毛,耸就是耸立,人冷的时候,身上的毫毛都立起来了,小孩儿小便的时候常有这种现象,打冷战。还有一种情况,澡堂里很热,有些人喜欢烫水,喜欢把皮烫得充血才觉得痛快,可是当他把脚伸进热水里,他会打个冷战,大家都习以为常而不察。这个怎么理解呢?这就要讲太阳气化学说了,太热动了太阳的本寒之气了,所以会打冷战,即先恶寒而后发热。我有个朋友就来分析太阳之气本寒标热,说外感风寒不好举例,就拿这个事作例子。为什么不先发热呢?因为寒是本,标是热,所以张仲景说恶寒是在先,就是这个道理。这也可能是歪理,反正有这么个说法。

"小便已,洒洒然毛耸,手足逆冷,小有劳,身即热,口开,前板齿燥"。一个是暑热伤气,气虚;一个是湿寒之邪伤阳,故小便有反应,发冷,手足逆冷。阳气既虚且抑,气虚且有湿寒凝滞,阳气不达四肢使手足逆冷,这个可以看做是寒湿的一个特点。"小有劳,身即热,口开,前板齿燥",这是暑热的特点,因为稍微一活动,动则生阳,阳气浮动,加之本身有暑热之邪,所以身上发热。这时候,他会伴气喘,用口呼气,张口喝喝而喘,前牙失津干燥,所以"因于暑……体若燔炭",这是刻画它这个证候。热邪伤气,动则暑热增加,所以气不够用,呼吸时喝喝而喘,加上暑热伤津,前牙失津干燥。这个病既有暑,又有湿,暑湿合邪,"若发汗,则恶寒甚",若是给他发汗,就伤了他的阳气,导致怕冷更甚;"加温针,则发热甚",若是给他上温针,温针伤营动血,导致发热就更甚;"数下之,则淋甚",若给他数下之,就会伤及津液,导致小便不利。对于这一条的病情,张仲景没给出处方,应当用些白虎汤、益元散、苍术白虎汤,湿盛的话,可以用刘河间的桂苓甘术饮。只能用这些方子来治,不能用发汗、温针、泻下之类的方法。

　　以上就把太阳病的类证,包括痉病、湿病和暑热病讲完了,总共是十六条。

刘渡舟

讲

中医学术

特色与杂病证治

一、唯物论与中医学

今天讲的内容是"唯物论与中医学"。这个题目里有几个重点。第一个重点，要讲唯物论，它讲物质是恒动的。唯物论和中医学的关系非常重要，故中医学是唯物的，不是唯心的，它和唯物论相结合，能够用唯物论和辩证法来指导临床治疗。因此，这是很重要的一个问题。作为一个中医大夫，用于指导中医的思想、认识的方法论是什么呢？要知道它是唯物的，不是唯心的。

中医是个文化，已经有好几千年的文化史了。在这个很长的历史时期，它已经和唯物论、辩证法结合在一起了，这个很了不起。毛泽东主席活着的时候提倡中医药学，他就认为中医药学里有辩证法唯物论，马上看得就高了。这门学科是唯物论的，是辩证法的，不是形而上学的东西，故意义就很大了。唯物论的思想，首先一个是讲客观，客观的物质存在是运动的，是不断前进的。物质是指普天之下的万事万物。人是动物，除人以外，这些物质怎么还能够运动，还能够有功能等等这些问题，就不太了解了。唯物论认为，因为物质有生命力，不是死的东西。不要把客观的物质当成死的东西，它是有生命力的，它还是活动的，它的活动还是有规律可循的。

物质为什么要运动呢？不运动不行，物质也得活，它有它的生活，物质的生活就在于运动。它能够运动，这个运动是有规律的。什么是它的规律呢？就是升降出入。物质能升，能降，能出，能入。物质是一个物，它里头有气，气就有升降出入的能动作用。升降出入是运动的规律。为什么它要升降出入呢？用现在的语言来讲，叫"新陈代谢"。凡是一个客观的物，都得具备这样一个条件，就是吸收新鲜的东西作营养，然后排出老的废物。新的东西进来，老的废物排出，这叫"新陈代谢"。新陈代谢的过程必须经过上下的升降，内外的出入。这样的途径，像人吃饭变成营养物质上升了，然后就得排大便，废物就排出去了，新的营养物质升华了。万物无不如此，故升降出入是维持物质运动的一个基本条件。这个道理在《黄帝内经》里就已经说出来了："升降出入，无器不有。"凡是有形有象的事物无一例外，都得有升降出入的运动。

这就是医学了，医学就在这儿开始了。第一个问题，因为"升降出入，无器不有"，我们在临床看这么多病，有没有因为它的升降出入发生障碍而发生疾病呢？第二个问题，古代的医学家，我们的前辈，有没有根据升降出入的规律，写出来医学方面的文章呢？第三个问题，一直到现在，我们在临床上还有没有用升降浮沉这个理论来指导临床实践，来治疗一些疾病呢？这就要求跟现代医学结合起来。它是新问题，又是老问题，因为"升降出入，无器不有。"这在《内经》里已经说了，而且还说得很明白：非出入，非升降，就不能够生长化收藏，也不能生长壮老已。把物和有生命的人公开地来说，它说得很详细了。

后汉时期，张仲景用六经辨证来论治伤寒病。在那个时候，张仲景发现了升降出入规律，他把六经和《内经》上的阴阳离合论结合，来指导临床说理："太阳为开，阳明为阖，少阳为枢"。开阖枢是动，就像这门：开开门，开开了；关上门，关上了。因此，六经辨证也是在升降出入理论指导下进行的。《伤寒论》讲四大郁证：第一个是水郁，人身上的水郁结了，就会发病，"服桂枝汤，或下之，仍头项强痛，翕翕发热，无汗，心下满微痛，小便不利者，桂枝去桂加茯苓白术汤主之。"这是水在人体新陈代谢不良而出现的一些太阳病证候。太阳主寒水，由外边来的，那叫风寒之邪，而由内里头生的，就是水寒之气，就叫水郁。张仲景用桂枝去桂加茯苓白术汤治疗。第二个是火郁，就是栀子豉汤证，"虚烦不得眠，若剧者，必反复颠倒，心中懊恼，栀子豉汤主之。"火郁这个病在临床上比较多见。要是不知道是火郁，用黄连、黄芩之类是没有效的，用栀子豉汤则效果非常之好。第三个是痰郁，"寸脉微浮，胸中痞硬，气上冲咽喉不得息者，此胸有寒也，当吐之，宜瓜蒂散。"胸膈上有痰郁了，用瓜蒂散涌吐，"其在上者，因而越之"，把痰吐出来就好了。第四个是气郁。气郁用什么治疗呢？用小柴胡汤，它的见证是"往来寒热胸胁满，脉弦目眩而耳聋，口苦嘿嘿不欲食，心烦喜呕少阳经"，胸、心下、两胁都胀满。少阳的气机不利了，木气不疏，胸胁苦满，嘿嘿不欲饮食。总结一下，《伤寒论》有四大郁证：水郁，桂枝去桂加茯苓白术汤；火郁，栀子豉汤；痰郁，瓜蒂散；气郁，小柴胡汤。

张仲景对小柴胡汤的应用和我现在不同，现在用柴胡疏肝，像柴胡疏肝汤、逍遥散等等，张仲景是根据《内经》的升降浮沉或升降出入理论，用柴胡解郁。为什么要学《伤寒论》呢？只有读了《伤寒论》，才能了解古老中医学的精神。后世的这些《本草》，说的都是后人的一些见解，没能够把《神农本草经》最初的治疗精神说出来。柴胡这个药，能够解决升降出入的问题，可以治疗气郁。张仲景用了六个柴胡类的方子：大柴胡汤、小柴胡汤、柴胡桂枝汤、柴胡桂枝干姜汤、柴胡加芒硝汤，柴胡加龙骨牡蛎汤，路子很宽。他对柴胡这个药的应用，完全是从《神农本草经》来的，没有后世这些啰啰嗦嗦的东西。《神农本草经》怎么讲的柴胡呢？"气味苦平，主心腹肠胃中结气"，一开始就讲肠胃。肠胃的气凝结了，不消化，就会发生"饮食积聚，寒热邪气，推陈致新"。显然，柴胡完全是作用于六腑的药,促进六腑的新陈代谢,把老的废物排出去,把新的营养的东西吸收进来。在草药当中,能够"推陈致新"的并不多见,还有一个是大黄。大黄是泻下通便的,能够"荡涤肠胃,推陈致新"。饮食积聚了,大便干燥了,内部气血不通了,都可以用大黄。如果我用柴胡推陈致新,你服吗?柴胡是疏肝理气的药,它怎么能够推陈致新呢?有效果吗?我在临床上治病,有时候遇到大便下不来的患者,就用小柴胡汤,大便就下来了。总而言之,人得病以后,由于升降出入的功能不好,吃了小柴胡汤,就有效果。大便秘结不通,吃了小柴胡汤,就下大便;妇女月经不来的,吃了小柴胡汤,月经就能来。这些都说明柴胡这个药能促进升降出入的机能。从物质运动这样一个前提,这样一个指导思想来运用柴胡,那就是神农学派的传人。中医有三大派:一个讲理论的,就是黄帝学派;一个讲脉学的,就是素女脉诀派,或者叫扁鹊学派;一个讲开药方的,用草药的,就是神农学派。如果你能理解《神农本草经》的思想,那就算是神农学派的知音者。

读书人不是"古董"。有些人说我刘渡舟是"古董",什么叫"古董"呢?他净讲经典著作,净背《神农本草经》。我说不是,我们中医文化是悠久的,对于我们古代的文化、古代的医学,我们都不知道,那怎么得了啊!头一味药人参,"人参,味甘微寒。主补五脏,安精神,定魂魄,止惊悸,除邪气,明目开心益智,久服轻身延年。"还有一味药黄芪,"黄芪,味甘微温。主痈疽,久败疮,排脓止痛,大风癞疾,五痔鼠瘘,补虚,小儿百病。"这就是中国的文化,是"三皇"留下来的宝贵遗产,是最老的文化。我们那时候学医,老师就让背。看懂不行,得背下来,这才是我们文化,我们的祖先啊!

《神农本草经》有很大的作用啊!我那时候跟着老师在大连,老师准许我看病了。老师忙啊,病人太多,照顾不过来,有时候叫我来看一看。有一次,我们老师被请去哈尔滨看病。可是,老师要是一走,一大批病人必然会找来:"这不行,俺们这有病得看啊,不能断药啊!"老师说:"得了,这是徒弟,去看看吧。"就把我介绍过去了。当时,大连南山有一家公馆,主人叫张祝昌,军阀时期在山东做过将军,很富有,在大连当主事,他说:"我生病了,就是睡不着觉啊,犯病的时候害怕,惊惧不安。"我们老师给他看过,吃药好了一点,但不那么明显,稍微有一点效果。我们老师不在,他就把我找去了,我这么一看就懵了,老师都没治好,我有什么好办法?后来,他底下一个副官陪着我来到客厅,我问他这个病怎么得的,他说:"怎么得的呢?军阀时期,打仗的时候,他被包围了,那时候当旅长,眼看就被俘虏了,多亏他手下有一个马弁,马弁双手都可以打枪,还打得特准,就背着这个旅长,把他给救出来了。虽然把他救出来了,但是也负伤了,吓得他魂飞魄散,自从那时起就得了这个病,就是害怕,惊悸,睡不好觉。"我想,这怎么办啊?老师又不在,推也推不了,开什么方子来治这个病啊?得益于《神农本草经》,我记得书中的第一味药就是人参,"人参,味甘微寒,补五脏,安精神,定魂魄,止惊悸,除邪气,开心明目益智。"只有人参对精神方面的治疗作用非常广阔,而且还非常有效。万不得已之中,我也开不出别的方子了,就开了一味独参汤,六钱大山参,山参不是园子里头种的,因为他们家有钱。这位病人拿方子一看说:"好!"为什么呢? 有钱有势的人都爱吃补药,这也算是投其所好,他一看我用大山参了,就欣然接受。把人参炖完,吃了以后,就能够睡着觉了,心也不慌了,汗也不出了,酣然而睡,还打着小呼噜! 他原来很长时间都睡不着觉,这回吃了人参以后能睡觉了,精神也就恢复了。精神恢复以后,病就见好了。他非常高兴,对我也非常感谢,等我老师从哈尔滨回来,他开始请我了,不请老师。他说:"叫你的徒弟来吧,我吃他的药见好。"我老师说:"嗯? 他用的什么方子,效果这么好啊?"一看就用了一味野山参。老师就问:"渡舟,你为什么就用一味人参给人家治病呢?"我说:"老师,我没有办法了,《神农本草经》第一味药是人参,人参能安精神,定魂魄,止惊悸,除邪气,开心明目益智,它对心脏的功能可好了。我就根据《神农本草经》,开了独参汤。"这时候,老师点点头说:"孩子,书没白读啊,医书没白念啊!"

我就纳闷了,现在学中医的人,按照中西医结合的方法,把小耗子来回摆弄,到底能得出什么结果呢? 还觉得很科学,觉得很实用,但是对于原有的、古老的医学没能够下功夫。把《伤寒论》背一背,把《金匮要略》背一背,把方子背一背,到什么时候什么转辙,"差之毫厘,谬以千里",在哪个地方有问题,在哪个地方没有问题,这个懂吗? 不爱学,还自命清高,是不行的。我啊,今年83岁了,我这个人不是不接纳新生事物,我也学过西医,卫生部办的中医进修学校,我在那里毕业的,北大这些医院我都去进修过。中西医结合是对的,但有一点,你不能把中医丢了。如果中西医结合变成了西医代替中医,中医没有了,就剩搞西医,那不是结合了,不是两个问题结合的问题了,而是单打一,只是学西医了,这个不行。有一次我去北大会诊,病人肝硬化腹水,水排泄不出来,腿肚子都肿了,肿得肌肉都裂开一个大缝子,十剂药上去了,没有效果。西医没办法了,找中医会诊,我去看了看,他说:你们中医用的药有大戟、芫花。这两味药属湿,湿为土之气也。讲五运六气嘛! 土克水,它能把水托住了,水里头夹湿,就下不来,肺气不能行治节之令,不能通调水道,下输膀胱。我给开了个方子,这方子里有15克通草。哪有用通草用到15克的啊? 但是,吃了药以后,第一次尿300毫升,第二次尿500毫升,第三次就上了1000毫升。西医大夫看了真不明白。不学习中医的理论,通草能用15克吗? 什么速尿之类的都败下阵来。由此可见,我们要研究中医。

这回办班,我没有这个本事了,我这心房也有毛病,还有糖尿病。家里头老伴说:"渡舟,你别出头了,你讲什么讲啊? 你自己都自顾不暇。"我说:"不行,我得办一次班。为了发扬中医中药,为了唤醒同道的重视。"要好好学中医啊,同志们! 中医大夫不学中医,那不是南辕北辙吗? 那能行吗? 我开了一个班,在这儿上课,老头子在这儿一讲讲两个小时,我得付出多大心血? 很不容易,但是我心里很愉快,诸位同道们能到中医药大学来学习,来交流,来支持,我向大家表示非常感谢!

二、刘渡舟讲肝病

　　肝病不仅限于肝,而是有关联的。这个整体观是因于自然,即人与大自然是一个整体。大自然就是一个运气,也就是五运六气。五运是指木、火、土、金、水,六气则是风、寒、暑、湿、燥、火。人的五脏是生化而出的,离不开五运六气,是和自然界一体的,故中医认识肝脏是从整体观念出发的。古代的医学家也是采用一个大的整体观念,和自然界相结合来认识肝脏的。金元时代有一位名医,叫朱丹溪,他提了两句话:"主闭藏者肾也,司疏泄者肝也"。肝主疏泄,疏即疏通,泄即排泄。肝脏有推陈致新的功能,它能发挥六腑的功能,对于饮食的吸收和排泄起着一个绝对的主导作用。现在可以从一些材料中看到"肝主疏泄,肾主闭藏"。也就是说,肝主消化系统,对于饮食物起到消化作用。饮食物是组成人体的要素,其中一些物质必须经过肝脏的加工和生化,才能够实现。金元时期朱丹溪提出来的"肝主疏泄",是对于肝脏功能的一大发现,这也是对肝脏认识的第二个阶段。

　　第三个阶段,是清朝时期温病学说的形成。温病学家,尤其是叶天士这位大家提倡"养胃阴"的医学思想,他主要用甘寒的药物治疗肝病,有一句名言叫"胃汁竭,肝风鸱"。"胃汁竭",即胃里的津液竭了;"肝风鸱",即肝气盛了。肝风、肝气、肝火,都因为胃里的津液缺乏以后,才发病的。叶天士还提出了"柴胡劫肝阴",就不使用柴胡了。因此,在清朝的疏肝理气药里看不到柴胡。叶天士用甘寒的药物,要用点甜药,就出现治肝病的一个特色,即不是疏肝之法。例如,魏玉璜的一贯煎不使用柴胡,改用川楝子、佛手(甘杞子)等的柔肝之法,都是受到叶天士思想的影响。清朝时期出现了好几位肝病大家,魏玉璜是专门研究肝病的,他总结的肝病治疗经验很多。第一个是肝郁。他认为不论什么样的肝病,首先会肝郁,就是肝的气郁了,需要先治肝气的郁结。郁,就是郁结,当其不疏泄,不调达了,就化为郁。这才有叶天士的养肝阴,王旭高的治肝郁等,是清朝医学家对于肝病治疗的一个大变革。

　　今天我还要介绍的是,张仲景在《伤寒》、《金匮》中对于肝病的理解,以及在学术上的要求和论述。张仲景以六经辨伤寒,五脏辨杂病。六经辨伤寒之肝脏是属厥阴的,足厥阴肝经是所谓的"阴极生阳,厥者尽也",意思是病到了厥阴经,就穷尽了。阴寒太盛了,这个时候就要生阳。这个变化在于"极",是"物极必反",也就是由量变形成了质变。厥阴的阴寒证到了一定的程度,就变化为热了,这也对应了中医的"物极必反,数穷则变"的辩证法。三阴三阳有阴阳搭配的关系:太阳和少阴为表里,阳明胃和太阴脾为表里,厥阴肝和少阳胆为表里,脏腑相连,阴阳相通。因此,厥阴病有的时候会出现少阳证。厥阴病篇有一个柴胡汤证的条文:"呕而发热者,小柴胡汤主之。"厥阴病篇还有呕吐下利,那里有少阳病的入里。张仲景发扬了肝胆相关的理论,肝胆相连,在一个脏器当中,是阴阳表里的关系,在发病当中就互有联系。厥阴属阴,少阳属阳,其证候特点是既有寒,又有热,寒热互见。这个寒热互见不是假象。如果这个证候是寒证,却出现了热象,叫阴盛格阳。这种热象才是假象。格阳、戴阳,即为阳气郁滞于外,可见身热、口渴、面红,实际上是阳气要亡,被寒邪逼迫向外,没有根了。不过,厥阴病和少阳病的寒热不是这种情况,寒是真寒,热是真热,不是格阳,也不是戴阳。厥阴病的第一条:"厥阴之为病,消渴,气上撞心,心中疼热,饥而不欲食,食则吐蛔,下之利不止"。渴是消渴,只能喝水,因为有热,少阳相火。这是第一个里热。第二个里热,是由张仲景提出的:"见肝之病,知肝传脾,当先实脾。""肝者干也",肝能够干涉其他脏腑。肝一有病,上至心肺,中至脾胃,下至肾膀胱,都会受到影响。因此,治肝病要建立一个肝干犯其他脏腑的印记,不能就事论事。其中,受肝影响最直接的就是脾胃。"当先实脾",这是因为肝是东方木,东方生风,风生木,木生火,水生肝。用五行来说,肝是属木的,脾是属土的,木能克土,故"当先实脾"。肝病需要补脾,这是一个战略思想,就是张仲景提出来的。以上内容是历史上各个时代的医学家对于肝脏的认识。

肝这个脏器,是体阴而用阳,即肝这个脏器(体)是属阴的,它的能动作用(用)和生理功能是属阳的。肝是血脏,肝藏血,营是管血的,主以营之。心主血,肝藏血,脾统血,"人卧血归于肝",则目得血而能视,手得血而能伸,筋得血而能动。血为阴,血之性柔,气之性刚。因为肝气很刚悍,所以需要血柔之体来滋养肝。我在临床上看病,使用小柴胡汤,"口苦,咽干,目眩","心烦喜呕,嘿嘿不欲饮食",随后改成小柴胡汤加归芍地芎,也就是四物汤。开小柴胡汤加血药,是为了使其效果更好。肝藏血,血柔肝,血的体是柔,肝的气既能主疏通,还能够对六腑起推陈致新的作用。气从刚强,没有大量血液的润泽,和它相拮抗是不行的。肝脏是体阴而用阳,其脏器是属阴的,需要大量的血液,而它的生理作用是主疏泄,其气又是属阳的。只有学习这些理论,在临床治肝病时才会有指导。后世方中的逍遥散就是按着体阴而用阳设计的,方中用了柴胡,马上辅以当归、白芍。第一点,肝脏自身的气血拮抗作用;第二点,人身上有三元之气。三元之气,其一是肺气,肺主清肃之令,它在上面进气,对于下面的脏器的火、热、阳气等有一个管理的作用,这是上元。中元有脾胃,通过吃饭摄取营养,有津液,有血液,有气,就是滋润濡养。肝脏的阳气在上面,人体摄取的水谷之津液,化而为血液,来滋润它。它得到滋润阴柔的这种作用,这是中元。下面就是肾,肝属木,肾属水,乙癸同源,肝肾同体。肾水充足了,水涵木,那么肝木就柔和了。有的老大夫就将肝笑称为"小人","肝者干也",干犯了其他脏腑。不过,它也有短处,要受三元之气的制约,即在上焦的肺,在中焦的脾,在下焦的肾,它们柔和了,肝就正常了。肝病先郁,无论是外因,还是内因,还是不内外因,肝阴病了,肝气就郁结,这是个规律。王旭高提出治肝之法,告诉人们先以解郁为治肝病之始,这叫"一锤定音",非常的正确。说白了,治肝病就是按着《素问·至真要大论》提出的大法:"疏其血气,令其调达,而致和平,此之谓也。"治疗肝病,要疏其气血,肝是体阴用阳,气血冲和,调达用于疏泄,这是最重要的。以上是中医对于肝脏的主要认识。

肝病的病因有三种:内因、外因、不内外因。外因就是六淫,即风、寒、暑、湿、燥、火;内因就是七情,即喜、怒、忧、思、悲、恐、惊;不内外因往往是饮食不节、饮食不合理等。这些病因都容易导致肝病。肝病的外因,用西医的观点来说,是肝炎病毒传染而来的,用中医的观点来说,是六淫之邪。在肝病的外因中,比较重要的有两个,一个是风,一个是湿。风湿伤人,发生肝病的机会比较多一些。肝病的内因包含得比较广泛,七情中比较重要的是"怒伤肝"。不管外因,还是内因,都会导致肝气郁结,湿热内生。中医用逍遥散来治疗肝病,因为肝病有一个很大的由来就是肝气郁结。如果是饮食所伤,以酒为浆,以肉为林,这很伤肝。过多酒精到肝脏里代谢不出去,就化湿生热;食肉太多,肝脏没有那么大的能力把大量的脂肪、高蛋白代谢出去,就会在体内堆积。这样一来,新的物质不能生化,老的废物又不能排出体外,新陈代谢功能下降了,就变成了湿热。酒和肉过多摄入,就变成了湿热伤肝,就会导致肝炎的发生。因此,行医不仅要治病,还要做宣传。根据卫生部的公布,我国有一亿三千万人口患有乙型肝炎,乙肝已经成为了公害。医生的要务,一是防病,一是治病。要引起注意,要警惕,要积极帮助政府做好宣传工作,这是非常重要的。

说完肝病的病因病理特点,接下来要说的是肝病的症状。根据临床特点,可以把肝炎病分为气分证和血分证两大类。肝炎病的气分证会出现口苦、心烦、胸胁发闷、饮食不香、肢体懒惰、小便黄赤、小便味臭、脉弦、苔白腻等,这是一种湿热上达,湿热伤肝的见证。口苦、心烦,这是有热;胸胁发闷,这是气机不利,疏泄不利;饮食不香,是代谢不好了,脾胃受害了;口渴、心烦、尿黄、舌赤苔白腻,这是湿热之邪也。胸胁发闷,脉来而弦,乃肝气郁结之象也。肝不能疏泄,肝气就郁,新陈代谢不利,湿邪重着,使人肢体疲倦无力,不欲活动也。这个症状只有在急慢性肝炎的活动期才会出现。从西医角度来看,这个时候化验就不正常了。转氨酶升高、黄疸指数上升,西医就诊断为甲型肝炎,我们中医则认为是湿热之毒。

这个时候,邪气已经侵犯了肝的气分。在治疗肝脏气分的湿热毒邪时,有八个字作为指导,即疏肝、清热、解毒、利湿。凡是肝有病了,不论是内因、外因,或是不内外因所致,都会有肝郁,故需要疏肝。肝郁的形成,又多由湿热之邪伤肝而成,故需要清热、利湿、解毒。毒,就是指湿热太盛了。肝病的气分阶段,按西医讲多属肝炎病的活动期,转氨酶很高,黄疸指数也高。这个时候,我就以疏肝、清热、利湿、解毒这八个字为指导,创制了一个方子,叫做柴胡解毒汤。这个方子的效果非常好,病人吃上二三十剂,马上就见好。

柴胡解毒汤是由柴胡、黄芩、茵陈、土茯苓、凤尾草、草河车、茜草、叶下珠、土元、海螵蛸、苍术等组成,共十一二味药。其方义如下。第一,主要药物就用柴胡配黄芩,这种搭配是从《伤寒论》学习而来的。这两个药都是苦寒,一个是清脏腑之热,一个是清经络之热。因为肝炎多数有热,必须得用清热不可。第二,治肝病就要问情绪,就要开郁,要疏肝,这是历代大家总结的经验。因此,我在挑选药物的时候,就需要清热和疏肝利气兼而有之的药物。张仲景的小柴胡汤以柴胡配黄芩,既能够清热,又能够疏肝,又能够推陈致新,还能够重建气机出入升降,故柴胡配黄芩是两味君药。下面的药味有茵陈,它能清利湿热、利胆退黄,还有凉血解毒的凤尾草,驱邪护肝的土茯苓、草河车、叶下珠,它们都加强了清热解毒的力度。柴胡解毒汤是我研究出来的,也是我的创新之作。要想把这个方子组合得合理,并不是很容易的,尤其是方中的凤尾草这一味药。因为肝是体阴而用阳,故清热解毒的同时不能伤肝阴。我看了很多的本草著作和杂志报道,最终找到了凤尾草。这味药清热解毒,也能利湿,还能凉血。能凉血,也就能养肝阴,故凤尾草和茵陈蒿搭配,清热利湿解毒,还对肝阴有好处。经过几年的实践,我才把这一味药定下来。下面还有土元和茜草这两味药的配伍。肝藏血,离开血不行,治肝要治血,就得要补血。就补血而言,咱们以前用当归、白芍,但这两味药太笨,力量也比较小。后人经过研究,最后看中了茜草和海螵蛸这两味药。它们首见于《内经》十三方。在《素问·腹中论》中,治疗血枯的方子叫四乌鲗骨一蘆茹汤,就是将茜草和海螵蛸合在一起。射线把人的骨髓伤了,人就不能够生血造血,治疗时用当归、白芍、人参、黄芪,吃了不能刺激骨髓生血原细胞,后人看到了《素问》的记载,最后加上了茜草,新的血原细胞才出现,说明茜草能促进血球的生长。最初我萌生了使用茜草的念头,没得到客观佐证,后来看到这个资料,才定下来。因此,我在柴胡解毒汤里既不加当归,也不加白芍,而是加上乌贼骨和治血枯的茜草。简单来讲,就是将张仲景的小柴胡汤和《素问·腹中论》治血枯的方子结合在了一起。这个方子的效果特别好,肝炎病人牙龈出血,吃这个药很管用。肝以血为体,治肝得先保血。这个战略思想是很重要的,茜草和海螵蛸是很理想的,也是一个新发现,是科研的成就。方子里还加上了土元。我曾经和病人聊天,就谈到了土元的问题。他是南方人,说土元的生命力很顽强。如果你抓住它,即使把它的头和肚子裂开,它也不死,还会在地下来回爬动。这个时候,你把它的头和肚子一接,裂开的口子上的白尖就重新粘在一起,又长成了好的。这白的就是蛋白。我们一般的本草著作里说到土元,只是讲活血化瘀,实际上它又是高蛋白,对于肝病非常好。至于方中的叶下珠、草河车,都是清热药。叶下珠也是最近发现的对于肝炎疗效很好的药,需要到外地去买。最后一味药是苍术。加入这一味药,我是受到了张仲景的启发,"见肝之病,知肝传脾,当先实脾",湿热使得脾的运化不好了,同时肝炎的病人传脾,故要加上苍术,因为它是祛湿健脾辟秽的,作用非常好。舌苔白腻的患者,吃了柴胡解毒汤,里面有苍术的健脾利湿,腻苔就下去了。在柴胡解毒汤中,除了柴胡、黄芩以外,其他的药都是臣使之药。这是我三十多年的临床经验,切磋琢磨,煞费苦心,一言难尽,来之不易。中医学要发展,要创新,要能够解决问题,能够治病。希望同道要励志,要读书,要在临床总结,创造出新的东西。

事物都是一分为二的。在治疗肝病的时候,柴胡解毒汤有它优势的一面,也有它不足的一面。比如说,临床上见到肝炎病人大便溏稀、次数多、肚子发胀、后背发疼,这个方子就不能用。这是因为下利、腹满是太阴病的征兆,有了转寒的机制。在这个时候,我们就要补脾阳。"太阴之为病,腹满而吐,食不下,自利益甚",这就是脾阳不足的征象。柴胡解毒汤是凉药,利于肝不利于脾,故脾阳虚衰的中寒病人是不能用的。因此,我们在用之前要问清病人的大便情况。还有一点需要注意,就是柴胡解毒汤的禁忌,鸡鸭鱼肉、甜食、各种补品都不能吃,凉东西也不能吃,忌口要严格一些。这个要牢记,不要视为儿戏,不能通融。病家跟大夫说:我们少吃点行不行?我们不吃肉,光喝点汤行不行?大夫应很严肃的说不行。因为鸡鸭鱼肉是增加湿热的,使转氨酶、黄疸指数增加,故必须得忌掉。

由于肝炎病经常见到黄疸,下面就讲黄疸的问题。湿热伤肝,肝失疏泄之后,胆汁外溢,就出现黄疸了。关于黄疸,西医在临床上总结出来三句话:"顽固的T","要命的黄","翻来覆去的转氨酶"。"顽固的T",超过正常值了,就要给它降T,这个很不容易,今天也许降了,明天又上去了,很顽固。"要命的黄",就是肝炎病见了黄疸,往往是亚急性肝坏死,西医最害怕这种病了。"翻来覆去的转氨酶",指肝炎病人的转氨酶翻来覆去,今天没有了,明天又升了,总是连绵不断,总成为一个问题出现。因此,肝炎病人若出现了黄疸,就要恶化了,还有一些病相继出现了,如肝硬化、脾大、尿少等等,千万不可以轻视黄疸的存在。中医把黄疸的病机归属于湿热,湿热相争才出现黄疸。当我们看出这个病人要出现黄疸了,就要在药方里增加去黄药物。迎头治疗,就不会出现黄疸了。黄疸的苗头,我们中医叫做"三黄症状":第一是巩膜发黄,即眼睛变成黄色了,第二是舌苔黄,第三是小便黄。如果巩膜黄、小便黄、舌苔黄而腻的,这叫"三黄苗",也就是三黄的苗头,提示要出现黄疸了。病人出现黄疸的时候,往往心烦懊憹,躺不下,卧不稳。"疸者热也",是个热性病,故治疗的时候要加上利黄之药。我们有一个同学在郊区给贫下中农看病,人家让他讲黄疸最后变成黑疸的过程。他对书上的医理不很明白,但是这人很有思想,他说一个白面馒头在火上烤,烤完就变成黄色了。黄疸属热,在热的烧烤之下也变成黄色的了,再往下烤就变成黑色的了,也就是黄疸变成黑疸的过程。他说的这个道理是对的,黄疸属于热证,黄极了就由黄变黑,人就都黑了。我在临床时见过很多黄疸变成黑疸的例子。等湿热清了,黑疸又退回来,就变成黄疸了。

从病理变化而言,黄疸是湿热相争所致。湿和热是两种邪气,一种叫湿邪,一种叫热邪。这两种邪气不可能并列,于是就有了是湿大于热,还是热大于湿的问题。中医在临床上有一个分析的方法,可以分析出湿热两方面的大小问题,用方的时候才有效果。第一,就是湿大于热。这样的黄疸外面发黄且亮,但是仔细观之,不仅有黄色,而且黄色里有晦暗之色,带点不鲜明。同时,身热不扬,体温很高,但是患者还没有病感;头重欲裹,头很重,像裹了东西似的;胸满腹胀,小便不利,脉濡,舌苔白厚腻。这些证候就反映了湿大于热的病机。小便不利既体现湿盛,也是黄疸的主要成因,故在治疗上应当利尿祛湿,以利尿为主,再加上清热退黄的药物。主方是茵陈五苓散,就是五苓散加茵陈蒿。五苓散是利水湿的,茵陈蒿是利胆的,两者合用,对于湿大于热的黄疸效果非常好。辨证要点是小便不利,舌苔白腻。第二,就是热大于湿。热大于湿,必然大便不利,大便干燥,小便黄赤,汗出,心烦,腹满,舌苔黄腻,脉来弦而滑,按之有力。辨证要点是大便干燥和小便不利。主方是《金匮要略》中的大黄硝石汤,就是大黄、黄柏、硝石、枳实这四味药。里面有热,导致大便不通了,需要用大黄、芒硝泻下;小便色赤,舌苔黄腻,热里夹湿,需要用枳实、黄柏,从三焦利湿热。清朝有一本书叫《温热经纬》,是王孟英写的,书中针对湿热两盛的黄疸,提出了一个药方,叫做加味杏仁石膏汤,药物有杏仁、生石膏、半夏、栀子、黄柏、生姜汁和茵陈蒿,就是《伤寒论》中的栀子柏皮汤加味而成的,既有清利三焦湿热的作用,又有健胃和中的作用。杏仁是行肺气的,肺气一化,湿邪就化了,故能利湿热。这是个很有用的方子,我也常用。总结一下,针对肝炎病人湿热盛而有黄疸,我们用三个方子来治疗:第一是利小便之法,用茵陈五苓散;第二是通泻大便之法,用大黄硝石汤;第三是利三焦之法,用加味杏仁石膏汤。凡是湿热性质发热黄疸,离不开大便问题、小便问题、三焦不利与肺气不利的问题。因此,这三个方子皆是治黄疸病的撒手锏,必用之法。《伤寒论》中还有一首方子,叫茵陈蒿汤,是治疗湿热两盛的。腹满,二便不利,舌苔黄腻,口渴的时候,就要用茵陈蒿汤。西医也经常用茵陈治疗黄疸。茵陈蒿汤由三味药构成:茵陈蒿、枳实、大黄。其煎服方法是先煎茵陈蒿,后加上栀子、大黄,效果非常好。我们在临床治疗肝病的黄疸,吃了药以后,黄退了,病好了。需要注意的是,不要停药太早,还要观察一段时间。在古人看来,湿热之邪如油入面,缠绵不退,故不能及早收兵,以免死灰复燃,卷土重来。如果小便还黄,舌苔还有点腻,可以再吃一点杏仁石膏汤或茵陈五苓散以利湿热。同时,还要注意忌口,病好了以后也不准吃鸡鸭鱼肉,要吃素一个月进行恢复,这个很重要。以上就是肝炎气分证,其病机是湿热在于气分。气分证的特征,一个是转氨酶高、黄疸指数高,另一个还出现黄疸病,主要采用柴胡解毒汤为主的治疗方法。

下面讲第二个问题,肝炎病的血分证。对于这一病证,叶天士先生有很大功劳。"新病在经,久病入络",肝炎病时间长了,就由气分到血分了。这个层次和顺序是很科学的。血分证的症状特点就是肝脾肿大。肝脾一大,胁肋就痛,白天轻,越到晚上疼得越厉害。同时,还会出现肚子胀,身体疲乏,小便色黄,大便不爽,脉弦而沉,舌有瘀斑或边尖淡紫,面目黧黑的症状。从脉舌的反应,就知病在血分了。血分病和两个脏关系密切,一是肝藏血,一是脾统血,故肝脾就肥大,肝脾络脉就瘀阻。这是不舒畅、不通调出现的一组症状。到了血分证,西医一般诊断为乙型肝炎,不是甲型了。这个时候,从表面上看是阳性,抗体等都没有降下来,变成"大三阳"和"小三阳",就变成乙型肝炎了。乙肝不是很好治,它有后遗症。一个是发生肝硬化,出现尿少,腹胀,腹水等症状。到了肝硬化肝腹水的阶段,就说明病情很严重了。还有一个就是占位性病变,乙肝容易继发占位性的肿瘤。这种情况带有必然性。因此,得了乙肝,就让人们很恐惧,就会联想到肝硬化腹水和占位瘤的变化。

世界各国的医疗组织都知道乙型肝炎厉害,要在它还没出现肝硬化腹水,还没出现肝癌瘤的时候,就积极地想办法,使乙肝由阳转阴。不过,权威的大医院也好,美国专家也好,都没有找到好的办法。因此,乙肝由阳转阴这个问题,是一个科学领域的难点。目前,在使其转阴的方法上,西医有一套打高蛋白的办法,但成功率较低。于是,我研究了几个针对乙肝的方子。第一个方子叫柴胡活络汤,由柴胡、黄芩、土元、茜草、红花、泽兰、当归、白芍、草河车、茵陈蒿、凤尾草、白术、海螵蛸组成。这个方子的治法有三个要点:一是开郁清热,靠的是柴胡、黄芩;一是清热解毒,靠的是茵陈蒿、草河车、凤尾草;一个是补血养血,活络行血,靠的是土元、茜草、红花、泽兰、当归、白芍,还有海螵蛸。这个方子对于乙肝阳性,胁痛,背痛,腹胀,小便黄赤,大便干比较管用。如果大便软、大便溏薄,就不能使用这个方子了。用柴胡活络汤的前提,就是病人的脾气不虚。它对肝脾络脉瘀阻,气血不利,肝脾肿大效果都是很好的。如果大便溏薄,脾气虚衰了,吃了不但不好,反而有副作用,致使病人更疼,大便更泻。肝炎到了血分,肝脾肿大,面色变成黧黑了,但只要是大便干、大便成形、大便不泻,用柴胡活络汤治疗的效果还是很令人满意的。一般来说,柴胡活络汤一次吃七剂,吃了二十八剂就能见效。患者此时感觉身上清爽了,食欲增加了,大小便通畅了,肚胀也软了。第二个方子叫柴胡鳖甲汤,治疗血分证的乙型肝炎肝脾肿大。此时,肝脾肿大的程度很重,都可以摸得到了,伴有舌上有瘀斑,脉沉而弦。柴胡鳖甲汤有缩脾的效果,由柴胡、黄芩、党参、赤芍、半夏、生姜、红花、茜草、鳖甲、牡蛎、干姜、土元组成。这个方中用牡蛎、鳖甲,软坚散结。妙在加了干姜,能振奋脾阳。因为牡蛎、鳖甲都是阴寒性质的药品,有伤阳之弊,加一点干姜来托住这个药,可以使它不伤阳。肝脾肿大的病人用了这个药,吃了五到六周,就能使肝脾缩小,效果很好。相比而言,柴胡活络汤偏于活络,柴胡鳖甲汤偏于软坚。第三个方子叫宣络化瘀汤,也是活络的。这个方子对妇女月经不来、气血郁滞的症状很有帮助。它由藏红花、茜草、桃仁、郁金、苏子、旋覆花、当归须、降香、公丁香、佛手组成。我在临床用这个方子,往往拿它和柴胡活络汤、柴胡鳖甲汤交替来吃,活血化瘀的效果更好一些。以上是我临床治疗肝硬化常用的三个方子。概括来讲,肝病的治疗要分气分、血分,要分清热解毒,要分活络化瘀,这样才能更有针对性。

　　下面讲第三个问题,就是肝病传脾。凡是肝病,都很容易传脾。肝病一旦传脾,就会腹胀便溏,胁痛背痛,手麻脚凉,出现了脾阳不足的问题。脾是后天之本,脾受伤了,中路之气不运了,痰湿不化,肝病就厉害了。我在门诊看病,遇到一个杨姓的西医大夫,他得了肝病,肚子胀得厉害,伴有大便溏薄,一天三到四次,脉沉弦而缓,这叫阴脉。我让女儿为他开了个方子,药物包括人参、甘草、干姜、白术,再加上附子,也就是附子理中汤。因为这个人的舌红,就像伤阴似的,红得非常明显,出现这样的症状,还能用附子、干姜吗?我说现在不计较这些,他的脾寒,吃了附子理中汤,马上就见效。果不其然,肚子不胀了,大便见少,我就这样给他治好了。我引这个医案的目的在于说明,在临床看病的时候,若出现肝病传脾,大便溏薄,"太阴之为病,腹满",肚子胀,大便溏薄,不论舌头是红是白,都需要用理中四逆辈,切不可给病人用凉药。清热解毒,理气疏肝,只会越吃越坏,致人死亡。值得一提的是柴胡桂枝干姜汤。《伤寒论》的柴胡方有六个,都很受人欢迎,临床应用很广泛。只有这个柴胡健胃的方子是冷门,用的人也很少。我在学校里的时候,伤寒教研室的老主任叫陈慎吾,有一天聊天,谈到柴胡桂枝干姜汤。陈老师一笑:"柴胡桂枝干姜汤有阴证机转。"我马上有了疑问:"阴证机转这句话并不明晰。到底什么叫阴证机转?"从那个时候起,我就开始留意这个方子。柴胡方证一般都有阳证,不论大柴胡证还是小柴胡证,都是阳证。有一次,我在传染病医院会诊,有一个工人得了肝炎病,肚子胀得厉害,坐卧不能。在会诊的时候,病人说自己就是肚子胀,吃药也不能解决。后来,我询问了他的大便状况。遇到肚子胀的病人,一定要问大便。他说大便拉稀,一天拉三到四次,脉沉而缓,舌苔白。我这时候想起了"阴证机转",就给他开了一个柴胡桂枝干姜汤,柴胡、黄芩、桂枝、干姜、牡蛎、花粉、炙甘草,这几味药。吃了以后,马上见效,肚子就不胀了。从这个病人以后,我才重视柴胡桂枝干姜汤。

　　张仲景用柴胡有两条道,一条是适用于胃家实的大柴胡汤,柴胡、黄芩,加大黄、枳实;一条是适用于太阴虚寒下利的柴胡桂枝干姜汤,柴胡、黄芩,加干姜。一寒一热,一虚一实,都是"见肝之病,知肝传脾",传到脾胃了。它们两个不同,相对而生,一个是虚寒,一个是燥热、实热。我为柴胡桂枝干姜汤编了一个方歌:"柴胡桂姜痛胁背,大便溏薄尿不利,阴证机转气化衰,姜桂柴芩草粉蛎。"此证的患者胁肋和背都疼痛,大便不成形,小便不利,气化不好,已经出现了太阴病,形成了阴证的机转。气化衰了,没有阳气的气化功能了,就需要用柴胡、桂枝、黄芩、干姜、甘草、花粉、牡蛎。黄芩的剂量不能大,最多用 3 克,干姜 12～14 克,桂枝 10 克,柴胡 12 克,牡蛎 30 克,花粉 10 克。这个方子有加减法:腹胀下利的,干姜要加倍,用 12～14 克都可以;要是浑身无力,饮食缺少,可以加黄芪;小便不利,加茯苓;后背疼痛,胃气上逆,打嗝的,加木香、砂仁。这个加减法供大家参考。把柴胡桂枝干姜汤证往前一引,就是肝硬化腹水了。柴胡桂枝干姜汤治腹泻、肚胀、尿少的肝硬化腹水,是一张很好的方子。

肝硬化腹水的肚胀是有层次的,是自上而下来的:一是心下,二是腹中,三是小腹。如果心下痞硬,即肚脐、小肚子都不胀,唯有心口窝胀得厉害,则属于水气相搏塞于上,就需要用桂枝去芍药加麻黄附子细辛汤,也就是把桂枝汤的芍药去了,加 3 克麻黄、10 克附子、3 克细辛。吃了以后,气就下来了,随之病就见好。这是水气在于上的。如果水气在于中,肚子发胀,是在脐腹的中央发胀,不是心下了,伴有大便不成形,下利,手指发凉,甚至精神不振,就要用实脾饮。这个方子有附子、干姜,有温阳行水的效果。我用这个方子的时候,往往加上茵陈 10 克、黄芪 30 克,这样的效果更好。如果水在于小腹,小肚子肿胀,尿少,小便不利,腿肿,阴囊肿,就要用真武汤,生姜、芍药、茯苓、白术、炮附子。根据腹水的程度不同,高低不同,治疗的方法也不同。大致有四个方子可供选择,一是柴胡桂枝干姜汤,二是桂枝去芍药加麻黄附子细辛汤,三是实脾饮加茵陈黄芪,四是真武汤。

除此之外,提一下支持疗法的问题。如果病人得了肝硬化腹水,病就重了,大便溏薄,小便稀少。以我的个人观点,这个时候不要急于加大药力利水,这是蠢笨的。肝炎病肚子里面的水不可能全部排下来,肝硬化腹水不是水利不利的问题,水里的湿才是关键。湿邪是土之气,它能够托水。尿不好利,就是因为往肝炎肝硬化这一个方面去想了。我们中医讲气化学说,水里夹湿,湿邪就把水给托住了,小便就会不利,这时候需要利湿。我在北京医院会诊一个金姓的妇女同志,尿利不下来了,用呋塞米也不行,大腿的肌肉都裂开了,肉里往外流水,很严重。找我来看,我在温阳化气药里加了 15 克通草。它有湿,湿是重着之邪,着邪要用轻药。通草这个药很淡,味淡体轻,善利湿邪。15 克通草下去以后,尿就利了,第一次是 300 毫升,第二次是 500 毫升,第三次是 1000 毫升。由此可见,治病是巧妙的,大家不要蛮干。还有一次,湖南有个李姓病患浑身肿,水气病,怎么治也不好,水气下不来。观察他的舌苔腻,腹胀,小便少,就开了三仁汤,加上一点利肺气之药,紫菀、桔梗、枳壳等。病患吃了以后,小便就下来了,浑身也出汗了,肿就消了。这是"提壶揭盖",用透法。因此,肝硬化腹水这种病,不是光有水,有时候会夹湿,夹湿的时候要用轻药,用利肺气的药。肺为治节之令,饮食入胃,由胃上脾,由脾上肺,通调水道,下输膀胱,故要利肺,这样小便也就利下来了。

第二个就是血分的问题。人是气血相连的,这个在《金匮要略》提到过。如果水肿消不了,小便不利,就得考虑血分。尤其是妇女同志,月经不调,月经有血块,小肚子疼,一到月经期前后就厉害。如果有这样的情况,就要用珀朱利下,珀是琥珀,朱是朱砂。加上滑石、甘草,就是珀朱六一散。在珀朱六一散中再加通草、泽兰、藏红花这些活血药,吃了以后肿就消了,尿就利了。治肿先治血,血不调了,托住水了,不活血,水就无法排出。总之,治肝硬化水肿,肚子大,尿不利,要考虑到湿的问题,血的问题,有时还有气的问题。有一个老干部,岁数很大,得了肝硬化腹水,已经快不行了。我让他白天吃补中益气汤,晚上吃真武汤,交替服用。吃了一个月,老人恢复过来了。"医者意也""意者思也""学而不思则罔",中医的奥妙高深,就在于它的分析。因此,《伤寒论》的"论"字当辨讲,"论者辨也",需要分析,不分析则不通。古人的东西流传到现在,我们继承发扬,还要在这个基础上创造出新的方法,这是很重要的。

三、刘渡舟讲痰饮病

痰饮咳喘,是最令人害怕的疾病,不好治。关于痰饮咳嗽,在《素问·咳论》篇就已经说到了,但不系统,也不丰富。到了后汉时期,张仲景的《金匮要略》对其进行了详细论述。书中讲"四饮""五水""痰涎"。"四饮"是指"痰饮""悬饮""溢饮""支饮";"五水"是"水在心""水在肺""水在脾""水在肝""水在肾"。然后,又强调了三个,一个是留饮,一个是伏饮,一个是支饮,这样就系统了。从部位而言,是"四饮";从脏腑而言,是"五水";从特殊性而言,有留饮,有伏饮。由此可见,中国医药学历史悠久,博大精深。这些都是很了不起的贡献,很值得我们骄傲。

同志们,你们是学中医的。对中医这门学术,这门文化,你怎么理解呢?对它的学说,你怎么认识呢?有一些宝贝,价值连城,不认识它,但也不许丢弃它。中国人应该认识到自己的祖国是一个文明古国,文化历史悠久的国家。美国的总统,以前我哪有见过呀?见到中国人,这位总统做什么呢?他很客气,就说:"中国是文明的古国,文明在世界是领先的,都是传统的"。大家要明白,我们是中国人,黄帝祖先开创的文明很了不起。在这个方面,你得要讲,你要发扬光大呀!不要等到成为不肖子孙了,又反过来骂自己,那对吗?不懂得中国文化,你拿本书看看,都是古时候写的,谁写的?为什么写?得看一看。我们从中医学的四部经典著作,以及其他历史时期的著作来看,是有很多创造性的东西和很多发明的。多到什么程度呢?打一个比喻,像海浪,后浪推前浪,一直在不断前进,敲打的还不总是一个地方,而是很多的地方。海浪源源不断涌上来,敲打沙滩的活动永不停息。

有一次,我在大学里,我们一个副院长就跟我说:"今天有加拿大的学者到学校来,请你接待一下。"我说:"可以,我接待。院长也在,那我就当一个秘书。他要是问到中医的问题,我就解答一下,主持一下。"这个加拿大人来了,也就是四十多岁,不到五十。他和我这么一谈,就问到了《内经》。不谈别的,就谈《内经》。谈《内经》,谈什么呢?经脉、经筋、经别。我们讲针灸就讲经脉,很少有人涉及经筋、经别。"手太阴肺中焦生,下络大肠出贲门,上膈属肺从肺系,系横出腋臑中行,肘臂寸口生鱼际。肺胀膨膨缺盆痛,两手交瞀为臂厥,所生病者为气嗽,喘咳烦心胸满结,臑臂之外前廉痛。小便频数掌中热,气虚肩背痛而寒,气盛亦疼风汗出,欠伸少气不足息,遗失无度溺色赤。"讲经筋、经别的就比较少了。可是,事情总有一个巧合,我们那个时候带领了一个科学研究,科学研究就是注重一个题材,那个题材就是经络。经络部分交给我了,这个我熟悉。经络里面就包括了经筋、经别、经穴这些内容。那几天,我正在写这个资料,并不陌生,就回答了,然后就问他:"先生,你为什么要研究这样一个古老的医学课题呢?"他说:"我是学针灸的,我们加拿大没有针灸这个东西。"加拿大人在学经筋、经别,在学经络,这是实实在在的事。后来,我就跟院长汇报了,我说多亏我是做这门科研,要不还真答不上来,这可真是凑巧。

一个外国人研究中国文化,说明中国文化有值得人家学习的地方,有独特的地方,有吸引人的地方,有实用的地方。你看现在有一些外国朋友会说中国话,他们学京剧,甚至演京剧,惟妙惟肖,也有学相声的,为什么呀?他们对我们的文化憧憬。我们都是聪明人,应该想得到为什么会这样?因为他们重视中国文化,外国没有这些东西。这样来看,我们都是中医人,不要觉得自愧不如,抬不起头来,谈到中医就唉声叹气。中医是宝,古老文明是最昌盛的,应当扬眉吐气,是不是这个道理啊?应当发扬光大。学中医不要怕难,怕什么呢?怕懒。一天干吗呢?不读书,也不学习,对于前贤留下来的宝贵遗产,也不去继承发扬,这是不行的。懒,不重视,听之任之,随大流,这是不行的。

最重要的是,你们要树立这样一个信念,对中医药的事业要有信心,要有决心,要去研究,要去学习。说到中医的学习,我那个时候没有中医的课堂,都是老师带徒弟。老师每天就说:"你从这个地方,念到那个地方。"哪有什么玩啊!这个得念啊!你到时候得背书啊!你不背下来,一事无成。你一不认真,老师就说:"你学不学中医啊?你回家吧,让你父亲领回去。你不听话,不念书,能学中医吗?你得劳动,不能一天吃喝玩,就过完了一天。"你想有学问,出口成章,《神农本草经》《黄帝内经》都能背下来,那是硬功夫,得学啊!练啊!不学能行吗?再加上方歌。《伤寒论》的397条、113方,都得背下来。我今天语重心长,跟诸位同道讲,回去要苦练,要读书,要学习,始终都不要忘了学习。孔子的《论语》说:"学而时习之,不亦乐乎!"你得要学,你那不是生下来就有本事。要学习,首先得建立坚强的信念,相信中医是伟大的、科学的。毛泽东是一代伟人,一代天骄,"忆往昔,数风流人物,还看今朝",连他都说中医是伟大的宝库。大家要瞪起眼睛来读书,读《伤寒论》,读《金匮要略》,读《神农本草经》,读《温病条辨》,下苦功,闭门苦读,出来以后,你再看一看,那就不同了,成绩就高了,学问就深厚了,看病的本事就大了。这个一点也掺不了假,叫实事求是。青山常在,绿水长流,他日相会,后会有期。等我再跟主人见面,学问上去了,本事上去了,行了,那多高兴。

我今天讲的是咳嗽。这是一个常见病、多发病。咳嗽有时候难治，"外科不治癣，内科不治喘"。中医在临床上治咳喘，那还是有办法的，有特长的。有什么特长呢？还是有效。找医生看一看，吃一下止咳平喘的汤药，就治好了。最有效的，最知名的就是小青龙汤。《伤寒论》中有大青龙汤、小青龙汤。小青龙汤治疗寒饮，"伤寒表不解，心下有水气"。水气上射犯肺，出现了咳喘等症状，治疗就用小青龙汤。小青龙汤的效果特别好，晚上咳喘，躺不下，"咳逆倚息不得卧"，你就得用小青龙汤。这个方子在医学界，尤其在中医学界是享有盛名的。不过，小青龙汤这个方子有利也有弊。有什么弊病呢？这个方子发散太过，比如麻黄配细辛，拔肾根，发肾气，动冲气。因此，《金匮要略》用了好几个条文，来说明吃了小青龙汤以后的种种变化，包括不良反应等。《伤寒论》和《金匮要略》是姊妹篇。《伤寒论》对于大青龙汤的禁忌证有所论述，如第38条的"若脉微弱，汗出恶风者，不可服之。服之则厥逆，筋惕肉瞤，此为逆也"，对于小青龙汤的禁忌证却不如大青龙那样说得具体。根据这样一个情况，我首先得介绍小青龙汤的证候与弊端，不至于在临床上捅娄子，发生误治伤人的问题。老年人易发寒喘，用小青龙汤的机会就多。这个特别值得注意。老年人本身的心肾阳气就不足。心脏和肾脏俱属少阴，足少阴是肾经，手少阴是心经，要是误用了小青龙汤，有时候出问题，就出现心肾的阳气虚衰问题。

我有一个朋友姓鲍，他是陈慎悟的学生。陈老是经方派，用经方看病的。这个朋友被分配到太原的山西省中医研究所当大夫。病人见他是从北京来的，不是当地的大夫，就不重视他，一天的门诊量很少。太原当地有一个大户人家，这家的老太太得病了，就是喘，谁也治不好，棺材也准备好了，就等咽气。后来就有人介绍说，他是从北京来的一位大夫，据说是名师之徒，这回请他看看行不行。那也没有办法，当地的大夫都看遍了，没有治疗的办法，家人就同意请这位大夫。他就去了，到了老太太的家里，说："我能治，但是有条件。老太太要是活了，这副棺材就归我。"多忌讳啊！大伙一看，哪有大夫要棺材的，这不是怪吗？"也行，只要你能把老太太治好了，棺材就归你。""第二个条件是，一定得吃我的药，不用改方子。""这个好办。"他就开了小青龙汤，头一味就是麻黄，而且用到了一两，又配上细辛、干姜、五味子。这个人一看，对老太太用一两麻黄，这怎么行啊？有点不太敢使。"那不行，棺材都归我了，你就得使。不使怎么行啊？"后来，家里人一商量："那就这样吧。反正已经是不行了，试试看吧。"就用了一两麻黄的小青龙汤，试用了以后，当天晚上就能躺下了。麻黄的确有治喘作用。现代研究发现，麻黄对于肺喘病有缓解痉挛的作用。其实，《神农本草经》早就提出了麻黄治喘。这是中国人提出来的，后来日本的《皇汉医学》也提倡用麻黄治喘。鲍大夫就这么把病治好了，他说："我若不给她重用麻黄，根本治不好。她上面的寒气闭塞，开不开了，就得用麻黄。"自此以后，鲍大夫就有名了，大家把他治的这个病当作医案来谈论。七十多岁的老太太，用一两麻黄就把病治好了，你看一看，这得要多大的胆量！这件事以后，鲍大夫既没要名，也没要棺材。他要棺材干吗呢？

我看过一个病人，喘，脉弦，舌苔水滑，面色发黑，显然是小青龙汤证。我就给他开了三剂小青龙汤。对于小青龙汤，我还是有戒心的，就是既用它，又怕它，为什么呢？麻黄配细辛能拔肾根，能发越少阴的肾阳，故没敢多开。我还嘱咐他："你顶多吃三剂，见好你就要来，这个药你不用多吃。"这个病人吃了小青龙汤以后，嗓子就清亮了，胸也不闷了，痰也少了，也不咳嗽了，一下子呼吸上力了，简直是换了一个人。他觉得这个方子见效，于是又吃了第二剂，感觉又好了一些，就觉得这个方子太有用了，就接着吃了第三剂，嗓子里火辣辣的响也消失了，就对这个方子更加喜欢了。于是，他又再来了一剂，越吃越好，越好越吃，吃到了十二剂，也没问我，完全就是自己上药店抓药。吃到第十二剂的时候，出问题了，鼻子出血。在老百姓看来，这也不是什么了不起的问题，用点棉花，加上黄皮栀子、连翘、牡蛎子，不就止血了吗？结果堵不住。外面堵不住，从里面咳，一咳就鼻衄，简直是血来如潮，止不住，看着就害怕，赶快的上医院。上哪个医院呢？同仁医院的耳鼻喉科，那是出名的。同仁医院的专家一看，这血出得也太惨烈了，就赶快准备急救，结果还堵不住。最后，一位专家就用电烙，总算止住了。医疗器械的小电烙是通电的，在鼻腔里有一条血管，这么一烙，血管就黏住了，血就止了，要不然还得出。因为鼻衄，所以这个人脸上蜡黄蜡黄的，很严重，失血过多。从同仁医院回来以后，他很想让我再给看看，就找我来了。我就说："你怎么面色萎黄啊？怎么像贫血似的？"他说："我鼻衄，出血出得太多了。"服用小青龙汤，发生鼻衄，这是什么道理呢？第一是动血，过服小青龙汤，化热太盛，伤阴动血，肾气、肾阴耗散，不能摄血，阴不摄阳，阴气不能摄纳阳气，故阳气破血，致使血液大量外出，出现鼻衄。我还看过一个病人，咳嗽，脉弦，舌苔水滑，显然是小青龙汤证。我又开了小青龙汤。吃药以后，头晕，心悸。他这么一说，我这么一看，面色㿠白，脑门出汗，就明白是怎么回事了，这是服用小青龙汤的不良反应。我赶快问家里有没有红糖，给他冲了浓浓的一碗红糖水。喝了以后，他慢慢地缓过来了，不出汗了，头也不晕了，心也不跳了，心也不慌了。我为什么要讲这个例子呢？小青龙汤这个方子太有应验了，杀手锏啊！治疗寒饮的咳喘，有投必效，但有一点，这个方子太烈了。因此，南方的人，包括叶天士老先生，他也认为小青龙汤这个方子好，但是在用这个方子的时候，用麻黄就不用细辛，用细辛就不用麻黄，不会将麻黄、细辛这两味药共用。为什么呢？他怕出事。在用小青龙汤的时候，不能掉以轻心。这个方子拔肾根，过服能发生动血，头晕，心悸，鼻衄，用的时候要注意。

下面我就谈谈小青龙汤的适应证。小青龙汤不是可用可不用的，要用这个方子，必须具备相应的证候特点。反映在气色上，小青龙汤证会表现出水色。病人有了水饮,肺、心、胸膈、心下这些部位就一片汪洋之水,面色会黧黑,这是因为黑在面色中属水,水之色为黑。同时,病人会出现水环,就是两只眼睛外面一圈黑的,像戴了两只黑眼镜似的。水色和水环,这在以前的书籍没有记载。通过我的临床观察,病人还会出现水斑,就是脸上长了黑斑,像妇女同志怀孕长妊娠斑似的,出现的部位在印堂、两颧、鼻梁,下颌。皮内肉外出现黑斑,怎么擦也擦不掉,如色黑垢锈之状,这叫水斑。水色病轻,水环就加重了,水斑就更重了。这个斑用一般方子都去不掉,苓桂剂会有效,桂皮是辛温之药,能够通阳化饮,通利血脉,降阴霾之气,化解水斑。接下来要看舌头,小青龙汤证的舌苔是水滑的。水滑是什么样呢?仔细一看,舌面水润水润的,就像挂了一层津液,水多就滑。为什么会有水滑苔?因为津液不化。问诊的关键是问痰,做痰检。既然是咳嗽病人,则必须问病人吐什么痰。小青龙汤证的口里有痰,多为泡沫痰,就是白色的、小个的泡沫,吐出来不黏,没有咸味,就是白色的泡沫。这种痰很清稀,落地则顷刻化成水。也有人吐的痰像鸡蛋清似的,很亮,很黏,又很细。蛋清痰“痰冷如凉粉,触舌觉凉而为辨也”,这都是水饮病的痰。

反映在脉象上,小青龙汤证是弦脉。“弦应东方肝胆经,饮痰寒热疟缠身”,弦脉是阴脉,主痰饮。脉分阴阳,首先得明确脉是阴脉还是阳脉,阴阳就是辨证。什么是阴脉啊?沉涩弱弦微,这五种脉属阴的。什么叫阳脉啊?大浮数动滑,这五种脉属阳的。“阴病见阳脉者生,阳病见阴脉者死。”当大夫的有经验,这个病人来了,一切脉,就明白了。弦脉和脸色发黑、眼眶发黑一样,都是阴寒之证。脉学是中国人的看家宝贝,把它背熟了,念熟了,朗朗上口,信手拈来。什么是浮脉?“浮脉为阳表病居,迟风数热紧寒拘,浮而有力多风热,无力而浮是血虚”,这念熟了,大有好处。有很多病,中医通过脉,就能得知这个人是生是死,大致情况也就出来了。现在的中医连号脉都不重视了,形式上是号脉,拿个手指头摸一摸就撤掉了,那不糊弄人吗?要看“平脉法”“辨脉法”,要看“伤寒例”,要把中医的脉学拿下来。一定要认识到中医脉学的重要性的,要学会了,这个很有用,很有意思。我当初不相信这个,老师教给我决生死的脉学,“触脉决生死”,我说那也太玄了。年轻人血气方刚,身强力壮,但是他的思维不成熟,很容易否定一切。这也不对,那也不行,看事情很容易不经过大脑思考,藐视一切。我的中医博士生做实验室研究,研究趺阳脉,就是脚面的那个脉。很多人不信这个,其实那是千真万确存在的。他们真的研究出来了,趺阳脉如何,太溪脉如何,两个尺脉如何,都研究得很到位。“尺脉者,根脉也”,有树就有根的。关于脉学,要看一看《伤寒论》的前四篇,要读一读,认真地读一读。

回到前面讲的小青龙汤的内容上。看完寸关两部脉之后,你再看看他的尺脉,是不是尺脉微啊?是不是尺脉细啊?要是尺脉见微或见细,那就不能发汗,不能够用麻黄、细辛,不能够用麻黄剂,也就是不能够用小青龙汤。为什么呢?

因为他肾虚,肾的阳气不足了,你还给他用麻黄、细辛,这一发散,一升提,少阴的阳气就固不住了,固不住就出娄子,出问题。宋朝就发生过这样的事。当时,有一个伤寒病的病人尺脉不应。尺脉不应,就是尺脉迟,尺脉微。接诊的大夫是许叔微,他是宋朝的伤寒大家,一看这个病人尺脉不应,寸关俱浮,尺脉沉,尺脉迟,尺脉微,不能发汗,不能吃麻黄汤。不过,病人有表证,有头项强痛,关节疼痛,发热等表现,那怎么办呢?许叔微就给他吃小建中汤。小建中汤不能够治表,表邪不能够一下子去掉,故病人就有怨言,说大夫你要是能够给我发点汗,那病不就好了吗?你用的是甜药,这怎么能行呢?许叔微能够把这样的医案写进书里,那是很了不起的!那老先生是只为人民服务的,他不敢开麻黄,因为"尺脉迟沉,胃中生冷"。中医号脉不仅讲胃气,还讲神气,讲根气。他这根脉不行了,敢用麻黄发汗吗?尺脉迟者,发其汗,那是违命的,会犯毛病的。尺脉有力,不微,不细。微者是阳虚也,细者是阴虚也。既不是阳虚,也不是阴虚,可以吃小青龙汤,吃了就见好,但也不能够多吃。像我刚才说的吃了十二剂,时间太长,搞砸了,鼻子出血了,那就是吃多了。当大夫很不容易,讲究医理。已经吃了三到四剂了,不能够再吃小青龙汤,但病并没有完全好,怎么办呢?在这个时候,张仲景就另立一方,就是第二方,苓桂剂。用苓桂剂代替麻黄剂,代表方就是苓桂术甘汤。一个用麻黄,就是小青龙汤,力量峻猛;一个用桂枝、甘草,不用麻黄,就是苓桂术甘汤,它也能够祛水、祛寒,也能够对心肺二脏起到治疗作用,故苓桂术甘汤就是小青龙汤的一个搭配。你必须会用小青龙汤,也会用苓桂术甘汤,这样到了临床上,才会全面考虑,才不会出错。

关于苓桂术甘汤,《伤寒论》记载的主治是:"伤寒,若吐若下后,心下逆满,气上冲胸,起则头眩,脉沉紧,发汗则动经,身为振振摇者"。我认为这个方子是治疗水心病的。现在的心脏病很多,包括冠状动脉粥样硬化性心脏病、风湿性心脏病等等。水心病就是水气凌心而出现的心脏病,可以用桂枝、白术、茯苓、炙甘草治疗。《金匮要略》曰:"病痰饮者,当以温药和之。"又曰:"短气有微饮,当从小便去之,苓桂术甘汤主之,肾气丸亦主之。"张仲景说苓桂术甘汤是治疗水饮病的。在临床上,有些病人不能耐受麻黄汤,会出现拔肾根的问题,甚至导致死亡。苓桂术甘汤不存在这个问题,既补心肺,又利水祛寒。第一方是麻黄剂,小青龙汤用麻黄,麻黄能开水路,发散水寒之气;第二方是苓桂术甘汤,水路通了,就用苓桂术甘汤,利水通阳下气。要注意,凡是水饮病,往往和心肺肾相关。心阳不足,肺气治节失调,水路不通,这些问题苓桂术甘汤都可以解决。苓桂术甘汤由茯苓、桂枝、炙甘草、白术构成。虽然只有四味药,但不要小看,它们有千军万马之势。有时候给病人看病,病人见我给他们开四味药,就不敢相信,那好奇的眼神瞅得我发愣。有病人就对我说:"老大夫,你能不能再添些药?"我说:"苓桂术甘汤都用上了,还添什么药啊?"病人说:"就四味药怎么行?我用了二十几味药,都不管用。我说:"你那是不对证,对证的话,不在药物的多少。"苓桂术甘汤治疗水心病的效果是非常显著的。比如说方中的茯苓,可以消饮利小便。《神农本草经》中已经提出了它的利小便作用:"主胸胁逆气(《御览》作疝气),忧恚惊邪恐悸,心下结痛,寒热烦满,咳逆,口焦舌干,利小便。"桂枝是辛温之药,能通阳下气。通什么阳呢?说到关键之处,它能通心阳。心为阳中之太阳,通于夏气,故桂枝能通心中之阳。一个通阳,是扶正的;一个利小便消饮,是祛邪的,故这个方子治疗水心病的效果很好。

苓桂剂的第二个方子是苓桂味甘汤,由茯苓、桂枝、五味子、炙甘草组成。吃了小青龙汤,有了拔肾根的迹象,头目眩冒,脸上发热,气上冲胸,这是肾不纳气,气往上来了,张仲景就用苓桂剂的加减之法来治疗这个病。用什么方子呢?用苓桂味甘汤,就是茯苓、桂枝、五味子、炙甘草。方中五味子纳气归元,它是酸药,是收敛之品,能够把动的肾阳之气从上面纳到肾脏之处,效果很好。如果这个人心脏不好,有浮肿,脸肿,身也肿,小便也少了,心阳不足,水气有余,肺气不能够肃降了,有咳嗽,气逆,还可以用苓桂杏甘汤,就是把白术去掉,再加上杏仁。不要小看一味杏仁,它有气化作用,可以入肺,是利肺气的。肺气一利,肺气一肃降,它就通调水道,下输膀胱,五经并行,疏利开通,小便就通畅了,就有效了。有一年,我在东直门医院带学生实习,有一个50多岁的病人来看病。什么病呢?就是面肿,脸肿。早上起来以后,脸肿得一看就知道有病。怎么治?这脸肿不好治,消不了,后来让我看。我一看,就觉得他心脏不好,心气不足,水气有余,还有肺气不利,上焦之气不降,膀胱尿少,小便不利,就给他开了苓桂杏甘汤。这个病人说:"你开这个药方,就吃这个药方。我已经吃了很多的药,总是无效。你这个药方也不知道有没有效?我说:"那就试试看吧。"吃了七剂,早上起来脸没那么肿了,照方又吃了七剂,好了。大家在临床上见到心脏病胸闷、咳嗽、水肿,可以用苓桂杏甘汤试一试,这个病就可以治好了。而且,这个方子很平和。苓桂剂的第四个方子是苓桂参甘汤,由茯苓、桂枝、人参、炙甘草组成。治什么病呢?治心脏病,心慌,心跳,气短,出汗,浑身没有劲,手脚发麻,哆里哆嗦的。我经常开这个方子,效果很好。

如果是水心病,咳嗽多痰,胸闷,可以用苓桂术甘汤加上干姜、细辛、五味子。这三味药是张仲景治疗痰饮咳嗽的药对,简称姜辛味。这个药对与苓桂术甘汤合方,能够化痰祛饮治寒,治寒饮的效果很好。比如说,这个人是个苓桂术甘汤证,心慌,心跳,胸闷,后背怕冷,又有咳嗽,痰太多,你可以加干姜、细辛、五味子,效果很好。还有一个就是喘,心脏病气喘,我也用苓桂术甘汤,加上蛤蚧和紫石英,吃了就好了。蛤蚧和紫石英有纳气的作用。临床上还会遇到心脏病兼血压高的病人。我曾经在太原给一个学校里的教务长看病,这个教务长姓曹,心脏病,还血压高。当时,他正在西医医院看病,对血脂、血压、血糖这些指标很敏感。

他说："老大夫,我血压高,你得给我降压。"我给他开了苓桂术甘汤,说这个就能降压,加上一味药,就是10克牛膝。吃了以后,血压就下降了。苓桂术甘汤加牛膝能降压,我们伤寒教研室的很多老师就记住了,也照着这个方法给病人用。如果心脏病出现心绞痛,前胸后背都疼,痛如刀扎,如针刺,舌头的边界都有瘀斑,这是心脏有瘀血,血脉不通则梗塞,血脉瘀阻则疼痛,"痛则不通",可以在苓桂术甘汤里面加两味活血化瘀的药,一味是茜草,一味是红花,吃了就见效,不用费很大劲。如果苓桂术甘汤证的同时,火特别大,脸上发红,发热,甚至牙也疼,可以在苓桂术甘汤里面加点大黄。大黄是"荡涤肠胃,推陈致新"的药,能泻三焦之火。吃了以后,尿就黄了,大便也通畅了,上面的热就下去了。类似的例子很多很多。我写了两篇文章,一篇"水证论",一篇"火证论","水证论"里面举了很多实例。"水证论"是专门讲水证的。治疗寒水痰饮,以麻黄、桂枝为例,麻黄是治喘的,像小青龙汤,然后又发展出苓桂剂来督导麻黄剂,用桂枝来辅助麻黄,来达到治病救人的目的。

　　张仲景的一大发明就是能治疗多种心脏病。想掌握这些方法,读书不读书的区别还是很大的。读书有两个境界,一个读书能哭,一个读书能笑。这两个阶段都是要经历的。读书的哭指的是什么? 就是苦,读书难,太难了。我那个时候拜师学艺,年龄还不到20岁。有一天,我老师把我叫过去了,拿出一本书《千金要方》。他让我把这本书前面的序言好好看一看。在旧社会,老师的地位可不一样。现在的大学里,老师和学生的关系挺冷,学生怎么说都可以,甚至是学什么,老师也没意见。在旧社会,老师可了不得,开口就是金口玉言,学生不能违背。老师的话你不听,那怎么行呢? 老师说一就是一,二就是二。一见到老师来了,就好像是老鼠碰见猫,吓成什么似的。老师叫我看《千金要方》的序言,我能看得明白吗? 唐朝时代的文字,要命了。我越看越不懂,还得交差,老师要检查。没办法,只能哭,真叫惨。这个时候,师娘抱着孩子出来了,问我:"你哭什么呢?"我说:"老师叫我背《千金要方》前面的序言,这对于我来说很难,我看不懂。"师娘说:"你不要害怕,我跟你老师说说。"师娘说什么呢? 师娘说:"你给一个孩子讲什么《千金要方》,他能够明白吗? 那不是写得多奥妙,换个题吧。"这下我乐了,这个难关就过去了。读书这个事,在不懂、不明白的时候是苦的,比黄连还苦。一个问题,往往得经过很大的努力,才能明白。为什么古代的师傅带徒弟,是学得懂的? 瓷实。为什么瓷实? 认真,很认真。学生都害怕老师,老师对学生要求也很严格,"教不严,师之过",老师严厉,老师有要求,对学生提出要求,学生才能进步。读书得有个苦的,然后就是乐。我后来读书变成乐的了,是乐淘淘的,"日光射漫天,掩映我书田",多乐啊! 亲身体验,面带欢乐,悠悠我心。其实在前面是苦的,因为我们是学生,所以有很多东西不知道,眼前一片漆黑,学什么也学不进去。比如说,东方生风,风生木,东方生风跟木有什么关系啊? 木生酸,酸生肝,就这么一套海阔天空的东西,学中医那就是很重要的,它就是这样的,那个时候师傅带徒弟就是这样的。同志们,读书不要怕苦,切记莫说空话。"君子食无求饱,居无求安,敏于事而慎于言,就有道而正焉,可谓好学也已。"说一个句子,就得经过很多磨练。"故天将降大任于斯人也,必先苦其心志,劳其筋骨,饿其体肤,空乏其身,行拂乱其所为,所以动心忍性,曾益其所不能。"孟子说又得饿又得寒来锻炼意志。不要怕难,那个难都是临时的。人是万物之灵,学什么,有什么。普天之下的发明家,不都是人干出来的吗?学医要立志,不要怕难。刚才有几位同志问我念什么书?我要问你们:"《内经》念了吗?""昔在黄帝,生而神灵,弱而能言,幼而徇齐,长而敦敏,成而登天,乃问于天师曰……。"这些你念了吗?现代人不念书,还心高。要谦虚,真正学到东西了,真正入门了,真正有体会,气势就改变了,就肯定不一样。

第三个,我就讲一讲咳嗽病支饮的问题。什么叫支饮?《金匮要略》将饮分为四种,"有痰饮,有悬饮,有溢饮,有支饮"。在支饮部分,从木防己汤开始,张仲景用了五张药方:木防己汤、泽泻汤、厚朴大黄汤、葶苈大枣泻肺汤、小半夏汤。它们虽然都是治疗支饮的,但是方义不同,那么读者就得犯糊涂了,就容易搞混淆了。同一个病名,为什么要用五张药方来治疗?在临床怎么用呢?这就带来了很大的困难。我现在讲几个方子,给大家临床来用。支饮为四饮之一,因其像水之有派,木之有枝,邻于心下,偏结不散,故名之。比如说,银行既有一个主行,还有一些支行。痰饮另起一支,另用一个方法治疗,说明它是一个特殊的病。有什么特殊呢?痰饮这个病,容易发生夹杂之邪,夹火,夹实,夹痰。夹杂之邪不同,张仲景用的方子就不同。我给这五个治疗支饮的方子起了个名字,叫"苓桂五方"。头一个方子就是治疗夹杂实邪的木防己汤。咳喘,心下痞坚,有这些症状,就得用木防己汤。我在学习的时候喜欢辨,比如说看见苓桂剂,就辨苓桂剂。我有耐心辨,收获就很大,体会也深。对于这个木防己汤就不行,我看到它,就得躲它。我对《金匮要略》是滚瓜烂熟的,但到了木防己汤,卡壳,硬是没通过去。有一次,我看到一个病人,囊肿,心促,咳嗽,喘烈,看了多个大夫无效,后来找我看病。他大概30多岁了,跟我说:"刘老,我这个喘,咳嗽可剧烈了,晚上躺不下,很多名流大夫、北京名老中医都看过,就是不好。"我说:"我给你看看。"我一把脉,脉弦,是一个痰饮病,随手就开了个苓桂术甘汤。这还有问题吗?苓桂术甘汤,这是我的拿手方剂。结果,病情不但不见好,还变得更加严重,心里憋闷得更厉害了。病人来找我,说:"刘老,这方我吃了不见好,不舒服,心里憋闷得厉害,不能卧,一晚上没躺下,不能睡觉。"这就是"咳逆倚息不得卧"。后来,我又开了一方,祛痰利气,肃肺降气的,吃了又不见好,还来找我。这是第三次来找我看病,我就有点坐不住了,他就有点意见了,没准心里在嘀咕:"你门诊量还是比较高的,看了三次还不见好,怎么回事?"这事就有点怪我了。我仔细一看,他面色比较黧黑，喘促胸闷，心下也胀满，就想起书写的"喘满痞坚面色黧，己三桂二四参施，膏枚二个如鸡子，辛苦寒温各适宜"，显然是木防己汤证，不能用苓桂术甘汤。我没用过木防己汤，万不得已，也只能开了。结果，这个囊肿的病人吃了就见好了，他非常感激我。这是什么病呢？这是痰饮夹湿。它不叫支饮吗？这是水饮病的另有一支，是痰饮里面夹湿的。木防己汤中的防己是祛湿的。我上次给大家讲过肝炎，有一些肝炎病人的尿利不下来，就是里面夹湿，光利水不行，还得加上利湿的药，湿一动，尿就下来了。中医看病，讲究风寒暑湿燥火、五运六气，这特有道理。西医看病，看微生物，这是球菌，就得抗菌，不谈六气。有时候出事了，它不一样了，烧退不了，换医生，是病毒感染，用杀病毒的药，或注射，或输液，就好了。为什么呢？它的病原体不是球菌了，是病毒，得换方法了。咱们中医采用的方法是祛痰、利水、利湿，夹湿就得用祛湿的药。只要咳喘，面色黧黑，眼眶发黑，就用木防己汤，效果非常的好。

湿有在上、在下之分。如果湿邪下移了，到了心下，《金匮要略》中有"心下有支饮，其人苦冒眩"的条文。"心下"不是胸膈，"苦者，甚也"，"冒眩"就是头目眩晕，"苦冒眩"就是晕得厉害。这个病的特点是水里有湿。这个地方要多说两句。我学《金匮要略》的时候，对于这一条："心下有支饮，其人苦冒眩，泽泻汤主之"就不明白。这书上说得太简单了。谁知道他是心下有支饮？"苦冒眩"就是支饮吗？不得要领。不过，我会观察，会问。观察来观察去，我就发现泽泻汤主治的是头目苦冒眩，舌体肥大。用泽泻汤，也就泽泻、白术这两味药，治一个，好一个。因此，我写了关于泽泻汤的文章，在北京中医药杂志发表了。这篇文章解释了为什么泽泻汤证有舌体肥大的表现：舌是属于脾的，脾主湿，脾湿太盛，故舌体肥大。有一年，我巡诊到河南，河南卫生局局长接待了我。他有一个老朋友，姓王，就是头目眩晕，晕得厉害，眼睛都不敢睁，每天就像腾云驾雾似的，手颤，毛笔字都不能写。为什么呢？后来，卫生局局长就把我推荐给了王老先生。见到他，我仔细一看，舌体硕大，舌质黯，舌苔白滑厚腻，脉弦沉，就给他开了两味药，泽泻、白术，泽泻汤。卫生局局长就把药方交给了他。王老也是老知识分子，文学修养很好，他拿到药方一看，说："这都是名家啊！北京下来的名家，那是很了不得的，就开这两味药？我这病这么厉害，什么药没有吃过啊？可都没好，就这两味药能治疗我的病吗？"后来，他老伴就劝他："人家大夫给你开的药，两味药也好，三味药也好，给你开，你就吃啊。你不吃怎么行呢？"他勉勉强强地就把两味药熬了吃了。吃药以后，这心里头的堵就感觉有出路了。什么感觉呢？他浑身出汗，出了一身黏汗，出得越多，脑袋就越清爽。这就是湿邪从毛窍而出，就是泽泻、白术的力量。出汗以后，身体就轻快了，手的震颤也停住了，睁开眼睛一看，眼前一片亮，眩晕的症状就没有了。他可高兴了："北京的大夫用了两味药，就把我的病给治好了！"泽泻汤证的诊断依据是舌体肥大，脉沉弦。湿邪外出的时候，会有溅然汗出,说明泽泻、白术有发汗的作用。

再有就是"支饮胸满",原文很简单,主方是厚朴大黄汤,只有三味药,厚朴、大黄、枳实。这三味药和《伤寒论》中的小承气汤药物组成一模一样,但两个方子剂量不同。小承气汤大黄是四两,厚朴大黄汤是大黄六两。这个人有支饮,咳喘胸满,大黄用到六两这么大的剂量,还用厚朴和枳实,敢用吗?很多人对于《金匮要略》中的方子都不敢用。有了好方也不敢用,说明他是丈二和尚,摸不着头脑。还就得用,硬着头皮往前贴,要跟这药方贴近,发生联系,这样才行呢。有的医家作注,说《金匮要略》中提到的"胸满"错了,应当是"腹满"。腹满用小承气汤,不就对了吗?也对也不对。原文应该是"胸满"。支饮咳喘,憋气,胸部里面胀满了。接下来,张仲景没有讲肚子满不满。为什么没有说?张仲景说话是少而精,是启发性的教学方法,他把重点点出来了,其他的就靠你自己去理解。我在临床上见到这种痰饮病人,咳嗽,气喘,胸闷,病很重,大便干燥,牙疼,舌上生疮,上焦火旺,可以用厚朴大黄汤。这个药吃下去以后,就得拉肚子。大便泻出来了,上面就舒服了。病人会主动地提出加大黄:"大夫,你还给我使一使那药,泻一泻,我就痛快了,拉拉稀,我就会舒服了。"其实,小承气汤加大大黄剂量,就能治支饮胸满,而且效果是非常之好的。大黄可以用到六两,不要怕。不是要学习古人,继承古人吗?要勇敢一点,古人的经验要继承下来,这是非常必要的。张仲景治疗支饮用了五张方子,那有没有第六张,第七张,第八张?肯定是有的。那为什么不写了?什么都写,写不完,就得挑重点写。治病时就得体会,会之以义,自然而然就明白了。

总结一下,我们讲了三则内容。第一是从小青龙汤开始,用麻黄剂治疗痰饮,寒痰水饮;第二是用桂枝剂,苓桂术甘汤,祛痰饮,保心肺之气;第三是讲到支饮的五张方子中的三个,治疗支饮病效果是非常之好。《金匮要略》这本治疗杂病的书,它不是昌平的大道,胸痹、寒疝、血痹、还有阴阳毒等等,看着是零零碎碎的,但是它有针对性的方子,效果是非常之好。比如说,治疗阴阳毒:"阳毒之为病,面赤斑斑如锦文,咽喉痛,唾脓血。五日可治,七日不可治,升麻鳖甲汤主之。"我在临床上,一个病人找我看病,牛皮癣,这病不好治,"外科不治癣,内科不治喘"。那怎么治呢?我就想起《金匮要略》中的记载,用了升麻鳖甲汤,升麻、鳖甲、当归、甘草、雄黄、蜀椒,就这么治,还真见好。现在治疗牛皮癣的药,如白花蛇舌草、半枝莲、茜草、紫草,都是凉血解毒的药,去不了根,到时还是要复发的。我就治了两例,它不复发了,痒也止住了。我用的是什么呢?我也用一些凉血解毒的药,但是我配上了升麻鳖甲汤,那就有力量了,方子里面有雄黄、蜀椒,利肺杀虫的效果很好,痒就止住了。由此可见,《金匮要略》里面有很多非常宝贵的东西,我们要继承,要用。弃而不用,等于没学。要跟它耳鬓厮磨,天长日久,被我所化,就行了,就会用了。

四、刘渡舟讲郁病

　　治疗郁证，用的是解郁的药。在郁证里，首先就是肝胆病，肝郁、胆郁。肝胆都属木，胆属甲木，肝属乙木，甲乙木嘛！关于木郁，《黄帝内经》有一篇大论，叫"五常政大论"。论中有一句话："土疏泄，苍气达。"这个话很有意思，土代表六腑，六腑要疏通排泄。六腑"传化物而不藏"，饮食水谷都要经过六腑的消化代谢。也就是说，土代表肠胃活动的机能，它要疏通排泄，必定要"苍气达"。肝胆属木，木之色为苍，故苍属于肝胆。"苍气达"，肝胆木气就调达了。这个人消化排泄都很正常，"土疏泄"，必然肝胆之气就调达了，"苍气达"。到了金元时期，出来一位朱丹溪，朱震亨，这人很有才，也很了不起，他就从《内经》的"土疏泄，苍气达"中有所领悟，把原话换了一下位置，提出了"肝主疏泄，肾主闭藏"，直接把"疏泄"归肝胆了。从那以后，中医学里头才有肝主疏泄理论。换而言之，肝气的疏泄前提是六腑之气调达。如果六腑之气不调达，肝气也就不调达了。这样一来，就把升降浮沉的物质运动规律具体化了。张仲景治疗少阳病用小柴胡汤，是因为肝胆主出入，少阳主枢。枢，就像是开门、关门的门轴似的，能够往外开，也能够往内合。开合中间的一个机关叫做枢。小柴胡汤可以通过利少阳之枢来解决疾病，故在临床上应用的机会很多。《伤寒论》有六个柴胡方剂，小柴胡汤用得最多。

　　学术是不断发展的。到了一定时候，总会有人站在其对立面。这是一个常规，医学方面也是一样。你的学术思想，有人反对，甚至批评你，这很正常。还是古人说得对，"见仁见智"，是不同的。等到了清朝的时候，出了一位叶天士先生，他是温病学大师，创立了卫气营血辨证的方法来治疗温热病。他主张药得用甘寒，治伤寒也好，治杂病也好，偏于一点儿寒凉，甘寒辛凉，来解决温热病的问题。叶天士很了不起，其人才气太大了。他看金元时期的李东垣讲升降，讲《脾胃论》，是侧重于脾，而忽略胃。李东垣《脾胃论》的学说侧重于脾，常用人参、黄芪、白术、紫草、羌活、防风、升麻、柴胡等，这都是针对脾的。叶天士对于李东垣忽略胃很不满意，就提倡治胃，尤其是养胃阴。胃是阳明啊，阳明属燥啊，故胃得要润。他给胃阴虚起了个名，叫"胃汁竭"。胃里的津液叫"胃汁"，"竭"就是穷竭了。胃汁少了，肝阳就会亢盛了，肝风、肝火、肝阳、肝气这一系列的肝病就发生了。"胃汁竭,肝阳亢。"他就开出一个方子,都是一些甘寒的药味,如沙参、麦冬、玉竹,疏肝也就是佛手、香橼、橘叶这样的药,就不用柴胡了。张仲景的那个时代还用柴胡。到了清朝的时候,叶天士提出"胃阴论",就不用柴胡了。不但不用柴胡,还说了一句话:"柴胡劫肝阴。"为什么不用柴胡呢?因为柴胡这个药能劫伐肝阴,吃了不好。

叶天士这个人很有贡献,他开创了卫气营血辨证。吴鞠通、王孟英,以及后来擅治肝病的王旭高,都受他的影响。《临证指南医案》是叶天士的著作,这本书要看一看。他很能够读张仲景的书,把《伤寒论》研究得很好,但不是死读书,都在张仲景的经方基础上有加减化裁。比如说,小青龙汤原方有麻黄和细辛,叶天士用这个方子,如果用了麻黄,绝对不用细辛,如果用了细辛,绝对不用麻黄。张仲景用柴胡调节人体气机的升降出入,这和《神农本草经》记载的主治"心腹肠胃中结气,饮食积聚,寒热邪气"结合得天衣无缝。由于温热学派,尤其是叶天士的提倡,讲"胃阴论",讲柴胡有"劫肝阴"之说,故清朝有些大夫就不用柴胡了。我那个时候读王旭高的《西溪书屋夜话录》,就纳闷了:王旭高治肝三十法,头一个法就是疏肝解郁的,为什么不用柴胡呢?是因为叶天士的那句话,到现在还有影响。我有一个台湾的朋友,他找我看肝炎病,我开的是柴胡解毒汤。他拿回台湾,台湾一位名老中医说这个方子不能久吃。为什么不能久吃呢?他说"柴胡劫肝阴"。

从用药风格来看,张仲景是神农学派的人物,很多认识都源于《神农本草经》。《神农本草经》讲的是药,到了伊尹,《汤液经法》讲的是方,到了张仲景,《伤寒论》讲的是辨(论、辨通用),都是有体系而来的。小柴胡汤是调节气机升降出入的代表方剂,和《神农本草经》《素问·五常政大论》的"土疏泄,苍气达"、朱丹溪的肝主疏泄理论一致,这就是一个时代的学术成就。后世的本草著作没法和张仲景的用药对上号。到了金元时代,"四大家"里有一位李东垣,他是讲升降的。如果说张仲景讲出入,以出入带升降,那么李东垣就是以升降带出入。李东垣讲"升清阳,降浊气",你看一看他的药方,补中益气汤、调中益气汤、升阳益胃汤,里头都有柴胡、升麻、陈皮这些长于升降之药。李东垣的升降理论不是凭空而来的,主要是受当时的历史条件影响。金元那个时候,国家经常战争,人民生活没法保证,流离失所,饮食不节,就容易得脾胃病。脾胃病一旦发生,升降就不好。另外,李东垣也受古代升降出入学说的影响。李东垣的升降理论是很伟大的,一个是升,一个是降,他在补脾胃的时候用甘温之药如人参、黄芪、白术、炙草,这不是补药吗?补脾胃,就泻阴火,他用升麻、柴胡、防风、羌活、独活,这不是升吗?升清阳之中能够降浊阴,故他的四个方子,补中益气汤、调中益气汤、升阳益胃汤、升阳散火汤,总结起来讲,就是以补为泻,以升为降。从哲学来讲,这是作用与反作用。看着是补,实际上还起到了泻的作用。补脾胃不是补吗?它还能够把下焦阴火泻了。甘温除大热,甘温是补,大热是泻。

关于升降出入作用,汉朝的小柴胡汤、金元时期的补中益气汤,效果都是明显的。物质的运动就是四个字:出、入、升、降,汇聚在一起就叫"大气一转"。大气转动了,人就没有病了。中医学里有三大观:第一个是整体观,第二个是辩证观,第三个是恒动观。这就是以唯物论来指导中医学。古人认识到"升降出入,无器不有",人和万物一样,没有升降出入,就没有生命力。物质在运动,人也在运动,人的脏腑也在运动。什么运动?升降浮沉。要记住,这是关键。人必须新陈代谢啊!它不升降了,不浮沉了,不出入了,停摆了,病就来了。现在的人经济富裕了,生活水平提高了,如果防病治病的卫生支持跟不上去,就带来了疾病。什么病呢?一个是"以酒为浆",一个是"以肉为粮"。天天净吃肉,净喝酒,吃得肚子挺大,未见其人,先见其腹。一身肥肉,这可不得了,肥胖病、脂肪肝、肌肉里头油脂太多了,这是新病。旧社会生活很苦,反倒没有这些病。现在生活好了,为什么有病呢?没有医学常识。我在临床上经常见到病人说:"大夫,我这腿软啊,我得喝鸡汤啊!"喝鸡汤啊,吃红烧肉啊,净吃好的,吃那么多好东西,能受得了吗?"是啊,我又长了五斤,撒尿的时候尿都是臭的。"小便都是臭味。吃的是膏粱厚味,肝不能把它变化了,也不能疏泄了,肠胃代谢也不好,堆积了,一些高脂肪、高蛋白,甚至是二氧化碳,还有一些化学物质,都在身上堆积。堆积了,不就有病了吗?就容易得肝炎、肾炎。

肾炎这个病现在很多。怎么治啊?没法治。谁会治肾炎啊?我想会治的人很少。这个病一来,人浑身没劲,腰腿疼,没有精神,面色黧黑,头目眩晕,体疲乏力。西医一查,尿里头有蛋白,有红白血球,有尿素氮,有肌酐,肾炎病发生了。医生怎么治呢?一般来说要补肾。补肾是错的。为什么呢?他并不是肾虚,是新陈代谢、升降出入不利了。"升降出入,无器不有",现在肾脏的升降出入不好,新陈代谢不好,故发生肾炎。老的废物到了肾以后,排泄不出去,就在肾里堆积,变成有害的物质。中医把这个叫"湿热"。肾主水,就怕湿热。下焦湿热,肾就被湿热捆绑住了,就像绳子似的一道一道捆起来。肾气的升降出入机能没有了,就要发生肾炎。要注意,这种吃出来的毛病不能补。越补,老的废物越不能排出体外,尿都臭了。尿出于膀胱,而膀胱与肾为表里,湿热在于下焦,尿都变成臭尿了,难道还无动于衷?还说阴虚?还叫病人吃六味地黄丸?根据什么呢?病人尿都臭了,颜色又黄又红,甚至排尿的时候尿道里头都火刺似的,还给人家吃六味地黄丸,还要补,这是错误的。怎么办啊?按照唯物论、辨证法,调动肾的"大气一转",加强它的出入升降机能,使它能够新陈代谢,排泄老的废物,然后新的事物成长起来,病就好了。用小柴胡汤行吗?不行。怎么办啊?孔子说:"学而不思则罔,思而不学则殆。"我发现了这个问题,白天看病,夜晚读书,找这个方子。后来,我就发现了荆防败毒散。这个方子败的什么毒呢?败的是风毒。它擅治风热,生疮啊,大头瘟啊,蛤蟆瘟啊,浑身起斑疹啊,都可以用。这个方子能够解决湿热之毒吗?能够解决,但又不能完全解决。因为这个方子里边有荆芥、防风、羌活、独活、柴胡、前胡、枳壳、桔梗,都是风药或者气分药,而风能逐湿,风能胜湿,所以它不但能够治风,也能够治湿。不过,这个方子的散温药多,又没有寒凉药,故不能够完全有效。从临床来看,肾炎的病人面色黧黑,二目无神,舌苔白而厚腻,脉沉滑或沉数。沉脉属于水,属于里,属于阴,而滑数为阳。阴里有伏藏的阳邪,就是肾里有湿热。荆防败毒散能够利湿,能够胜湿,能够化湿,但不能去热。怎么办呢?我就在这个方子里加上半枝莲、草河车、蛇舌草、茵陈蒿,甚至加上黄柏、苍术,这些清热解毒的药就能补充这个方子的不足。我的学生在临床上看我用这个方子有效,就问我:"老师,你用的这个方子叫什么名字?"我说:"我给它起个名字,叫荆防肾炎败毒汤。"肾炎是西医的病名,败毒是中医的说法。这是新方子,效果非常好。其辨证要点是:舌苔是腻的,尿是黄的,是有臭味的,脉是阳中伏阴,脉沉而滑,脉沉而数,脉沉而大。

荆防肾炎败毒汤的出现,解决了肾炎病这个大问题。在用荆防肾炎败毒汤的时候,要注意让病人忌口,鸡鸭鱼肉不能吃,酒不能喝,甜食不能吃,各种补药如蜂王浆、西洋参、冬虫夏草、银耳都不能吃,要吃素,吃一点儿绿叶菜。对于忌口的问题要坚持,就是说要郑重其事,要很严肃地对病人提出来,必须要忌口。荆防败毒散是个古方,之所以能治疗现代的肾炎病,主要是因为加强了肾脏"升降出入"、"大气一转"的动力。注意,不能开两三次就改了,就不敢开了。我这里有个医案,病人姓石,干部,他吃了一年多,尿素氮、肌酐都不长了,不吃这药,就蹭蹭地往上升,说明这药把病情限制住了。肾炎病人会发生尿中毒,将来得透析,还有些不良的后果。吃了荆防肾炎败毒汤,病情就不发展了,尿素氮、肌酐慢慢下降了,蛋白尿、红白血球也逐渐减少了。因此,要守住这个方子。另外,用荆防肾炎败毒汤要灵活。病人有男有女,有老有幼,是不同的,用的时候要因人而异:气虚了,可以加点黄芪、党参;血虚了,可以加点当归、白芍;湿热湿毒厉害了,可以加点龙胆草、大黄。把方子弄活了,这样效果就很好了。

这个方子还有一个特大的适应证,就是紫癜肾,就是下体出一些红点或者红斑。荆防败毒散可以治疗紫癜的红斑,效果还非常快,说明它不但能治气分的病,还能治血分的病。请不要轻看它!荆芥穗、防风这些药很不惊人,对于风邪风疹,皮肤瘙痒,甚至是大便浊泻,却有很好的效果。喻嘉言运用荆防败毒散,有一个"逆流挽舟"之法,还能治腹泻。我把荆防败毒散提出来,还有相关的材料。大家看一看材料,要在头脑中重视这个方子。有了升降出入理论的指导,然后在临床上进行治疗,这就是一个创举,就为当代治疗肾炎病开出了一条道路。这个方子是必须要记住的,必须在临床上运用的。然后,你才知道这个方子的效果是惊人的。